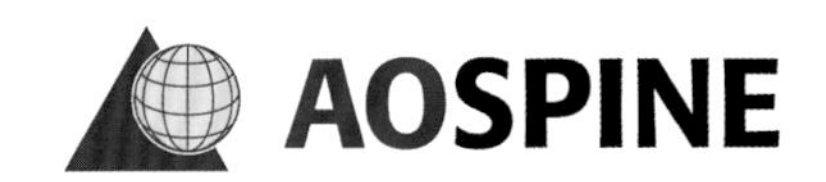

AOSPINE大师丛书

腰背痛

丛书主编 [巴西] Luiz Roberto Vialle
主　　编 [美] Jeffrey C. Wang
[意] Claudio Lamartina
主　　译 海　涌　郑召民

山东科学技术出版社

图书在版编目（CIP）数据

腰背痛 /（巴西）路易斯·罗伯托·维埃勒（Luiz Roberto Vialle）等主编；海涌，郑召民主译．—济南：山东科学技术出版社，2019.3（2019.11 重印）

（AOSpine 大师丛书）

ISBN 978-7-5331-9760-5

Ⅰ．①腰… Ⅱ．①路… ②海… ③郑… Ⅲ．①腰腿痛 – 诊疗 ②背痛 – 诊疗 Ⅳ．① R681.5

中国版本图书馆 CIP 数据核字（2019）第 006241 号

Original title: “AO Spine Masters Series, Volume 8: Back Pain”, 1st ed., by

Editor: Luiz Roberto Vialle

Guest Editors: Jerrrey C. Wang, Claudio Lamartina

图字号：15-2017-297

腰背痛

YAO BEI TONG

责任编辑：李志坚

装帧设计：孙　佳

主管单位：山东出版传媒股份有限公司

出 版 者：山东科学技术出版社

地址：济南市市中区英雄山路 189 号

邮编：250002　电话：（0531）82098088

网址：www.lkj.com.cn

电子邮件：sdkj@sdcbcm.com

发 行 者：山东科学技术出版社

地址：济南市市中区英雄山路 189 号

邮编：250002　电话：（0531）82098071

印 刷 者：山东临沂新华印刷物流集团有限责任公司

地址：山东省临沂市高新技术产业开发区新华路东段

邮编：276017　电话：（0539）2925659

规格：16 开（184mm × 260mm）

印张：15　**字数：**210 千

版次：2019 年 3 月第 1 版　2019 年 11 月第 2 次印刷

定价：168.00 元

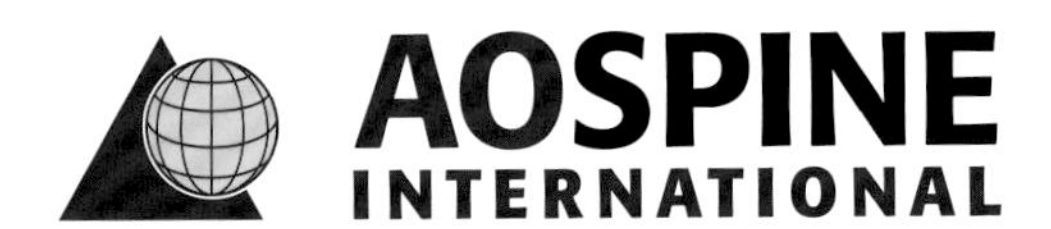

AOSpine 大师丛书

丛书主编 Luiz Roberto Vialle, MD, PhD

卷 1 转移性脊柱肿瘤

卷 2 原发性脊柱肿瘤

卷 3 颈椎退变性疾病

卷 4 成人脊柱畸形

卷 5 颈椎创伤

卷 6 胸腰椎创伤

卷 7 脊髓损伤与再生

卷 8 腰背痛

卷 9 儿童脊柱畸形

卷 10 脊柱感染

丛书主编

Luiz Roberto Vialle, MD, PhD
Professor of Orthopedics, School of Medicine
Catholic University of Parana State
Spine Unit
Curitiba, Brazil

主编

Jeffrey C. Wang, MD
Chief, Orthopaedic Spine Service
Co-Director USC Spine Center
Professor of Orthopaedic Surgery and Neurosurgery
USC Spine Center
Los Angeles, California

Claudio Lamartina, MD
Chief, GSpine4 Department
Director, Spinal Research Program
I. R. C. C. S. Istituto Ortopedico Galeazzi
Milan, Italy
Professor, Specialization School in Orthopaedics and Traumatology
Milan and Turin Universities

编者

Max Aebi, MD, DHC, FRSC, FMHOrth
Professor and Chair Emeritus
Orthopaedic Surgery
Das Rückenzentrum
Hirslanden-Salem Hospital
Bern, Switzerland

Mauro Alini,PhD
Professor
AO Research Institute Davos
Davos Platz,Switzerland

Roberto Bassani, MD
Head
2nd Spinal Surgery
I. R. C. C. S. Istituto Ortopedico Galeazzi
Milan, Italy

Pedro Berjano, MD, PhD
Director
GSpine4 Spine Surgery Division
I. R. C. C. S. Instituto Ortopedico Galeazzi
Milan,Italy

Marco Brayda–Bruno, MD
Director
Spine Care Group
Spine Surgery Ⅲ -Scoliosis Department
I. R. C. C. S. Istituto Ortopedico Galeazzi
Milan,Italy

Roberto Chapa Sosa, MD
Assistant Professor
Ortopedia-cirugía de Columna
Monterrey, México

Alessandra Colombini,MSc
Specialist
Clinical Biochemistry
Researcher
Orthopaedic Biotechnology Lab
I.R.C.C.S. Istituto Ortopedico Galeazzi
Milan, Italy

John P. Dormans, MD
Chief, Division of Pediatric Orthopaedic Surgery
Department of Surgery
Texas Children's Hospital
Tenured Professor, Orthopaedic Surgery
Baylor College of Medicine
Houston,Texas

Asdrubal Falavigna, MD, PhD
Coordinator
Medical School and Postgraduate Program in Health Science
Department of Neurosurgery
Caxias do Sul University
Caxias do Sul, Rio Grande do Sul, Brazil

Fabio Galbusera, MD
Director of the Laboratory of Biological Structures Mechanics
I. R. C. C. S. Istituto Ortopedico Galeazzi Milan, Italy

Erica E. Gonzalez,BA
Research Assistant, Division of Pediatric Orthopaedic Surgery
Department of Surgery
Texas Children's Hospital
Houston, Texas

Sibylle Grad, MD
Principal Scientist
AO Research Institute Davos
Davos, Switzerland

Andre M. Jakoi, MD
Spine Fellow
Department of Orthopedic Surgery
Keck School of Medicine
University of Southern California
Los Angeles, California

Kristen E. Jones, MD
Adjunct Assistant Professor
Department of Neurosurgery
University of Minnesota
Minneapolis, Minnesota

Rishi Mugesh Kanna, MS, MRCS, FNB Spine
Associate Consultant Spine Surgeon
Department of Spine Surgery
Ganga Medical Centre and Hospital
Coimbatore, Tamilnadu, India

Claudio Lamartina, MD
Chief, GSpine4 Department
Director, Spinal Research Program
I. R. C. C. S. Istituto Ortopedico Galeazzi
Professor, Specialization School in Orthopaedics and Traumatology
Milan and Turin Universities
Milan, Italy

Lawrence G. Lenke, MD
Professor and Chief of Spinal Surgery
Department of Orthopedic Surgery
Columbia University College of Physicians and Surgeons
Surgeon-in-Chief
Spine Hospital
New York Presbyterian/Allen Hospital
New York, New York

Carlo Domênico Marrone, MD
Neurologist and Clinical Neurophysiologist
Neuromuscular Disorders Specialist
Clìnica Marrone
Porto Alegre, Brazil

Carlotta Martini, MD
I. R. C. C. S. Istituto Ortopedico Galeazzi Milan, Italy

Christopher C. Ornelas, MD
Assistant Professor
Clinical Orthopaedic Surgery
Department of Orthopaedic Surgery
Keck School of Medicine
Los Angeles, California

Neil N. Patel, MD
Orthopaedic Spine Surgery Fellow
Department of Orthopaedic Surgery
University Southern California
Los Angeles, California

Martin H. Pham, MD
Fellow
Department of Neurosurgery
University of Southern California
Los Angeles, California

David W. Polly, Jr., MD
Professor and Chief of Spine
Department of Orthopaedic Surgery
University of Minnesota
Minneapolis, Minnesota

Shanmuganathan Rajasekaran, MS, DNB, FRCS(Ed), MCh(Liv), FACS, FRCS(Eng), PhD
Chairman
Department of Orthopaedic and Spine Surgery
Ganga Hospital
Coimbatore, Tamilnadu, India

Katherine M. Schroeder, MD
Pediatric Orthopaedic Surgery Fellow
Department of Orthopaedic Surgery
Baylor College of Medicine
Houston, Texas

Elena Serchi,MD
Consultant
Department of Neurosurgery
I. R. C. C. S. of Neurological Sciences
Bologna,Italy

Ajoy Prasad Shetty, MS(Ortho), DNB (Ortho)
Consultant Spine Surgeon
Department of Orthopaedics, Traumatology and Spine Surgery
Ganga Medical Centre & Hospitals Pvt. Limited
Coimbatore, Tamil Nadu, India

Emiliano Vialle, MD
Head of Spine Surgery
Department of Orthopedics and Traumatology
Cajuru Hospital, Catholic University of Paraná
Curitiba, PR, Brazil

Jeffrey C. Wang, MD
Chief, Orthopaedic Spine Service
Co-Director USC Spine Center
Professor of Orthopaedic Surgery and Neurosurgery
USC Spine Center
Los Angeles, California

Hans–Joachim Wilke, PhD
Co-Director
Head of Spine Research
Institute of Orthopaedic Research and Biomechanics
Director and Chair, Prof. Dr. Anita Ignatius
Center of Musculoskeletal Research Ulm
University Hospital Ulm
Ulm,Germany

Mona Zall, DO
Fellow
Department of Orthopaedics
University of California
Los Angeles, California

Gustavo Zanoli, MD, PhD
Orthopaedic Surgeon
Ferrara, Italy

Alberto Zerbi, MD
EFM Professor of Radiology
University of Milan
University of Monza Bicocca
Chief, Deparment of Radiology
I. R. C. C. S. Istituto Ortopedico Galeazzi
Milan, Italy

主　译

海　涌　郑召民

副主译

刘玉增　王建儒

译　者（按姓氏笔画排序）

丁红涛　王云生　王华锋　叶福标　邝冠明　吕　游　刘　铁

朱世琪　李泽民　李思贝　杨昌盛　宋建东　张　硕　张扬璞

张希诺　张耀申　张瀚文　侯东坡　陶鲁铭　韩超凡　潘爱星

丛书序

脊柱医疗的进展日新月异。在脊柱病变的处理方面，需要尽快整合现有的最佳循证医学证据和专家观点，这对当代脊柱医疗专业人士是一个挑战。“AOSpine 大师丛书”正是做了这种尝试——该系列中每一卷都展示了针对一种疾患的专家观点（入路、诊断、临床要点和难点），并介绍了目前最有价值的研究成果。

为了给更多的读者带来大师级的教程和学术会议的精华，AOSpine 邀请了全球知名的脊柱外科领域领军者来编写这套“大师丛书”，以便分享他们的经验和观点，并提供相关的文献。每本书的内容都关注当今最引人注目的话题，有时也是有争议的话题。

这套“AOSpine 大师丛书”格式独特而高效，使读者快速聚焦于与主题紧密相关的核心信息，同时也鼓励读者进一步查阅推荐的文献。

通过这些方法，AOSpine 正在推动全球的脊柱医学事业的发展。

Luiz Roberto Vialle, MD, PhD

序

由于缺乏既定的共同观点，“AOSpin大师丛书”的第八册《腰背痛》主题具有复杂性。例如，根据不同的分析报告，腰背痛的患病率从70%到85%不等。即使在基本的描述性统计数据中，这种变化也反映了相关共识的缺乏。这也是为什么我们认为“AOSpine大师丛书”在文化和实践方面会有所帮助，也是《腰背痛》及其所代表的工作的意义所在。鉴于这一主题的严肃性和复杂性，我们希望通过将主题与章节标题区分开来，来吸引读者的兴趣。因此，编者们给每个章节赋予了一个“俏皮”的名字，与被讨论的具体主题一致。这些“额外”的标题与作者的标题分开，出现在每章开头页的左上角。希望读者能够理解这些意思，并且让阅读更加愉快。

腰背痛是越来越常见的医疗问题和巨大的经济问题，本书试图传达最新的知识。这在科学和临床方面是一个非常有争议的领域，如第一章“Back Pain No Gain”所证明的。基础科学和对椎间盘退变发病机理的理解正在迅速发展，新概念在第六章“DiscOver”中有描述，关于成像技术的第四章“The Eye of the Tiger”提供了更多的信息。但是我们强烈认为，如第三章“Touching with Hands”中所讨论的，良好的体格检查是接触患者人群时所必需的。在这个复杂的舞台上，综合临床评估是确定复杂腰背痛患者最佳治疗方案的唯一可能方式。

本书探讨了儿童和青年人腰背痛的各种情况。第八章“Young and Painful”和第九章“The Golden Ageing”讨论并描述了老年患者中退变性疾病的情况，第七章“NeuroBureau”则描述了神经检查和腰背痛的神经肌肉状况，第五章“Under the Bridge”专门介绍了骶髂关节病理学，第十章“Germination”则涵盖了炎性疾病和感染。

随后，本书特别介绍了关于腰背痛病因的最新研究进展。第十四章“Bended and Blended”讨论了腰背痛和矢状面对线不良的关系，以及对手术可控状况的低估。第十五章“Scar Wars”则集中讨论了对不会因进一步的翻修手术而改善的多次手术患者的治疗。对这些患者失败的主要原因进行彻底的、逻辑的和系统的分析是有必要的，基于对若干临床实际病例的分析，提出了许多实用的技巧。不幸的是，部分患者永远不会改善，如第十六章“The End of the Road”所展示的那样。然而，即使此类患者，也可以证明部分实用的临床管理技巧是有帮助的。

最后，结果评估的关键问题在第十二章“Happily Ever After”中有所描述，它代表了一种十分有用的工具，可以让全球范围内的脊柱外科专家比较结果并随后建立有效证据。

通过章节概述可以看出，我们摒弃了标准格式，尝试变得更为实用，从专家的宝贵意见中提供答案。这些观点都是现代的、最新的，代表了每个主题中最新的成就和证据。我们试图为读者将世界范围内脊柱专家和基础科研人员的意见集中于一个多学科的脊柱专家组的共识。我们希望这可以提升读者的兴趣，并为腰痛患者的最佳治疗提供信息。

Jeffrey C. Wang, MD

Claudio Lamartina MD

目　录

1

经济问题，风险因素和诉求

原著 Marco Brayda-Bruno
译者 张希诺 审校 刘玉增

引言

过去四十多年来，发达国家对腰背痛流行病学负担及其社会经济影响进行了广泛的讨论和分析，出现了数以百计的相关基础研究、临床研究、多学科治疗方案、分析流行病学论文、图书和评论。腰背痛（LBP），特别是慢性型（CLBP），降低了患者的生活质量（QoL），并严重影响患者的职业和社会活动。根据笔者三十余年的脊柱外科诊疗经验，腰背痛的流行病学、风险因素和治疗没有太大变化。

最新的流行病学研究表明，LBP 是致残[1]的主要原因之一。在许多西方国家，腰背痛导致了卫生保健费用方面的重大社会负担、工作生产力的严重低下，每年由此造成的损失高达数十亿美元。LBP 的终生发生率很高，很多患者的症状会持续 3 个月或更长时间。CLBP 一方面会导致患者长期遭受病痛折磨，另一方面也会造成患者个人和社会的巨大花费。

背景

40 年前

在 1976 年 3 月发表于《脊柱》杂志第一期的里程碑式论文中，Alf Nachemson[2]描述了 LBP 的治疗与相关争议；在接下来的几十年的时间里，执业医师和研究人员对此的讨论从未停止：

在 30~60 岁的患者中，从社会经济学角度来看，腰背痛是最昂贵的一种疾病……目前病因尚不清楚……只有针对症状的治疗……到目前为止，还没有令人信服的证据表明，对腰背痛患者的任何保守治疗优于自然疗法……目前，世界上致力于阐明这种最昂贵疾病病因的科学家不超过 50 名。这是骨科的真正超级挑战[2]。

这篇文章发表后，情况未发生明显变化。当然，目前从事 LBP 问题的研究人员、临床医师和外科医生的数量显著增加了，这些工作是否使 LBP 患者认知的生活质量得到明显改善，或显著降低了社会成本尚不得而知。

30 年前

20 世纪 80 年代进行的流行病学研究显示，唯一比 LBP 发病频率更高的疾病就是感冒（上呼吸道感染）！据估计，世界上 75%~85% 的人口在其一生中的某一时刻经历了或将经历 LBP，通常是短期情况，90% 的患者在 2 个月内痊愈。

一篇发表于《Acta Orthopaedica Scandi Navica》的标题为“腰背痛流行病”[3]的社论描述了腰背痛的医疗—社会悖论：在现代西方国家中，“腰背痛导致的残疾已经达到了流行病比例，同时劳动丧失明显”。社论继续说明 CLBP 的基本原因：

……不是由体力劳动相关因素使肌骨系统的普遍弱化造成的。实际上，罪魁祸首是：（a）人们普遍认为腰背部问题一般都会随着休息而改善，（b）由这一想法导致的长期病假和提前退休。

20 年前

鉴于发达国家患病率高、心理—社会财务负担沉重，以及由此对健康事业造成的沉重负担，CLBP 已成为严重的公共卫生问题。为此，世界卫生组织（WHO）在 20 世纪 90 年代建立了一个工作组，以解决与 LBP 有关的主要诊断问题，并对其病因进行回顾。对 1993 年国际疾病分类数据（ICD10）进行分析，WHO 报告得出结论：在至少 18 个相关诊断类别中，“腰背痛是一种很常见的症状”[4]。

目　前

尽管近年来技术进步有力地推动了相关诊断和治疗的发展，同时相关流行病学研究文献也极大丰富，但并没有达成 LBP 的解决方案，LBP 对个体、家庭和社会的影响仍然很大。

流行病学，流行率，发病率，持续性和腰痛的复发

信息框 1.1 提供了流行病学，流行率，发病率，持续存在率和复发率的定义，下文会涉及 LBP 的这些概念。

发病率

首发 LBP 的 1 年发生率为 6.3%~15.4%，而 LBP 的 1 年发病率为 1.5%~36%。不分种族或职业人群[5]。荟萃分析显示，首次 LBP 的发病率和由无疼痛状态转为疼痛的发病率相似，约 25%。据估计，15 年的复发率为 24%~ 80%。

流行率

75%~85% 的人会在一生中的某个时间（生命时间流行）发生 LBP。据估计，在美国，背痛的年度流行率估计为 15%~20%；欧洲为 25%~45%。女性 LBP 患病率高于男性。LBP 在老年人和超重者中更常见。

疼痛类型

多数流行病学研究并不能区分疼痛类型。众所周知，LBP 的自然病史通常是自限性的，多数个体在 2~6 周内恢复，90% 以上会在 3 个月内痊愈。

20 世纪 80 年代，Gordon Waddell[6]区分了急性 / 亚急性 LBP 与慢性 LBP：

与急性腰背痛相比，CLBP 是一种

信息框 1.1 定义

流行病学

- 流行病学是指不同人群中疾病或综合征的发生频率和原因，并以统计学方式评估危险因素与疾病之间的关系。流行病学研究的重要目的是为初级预防的规划和评估提供数据。患有疾病或综合征的个体数目以流行率表示，新增病例数以发病率表示。

流行率

- 流行率是指在特定时间段内与特定疾病有关的人口所占的百分比。特定时间可以是一生（终身流行率）或评估前的特定月数（目前的患病率）。

发病率

- 发病率是指在特定时间段（通常为1年）内风险人群（通常为100或1 000）中的新病例数量或所占比例。

持续存在率和复发率

- 由于其流行率和发病率高，成人腰背痛的情况可以通过持续存在率（疼痛发作持续时间）和复发率（发作次数）来估计。与LBP的单次发作相比，复发性LBP的致残持续时间更长。

引自：Boos N, Aebi M, eds. Spinal Disorders: Fundamentals of Diagnosis and Treatment. New York: Springer; 2008.

完全不同的临床综合征，表现在定义的时间范围和种类上。出现急性疼痛时，如潜在的疾病得到治疗，急性疼痛多可迅速缓解；而CLBP会逐渐变得与潜在的疾病无关。随后的慢性残疾和疾病行为越来越多地受到不良情绪、抑郁和疾病状态的困扰。CLBP患者可变得十分固执，并拒绝任何治疗。

John Frymoyer[7]于1988年在《新英格兰医学杂志》发表了一篇文章，对于理解LBP并对其流行病学特征进行分类十分有帮助。John Frymoyer在文章中提出了急性/亚急性/慢性LBP的定义，随后被广泛采用：急性LBP持续6周，通常表现无特异性，只有10%~20%的病例有明确病因；亚急性LBP持续6周以上、3个月以内，病因多不明；急性和亚急性背痛症状持续时间短，90%的患者2个月内痊愈。慢性LBP持续超过3个月，见于5%的患者，但所造成的工作生产力下降和损失赔偿等社会成本却占85%。

由于病情往往出现反复，多数患者在初次发作后往往经历多次复发，因此上述诊断标准经常会受到质疑。

关于腰背痛的病因，所谓的诊断分类已成为标准。它将LBP分为：①特定的脊柱病变所造成的疼痛；②神经根痛/根性痛；③非特异性疼痛[8]。

疼痛，损伤和失能

慢性疼痛很常见。流行病学研究表明，一般人群的慢性疼痛患病率为24%~46%。据报道，工业化国家的肌肉骨骼疼痛的发生率从肩痛的21%到LBP的85%不等。轴向疼痛很常见，研究表明其往往会转为慢性。

损伤是指身体结构或功能异常，可能包括疼痛。残疾表现为活动减少。残疾会严重影响个体的工作和生活，使得个体在社会活动和娱乐活动中的角色和作用受限。同时，残疾会使个体在家庭和工作中的生产力下降，慢性残疾对发展中国家和工业化国家都造成了巨大的经济负担。

格拉斯哥疾病模型（图 1.1）是包括身体、心理和社会因素在内的可操作的腰背部疾病临床模型。此模型假定最初多数腰背痛和颈痛始于机体疾病。心理痛苦可能会显著放大主体的疼痛，导致异常疾病行为。这种痛苦可能会改变受影响个体的社会功能，而受影响个体可能会进入患者角色；有时尽管导致伤害感觉的初始因素已去除，少数此类"病态"患者所感受到的疼痛仍会比较剧烈而且未见缓解[8]。

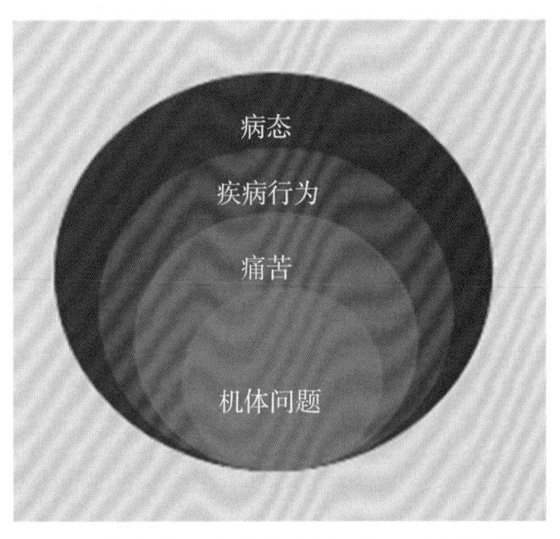

图 1.1　格拉斯哥疾病残疾模型是一种腰背痛失能的可操作模型。机体问题导致疾病行为，并最终引起社会"病态"（引自 Boos N, Aebi M, eds. Spinal Disorders: Fundamentals of Diagnosis and Treatment, Berlin: Springer; 2008.）

风险因素

腰背痛模型是一种多因素模型，包括遗传、生物、物理、心理、社会和健康政策等因素。职业心理变量与急性腰背痛转变为慢性腰背痛，以及从工作失能到康复和重返工作明显相关。关于 LBP 的相对区别是相关风险因素的不同；尽管之前认为工作相关因素应当与椎间盘退变的相关性最强，但越来越多的证据显示，遗传因素对椎间盘退变的影响最大。其他常见风险因素包括受教育程度低、压力、焦虑、抑郁、工作不满意、工作场所社会支持程度低，以及整个身体的振动。

风险因素可以分以下几类：个人因素、形态学因素、一般心理社会因素、职业物理因素、职业因素，以及心理因素。随后内容将分别对其进行介绍。

个体因素

首次 LBP 发作存在多种身体和心理社会风险因素，但是既往腰背痛病史是从无痛状态转变为 CLBP[9] 的最强预测因素和危险因素。

遗传学

椎间盘退变有很明显的遗传倾向，而腰背痛的遗传倾向不很明显，似乎与年龄有关。若干研究以及名为"Eurodisc and Genodics"的欧洲多中心研究已证实遗传倾向的影响。这很可能涉及多基因因素，而我们只是开始逐步揭开疼痛的分子生物学背景。遗传因素也可影响疼痛的感受。随着分子生物学技术的进步，研究侧重于探索个体间的遗传倾向差异。因此，这些因素对腰背痛的影响可能是间接的，也可通过脊柱形态学因素或遗传决定的心理痛苦倾向来发挥作用[8]。

个体因素如年龄（>50 岁）和性别会

影响脊柱疾病患者的易感性，女性比男性更敏感，但男性更有可能丧失工作能力[9]。

年龄和性别

Hoy等[10]最近对LBP全球流行率进行了系统评估，对1980~2009年的54个国家的165项普通人口研究进行了分析。研究显示，LBP是世界范围内的主要问题，女性发病高峰为40~80岁。其他研究发现，LBP的发病率在20~30岁最高，而总体患病率随着年龄的增长而增高，直到60~65岁，随后逐渐下降。因此，随着人口的老龄化，世界范围内LBP的患病个体数会逐步上升，就像Ghanei等[11]的研究所显示的那样，生活在社区的69~81岁男性1年患病率近50%。

许多其他环境和个人危险因素也可能会在LBP的发病和发展中发挥作用。超重、一般健康状况差、伴发疾病多、吸烟、长期静坐的生活方式也可能是LBP的危险因素。

形态因素

过去，脊柱的解剖学异常、结构改变及其机械性或炎症性过程，被认为是引起腰背痛的关键因素[2]。但根据目前我们的了解，这种形态因素与LBP的关系不大。椎间盘突出或退变在无症状个体中很常见，脊柱裂、半椎体、脊椎关节强硬和休门病似乎与特异性LBP无关。同样，脊椎关节硬化和滑移患者通常被认为会有非特异性LBP[8]。

从解剖学的角度来看，LBP通常表现为疼痛、肌肉紧张，或局限于肋缘下方、臀下褶皱以上的肌肉僵硬，伴或不伴腿部疼痛（坐骨神经痛）。疼痛位置相当一致，最常见的是脊柱旁区。

心理社会因素

LBP的首项研究结果发表以来[2]，心理社会因素即被认为可影响腰背部失能，并且根据格拉斯哥疾病模型，最近的流行病学研究认为心理因素可引起疼痛失能，比生物力学因素对LBP残疾的影响更大。抑郁和焦虑是研究最多的危险因素，有证据表明心理社会因素与急性疼痛转为慢性疼痛和失能有关；关于LBP的不当态度和理念，不适当的疼痛行为，工作满意度低和情绪障碍，与慢性疼痛的发展密切相关[8]。

职业物理因素

重体力劳动与LBP有关。过去，它被认为是诱发腰背痛的主要因素[2]，但是有证据表明腰背痛的发生（发病）与重体力劳动之间的关联程度仅为中等。有意思的是，虽然工业化国家从事重体力劳动的人员比例有所下降，但从业人员数量却有所增加。重体力劳动可能是非特异性腰背痛发作的诱因，在许多情况下却不会造成工作能力的丧失。

职业性腰背痛的身体危险因素包括需要进行过度伸展、重复运动、扭曲和弯曲等的重体力劳动，以及频繁搬运重物、姿势不佳和全身振动等[8]。

最近几项关于LBP的特定发生率的研究提供了一个基于工作类别的有趣的概述。军人在训练和作战部署中的风险增加；战斗中发生的约四分之三的任务负重涉及腰背部问题[12]。

据报道，护士常涉及肌肉骨骼疼痛问题，腰背部症状很常见，而且是持续性的[13]。LBP在消防员中患病率最高[14]；农业人员的肌肉骨骼障碍患病率高于非农业人员，LBP是最常见的[15]。

职业和心理因素

越来越多的证据表明，在导致慢性失能的工作因素中，心理成分比生物力学成分更多，并且与残疾本身，以及随后导致的恢复工作延迟密切相关。导致脊柱疾病的工作相关心理社会因素包括工作速度快，工作单调，工作满意度低，社会支持低，决策态度低和工作压力[8]。

其他方面

流行病学研究明确了目前缺乏研究证据的LBP发展中存在的其他因素，如：①医学影像在非特异性腰背痛中的诊断和预后价值有限；②卧床休息的非阳性、阴性结果；③早期重返工作的非负面、积极的作用；④儿童和青少年的LBP。后者比之前想象得更常见。近期流行病学研究表明，与生长结束后的成人相比，儿童期非特异性LBP患病率高，已经成了一个公共卫生问题。荟萃分析发现，最近的研究所显示的儿童患病率高于早期研究，而方法学更佳的研究发现了更高的终生患病率[16]。

地理上变化

即使在发展中国家腰背痛的流行病学资料很少的情况下，腰背痛的报告也显示了一些地理上的变化。

最近的研究表明，LBP在美国表现为双峰分布，男性为25~49岁，女性为65~94岁；同时，黑人和白种人的腰背痛发病率明显高于亚洲人[17]。在加拿大人群中，年龄较大的成年人（<65岁）的LBP患病率在2000~2007年间有所下降，而年龄≥65岁者LBP患病率显著增高[18]。在拉丁美洲的一项大型研究中，暴露于几个危险因素的人群LBP的估计患病率为16.7%，高风险亚组[19]高达65%。其中，最显著的危险因素为长时间静坐、肥胖、怀孕、抽烟、高龄、搬举重物、家庭工作、久坐的生活方式，以及长时间工作。在日本，LBP患病率在30~60岁年龄组最高，特别是面临失业、离校、转岗等问题者，高达30%的患者报告经治疗后症状未改善或恶化，并对治疗结果不满意[20]。一项澳大利亚的双因素分析研究［澳大利亚下背痛双因素分析研究（AUTBACK）］发现，重体力劳动（PA）发生LBP的可能性增高，家庭和娱乐性重度PA联合可能比两者单独导致LBP的可能性更高[21]。

成本

CLBP患者以医疗咨询、诊断和治疗、住院和药物（如镇痛药）[8]的形式，导致卫生保健系统的成本增加。

Papageorgiou和Rigby[22]用“五分之一”经验法则，概括了与腰背痛相关的医疗服务的特点：五分之一的个体在一生中任何一段时间经历腰背痛；在这些患者中，五分之一的个体咨询了他们的全科医生（GP），而五分之一咨询全科生的个体被转诊至专家；五分之一的门诊患者被收入院，其中五分之一的住院患者接受了各种类型的腰背痛治疗手术。

因此，LBP 的总成本是巨大的，主要是由残疾造成的；少数患者为慢性失能，但此类患者的花费却占了总体费用的大部分，LBP 患者的医疗花费约为普通人群的 2 倍。

脊柱疾病的经济负担包括直接、间接和无形成本：

- 直接成本包括医疗支出，如预防、检测、治疗、康复和长期护理费用。
- 间接成本包括活动能力下降导致的工作量下降、生产力下降、收入损失，家庭成员的经济损失、机会丧失，以及税收损失等。超过 50% 的脊柱疾病成本是间接社会成本。
- 无形成本包括社会心理负担，导致生活质量下降，如工作压力、财务压力、家庭压力和生活费用。非物质成本是最难估计的。

治疗

一般治疗概念是首先通过侵入性、多模式的方法来防止急性疼痛持续存在和转为慢性[8]。对于慢性 LBP 患者，卧床休息超过 3 天是不合理的。相反，推荐患者应尽可能地保持活动："如果你总是在活动，疼痛就不会太严重"。

另一个重要的概念是区分器质性病变导致的 CLBP 与精神性或功能性 CLBP，特别是在决定治疗方案时。30 年前，Menges[23] 将 CLBP 分为三个部分，即躯体部分、消极部分和"角色"部分。当躯体方面占主导地位时，作用和心理素质不存在特定问题；一般来说，患者会表现令人满意的治疗依从性（主要是医疗或手术方面）。当消极部分占主导地位时，患者多通过疼痛来掩盖他们的问题，并且症状的出现通常与特定生活事件相对应；心理辅导对于这些患者至关重要，医疗 / 手术是次要的，取决于心理障碍是否得到解决。当"角色"方面占主导地位时，其他两个部分并非不存在；患者通常存在长期的人际冲突、生活并发症和与他人的冲突。通常，经历了疾病之后，疼痛就被纳入复杂的问题模式中，患者的"病态"就是其他行为组成部分（如性问题、补偿策略等）的代表。这些患者通常有很多医疗记录，但对疼痛的治疗，特别是侵入性治疗，可能会增强患者的疼痛行为，因此是禁忌的。对这些患者的最佳管理是行为心理治疗而不是手术。

研究证据表明，生物—心理—社会干预对慢性 LBP 疼痛是有效的。这项研究导致了各种新治疗方法的发展，如行为和认知行为治疗。有关所谓的"腰背痛学校"、运动疗法和脊髓按摩的有效证据尚存在冲突之处，手术治疗慢性非特异性 LBP 仍然存在争议，因为没有成功的证据。

诉讼

在这里，诉讼包括寻求赔偿和法医问题。对此，近期的文献未展开广泛讨论，但这是我们日常临床实践经常遇到的一个问题。

腰背痛由急性转为慢性时，寻求赔偿是一个很重要的心理社会因素。西欧福利制度为员工提供了社会保护和保障，从而助长了工作满意度低和有社会问题的 LBP 患者的“病态”行为。20 年前，Blake 和 Garrett[24]讨论了结果诉讼的效果，比较了两组 LBP 患者，分别采用精神和物理方式进行康复治疗。诉讼组与非诉讼组，在灵活性、肌肉耐力、疼痛减轻和运动健康方面均取得了显著的改善。但是，尽管损伤和残疾都有所改善，关于障碍的诉讼没有变化，作者推测正在进行诉讼的病例不太可能恢复日常功能。因此，作者的结论表明，诉讼人未能将受损和残疾治疗措施的成果转化为功能改善[24]。

医学法医问题对脊柱专家临床实践的影响越来越大，主要与 CLBP 患者的治疗结果，尤其是手术治疗结果不满意有关。除了几个案例报告外，没有很多关于这个话题的重要文献，但目前普遍认为这种日益增长的诉讼对临床实践是一种严重影响。对此，除了建议脊柱外科医生应认真分析 CLBP 患者的需求和期望，对其心理社会状况进行仔细评估外，无法提供具体建议。评估是应用单一学科方法还是更全面的生物—心理—社会康复（MBR）多途径方法来改善患者状况至关重要。如果是这样，则应向患者解释采用此方法的原因，并尽量劝阻其行手术治疗。

疼痛的本质和寻找适当的治疗方式

疼痛本质往往取决于患者的主观体验。许多因素影响疼痛和疼痛行为的发生，如文化因素、医患关系，以及患者的教育水平、社会经济地位、历史、心理问题和就业情况。

就其自然史而言，急性或亚急性 LBP 似乎是一种普遍存在的良性自限性疾病。多数 LBP 患者都可忍受并未求医，因为症状被解释为微小伤害感受刺激，人们通常通过忽视或休息来处理。是否寻求医疗帮助似乎取决于患者的疼痛感知、护理期望和疾病文化背景。

相比之下，与 LBP 相反，CLBP 造成的残疾似乎是一种无法为任何身体障碍或变性所解释的流行病。30 年来，在世界范围内 CLBP 被认为对个人、家庭、社区、企业和社会都产生了巨大影响。CLBP 是与焦虑和抑郁等并发症有关的多维过程。使用先进的体内脑成像技术的最新研究，有助于我们深入了解慢性疼痛的病因和发病机理。心理测量研究发现，患者的抑郁和焦虑得分显著较高。体素光度法（VBM）分析显示，与疼痛处理和调制相关的脑区（如背外侧前额叶皮质、丘脑和中间扣带皮质）的灰质密度显著降低。因此，有令人信服的证据表明，CLBP 患者脑区灰质结构的变化应在疼痛调节和控制中发挥重要作用；尽管 LBP 转为慢性的确切机制仍不清楚[25]，但是这些结果可能会证实慢性疼痛中“脑部特征”的假说。

2010 年全球疾病负担研究报告讨论了 LBP 与损伤和活动限制的关系。其他研究旨在量化因职业接触人体工程学风险因素而产生的 LBP 负担，并估计残疾调整生命年（DALYs）的相关负担。此研究针对 21 个世界地区和 187 个国家，分别采用 1990 年和 2010 年数据，方法一致。研究认为，在全球范围内，工作中人体工程学暴露产生的LBP估计在2010年将导致2 170万DALYs。总体人口分布比例为26%，随着年龄、性别和地区而异；62%的LBP DALYs为男性（大多在35~55岁），相对风险最高的是农业部门。由于1990~2010年期间人口的增长[26]，与1990~2010年相关的LBP DALYs增长了22%。需要进一步了解暴露分布和相对风险，特别是在发展中国家，因为工作中的人体工程学因素所导致的LBP是造成慢性残疾的重要原因。

CLBP的治疗仍然是一个挑战，因为其成功与否受患者功能而不是身体问题的影响更大。没有一种CLBP治疗方式被证明比其他选择具有明显优势[6]。慢性背痛病因多种，包括神经、生理、心理、社会文化、动机、认知和行为因素等，对所有这些都应该整体处理。

一种治疗方法将LBP作为生物—心理—社会问题来对待。通过观察发现，LBP特别是在慢性阶段，是由多种因素联合引起的，心理和社会因素可能在疼痛和残疾的发展和维持中发挥作用，这种认识得到了有力的支持。有趣的是，25年前的几项研究已经提出，应该组建多学科团队来治疗疼痛，因为有相当多的证据表明生物—心理—社会康复（MBR）多途径方法可能是治疗慢性疼痛最有效的方法。生物—心理—社会模式的更广泛接受，加上单一疗法的无效性，使得多学科方法得到更广泛的使用，并在临床实践中被认为大有前景。MBR可以在多学科疼痛诊所、康复中心和门诊等处进行。MBR包括改善腰背部相关身体功能障碍，解决心理问题，调整社会和工作相关行为。系统回顾的部分证据表明，这些干预可能对长期结果有积极的作用[27]。在过去10年中，尽管临床研究大量聚焦于确定CLBP的最有效治疗方法，但被证明是难以实现的。

Cochrane协作组织最近对LBP研究进行了系统回顾[27]。之前的Cochrane回顾已经对CLBP的行为治疗、改善腰背痛工人工作成果的身体调整项目以及LBP的个体教育进行了评估，但是这些早期研究已经过时了。最近的回顾分析了41项研究报告，共有6 858人参加。作者得出结论，与标准处理或物理治疗相比，CLBP患者的MBR干预对于疼痛和残疾的效果更佳。与物理治疗相比，MBR可能在成果方面获益更多。然而，鉴于这些效应仅为中等且干预密集，潜在成本较高，对于病情不会严重影响身体和精神的患者，MBR几乎无法获益。临床实践指南一致建议对身体和心理社会因素进行评估和治疗，然后仅对具有上述因素的患者采用MBR方案。不应仅凭长期症状就推荐MBR。

过去，目前和未来的研究趋势

过　去

1988年，Frymoyer[7]在一份前瞻性报告中提出，研究人员“研究脊髓组织中的退行性变化，特别是椎间盘和支撑结构，区分退化与损伤和疾病的关系”。研究方法可以包括活体MRI，腰椎间盘退变与遗传的关系，椎间盘生物学，大分子生物学，椎间盘细胞表型，椎间盘退变标记物，椎间盘营养和血管供应，椎间盘生物工程学模型，椎间盘退化动物模型，骨结构切除术后的运动生物力学研究，不稳定与小关节解剖，不稳定的动物 / 数字模型，以及小关节的负荷分布等。

目 前

Traeger 等[28]提出了一种筛选工具，用于预测急性 LBP 转为慢性 LBP 的风险。对无症状患者的早期辨识，将使临床医师能够根据预后因素做出明智的决策，并使研究人员能够处理个体的特定临床表型。必须强调 CLBP 的预防。在许多患者中，早期的最佳治疗措施可能是防止疼痛转为慢性，因为持续的症状会促进疼痛行为和所谓的疼痛特征的发展。最近，Mehling 等[29]报道了一项对与慢性疼痛进展相关的危险因素的 2 年前瞻性队列研究。研究纳入 605 例患者，6 个月随访时 13% 的患者有慢性疼痛，2 年时 19% 的患者有慢性疼痛。同时，建立了临床决策规则（CDR），有助于初级保健临床医生根据发展为慢性疼痛的风险，将急性 LBP 患者分为低危、中危、高危组。未来，该 CDR 可能会成为全科医生和脊柱专家的重要工具。

未 来

未来流行病学研究应以标准化、可靠和有效的方法，来处理脊柱疾病的分类问题，以达成更好的共识和分期。此外，应通过基于人口注册管理办法来实现对风险、治疗和结果的标准评估。此外，迫切需要制定标准化的成本计算方法，以估计治疗的长期经济后果。

结 论

- 腰背痛，特别是其慢性进展（CLBP），是发达国家的一个主要公共卫生问题。
- LBP 的医疗—社会方面源于现代社会的社会文化因素和福利制度的补偿作用。这些因素使得 LBP 患者的疼痛感受和阈值增高，促使社会接受公认的“病”人状态。
- 应尽早辨识有发展为残疾风险的 LBP 患者，以降低与慢性残疾相关的发病率和成本。预测残疾的最重要的因素，更多的是与目前损伤的持续时间、之前的残疾病史、心理—社会因素、职业要求和工作满意度有关，与物理发现关系不大。因此，这些相同因素与 CLBP 的手术和非手术治疗的失败高度相关并不奇怪。
- 有温和的证据表明，与仅针对物理因素的标准治疗相比，多学科治疗如 MBR 可使患者疼痛减轻，日常功能得到明显改善。这对于无法改善症状的患者来说可能十分重要，但 MBR 的效果应与所需的资源和时间方面的成本进行平衡。因为 MBR 方案通常是密集和昂贵的，所以它们最适合那些通过初步分析认为问题严重或复杂的患者。
- CLBP 的常规治疗和手术的失败率很高。
- 手术是一种单一治疗而不是多学科治疗。在 1976 年发表的一份前瞻性报告中，Alf Nachemson[2]指出，“对于 98% 的患者，目前关于心理、社会和机械应激因素的知识……根据医生的偏好，尝试利用其进行咨询，同时配合任何类型的无创措施进行治疗。”在接下来的40年里，情况并没有太大变化。没有任何无创或微创治疗证实其有效性，CLBP残疾的危险因素保持不变。
• CLBP不适于单一治疗或手术治疗。

本章小结

腰背痛，特别是慢性疼痛，是发达国家的一个重大公共卫生问题。在体力劳动减少的情况下腰背痛患者却越来越多，这一医疗—社会矛盾可以部分由现代福利制度的社会文化层面来解释。这些制度的补偿作用加强了LBP患者对疼痛的感受，促使社会接受公认的“病”人状态。

由于CLBP患者占用了医疗花费的很大一部分，所以应在LBP的第一阶段早期辨识发生有慢性化风险的患者，以降低与慢性残疾有关的发病率和相关成本。

预测残疾发展的因素更多的是与目前背部损伤持续时间、心理—社会问题、职业要求和工作满意度相关，与物理发现的关系不大。这些相同因素造成了CLBP的手术和非手术治疗的失败。

CLBP的传统治疗和手术治疗效果不佳，提示CLBP患者应采用整体方法进行治疗，预先通过心理—社会分类来辨识可能影响作为慢性终身问题的腰背痛感觉的非器质性因素。有证据表明，与仅处理物理因素的单一治疗相比，生物—心理—社会康复（MBR）多学科方法在疼痛缓解和日常功能改善方面的效果更佳。尽管最近在诊断和治疗方面取得了进展，但流行病学研究证据提示LBP的最佳治疗方案目前仍欠缺，这对个体、家庭和社会的影响仍然很大。

要点

- 慢性LBP是一个主要的公共卫生问题，直接和间接成本巨大。
- 福利制度的补偿作用促使CLBP患者采用“病”人状态。
- 应尽早辨识有致残风险的人，以降低与LBP残疾相关的发病率和花费。
- 部分证据表明，多学科治疗如MBR可以促进疼痛缓解和日常功能的改善。由于其所需资源和时间较多，目前仅用于严重或复杂的CLBP病例。

难点

- 在CLBP患者中，常规和创新的医疗或手术治疗通常会失败。
- CLBP治疗不宜采用单一方法（如手术）。

参考文献

5篇“必读”文献

1. Vos T, Flaxman AD, Naghavi M, et al. Years lived with disability(YLDs) for 1160 sequelae of 289 diseases and injuries 1990-2010: a systematic analysis for the Global Burden of Disease Study 2010. Lancet 2012; 380: 2163-2196
2. Nachemson AL. The lumbar spine: an orthopaedic challenge. Spine 1976; 1:10-21
3. Editorial. The back pain epidemic. Acta Orthop Scand 1989; 60:633-634
4. de Girolamo G. Epidemiology and social costs of low back pain and fibromyalgia. Clin J Pain

1991; 7(1, Suppl 1):S1-S7

5. Hoy D, Brooks P, Blyth F, Buchbinder R. The Epidemiology of low back pain. Best Pract Res Clin Rheumatol 2010; 24:769-781
6. Waddell G. 1987 Volvo award in clinical sciences. A new clinical model for the treatment of low-back pain. Spine 1987; 12:632-644
7. Frymoyer JW. Back pain and sciatica. N Engl J Med 1988; 318(5):291-300
8. Boos N, Aebi M, eds. Spinal Disorders: Fundamentals of Diagnosis and Treatment. Berlin: Springer; 2008
9. Taylor JB, Goode AP, George SZ, Cook CE. Incidence and risk factors for first-time incident low back pain: a systematic review and meta-analysis. Spine J 2014; 14:2299-2319
10. Hoy D, Bain C, Williams G, et al. A systematic review of the global prevalence of low back pain. Arthritis Rheum 2012; 64:2028-2037
11. Ghanei I, Rosengren BE, Hasserius R, et al. The prevalence and severity of low back pain and associated symptoms in 3, 009 old men. Eur Spine J 2014; 23:814-820
12. Cohen SP, Gallagher RM, Davis SA, Griffith SR, Carragee EJ. Spine-area pain in military personnel: a review of epidemiology, etiology, diagnosis, and treatment. Spine J 2012;12:833-842
13. Lusa S, Miranda H, Luukkonen R, Punakallio A. Sleep disturbances predict long-term changes in low back pain among Finnish firefighters: 13-year follow-up study. Int Arch Occup Environ Health 2015; 88:369-379
14. Davis KG, Kotowski SE. Prevalence of musculoskeletal disorders for nurses in hospitals, long-term care facilities, and home health care: a comprehensive review. Hum Factors 2015; 57:754-792
15. Osborne A, Blake C, Fullen BM, et al. Prevalence of musculoskeletal disorders among farmers: A systematic review. Am J Ind Med 2012; 55:143-158
16. Calvo-Muñoz I, Gómez-Conesa A, Sánchez-Meca J. Prevalence of low back pain in children and adolescents: a meta-analysis. BMC Pediatr 2013; 13:14
17. Waterman BR, Belmont PJ Jr, Schoenfeld AJ. Low back pain in the United States: incidence and risk factors for presentation in the emergency setting. Spine J 2012; 12:63-70
18. Beaudet N, Courteau J, Sarret P, Vanasse A. Prevalence of claims-based recurrent low back pain in a Canadian population: a secondary analysis of an administrative database. BMC Musculoskelet Disord 2013: 14:151
19. Garcia JB, Hernandez-Castro JJ, Nunez RG, et al. Prevalence of low back pain in Latin America: a systematic literature review. Pain Physician 2014; 17:379-391 Review
20. Nakamura M, Nishiwaki Y, Ushida T, Toyama Y. Prevalence and characteristics of chronic musculoskeletal pain in Japan. J Orthop Sci 2011; 16:424-432
21. Hübscher M, Ferreira ML, Junqueira DR, et al. Heavy domestic, but not recreational, physical activity is associated with low back pain: Australian Twin low BACK pain(AUTBACK) study. Eur Spine J 2014; 23:2083-2089
22. Papageorgiou AC, Rigby AS. Review of UK data on the rheumatic diseases-7. Low back pain. Br J Rheumatol 1991; 30:208-210
23. Menges LJ. Chronic low back pain: a medical-psycho-logical report. Soc Sci Med 1983; 17:747-753
24. Blake C, Garrett M. Impact of litigation on quality of life outcomes in patients with chronic low back pain. lr J Med Sci 1997; 166:124-126
25. lvo R, Nicklas A, Dargel J, et al. Brain structural and psychometric alterations in chronic low back pain. Eur Spine J 2013; 22:1958-1964
26. Driscoll T, Jacklyn G, Orchard J, et al. The global burden of occupationally related low back pain: estimates from the Global Burden of Disease 2010 study. Ann Rheum Dis 2014; 73:975-981

27. Kamper SJ, Apeldoorn AT, Chiarotto A, et al. Multidisciplinary biopsychosocial rehabilitation for chronic low back pain. (review) Cochrane Database Syst Rev2014; 9:CD000963
28. Traeger A, Henschke N, Hübscher M, et al. Development and validation of a screening tool to predict the risk of chronic low back pain in patients presenting with acute low back pain: a study protocol. BMJ Open 2015; 5:e007916
29. Mehling WE, Ebell MH, Avins AL, Hecht FM. Clinical decision rule for primary care patient with acute low back pain at risk of developing chronic pain. Spine J 2015; 15:1577-1586

2

临床决策与旗帜系统

原著　Gustavo Zanoli
译者　侯东坡　审校　海　涌

引言

在相关生物医学文献中，腰背痛已经成为一大类疾病的临床表现，不仅是一种症状，更像是一个确定诊断。从医学和流行病学的角度来讲，虽然腰背痛作为临床诊断有很多好处，但这却让专家难以正确辨别和治疗不同种类的腰背痛。不同患者腰背痛的原因不同，而疼痛有很多影响因素，使临床研究更加困难。

正因为如此，临床医生在最初决策时就应该系统回顾相关知识并且遵循相应的临床指南。由于临床症状的复杂性，几种旗帜系统作为指南被引入，旨在辨别更危急疾病的危险因素和影响疼痛恢复的预测因素。

本章回顾了应用旗帜系统和病史采集的相关文献，为临床医生提供一些实用建议。

旗帜系统应用于腰背痛评估的历史

17 世纪早期，红旗被军队用来象征战斗的开始，“维基百科”中的诗和图画对此有清楚的记载[1]。

Welch[2]认为，红旗在医学上最初是用来描述腰背痛的。1980 年的一篇文献首次记载用红旗来描述腰背痛，此后红旗的应用逐渐增多。与此同时，Waddell介绍了非器质性因素[3]和生物—心理—社会学模型[4]在腰背痛（LBP）中的应用，进一步研究了腰背痛的社会—心理危险和预测因素。1977 年，Kendall 等[5]引入了黄旗系统来代表心理、社会和环境中导致残疾和丧失劳动能力的危险因素（与红旗表示物理危险因素相区别），并随后进入指南。开始，黄旗系统涵盖很多领域，包含对腰背痛和工作的态度与观念。随后，Chris Main[6]于 2002 年对黄旗系统进行了精简，工作场所因素被划出并重新分为两个目录：黑旗系统描述工作场所的客观条件，蓝旗系统描述工作问题的主观感受。2005 年，Main 等[7]引入橙旗系统，用来描述需要送入精神中心的严重精神疾病患者的筛选标准（表 2.1）。

红旗系统

Silvano Boccardi，意大利康复医学创始人之一，因区别列出 800 多种引起

表 2.1 记忆过程中可能需要调查的因素，按各自的标志组进行分类

生化 / 组织学因素	心理社会学因素	精神因素	主观因素	客观因素
下列 5 个可能导致骨折的指征中至少存在 2 个： · 有重大创伤史（主要是年轻患者，其次是老年患者） · 长期使用皮质类固醇 · 老年患者 · 女性 · 骨质疏松 筛查恶性肿瘤时，需要考虑的两个最相关因素是： · 癌症史 · 老年	· 压抑 / 抑郁，由于疼痛而感到无用和不被需要 · 活动水平降低，ADL 戒断，避免个人和社会活动，长期休息 · 背部或其他部位持续存在慢性疼痛 · 健康状况自我评价较差 · 运动恐惧 · 认为疼痛是无法控制的，感觉极度疼痛，如 VAS 评分得分超过 10 分 · 认为疼痛是有害的，会导致恐惧回避行为 · 认为在恢复工作或正常活动之前所有的痛苦必须被消除 · 小题大做，做最坏的打算，曲解身体症状 · 对治疗的消极态度，过度依赖药物、手术、应急处理或器械的使用 · 卫生专业人员认证伤残 · 有鉴别诊断或解释背痛的经验 · 保健专业人员对于背痛的夸大 · 缺乏对以前治疗的满意度，在不同医生处进行多次咨询 · 过分保护伴侣 / 配偶，强调对伤害的恐惧或小题大做 · 因生病而得到的熟悉的或社会的“奖励” · 来自配偶的社会惩罚回应 · 缺乏能交流的专业人员	· 临床抑郁 · 主要的人格障碍 · 创伤后应激障碍 · 药物和酒精滥用 / 成瘾 其他可能需要注意的危险信号： · 马尾 · 年龄较小（<20 岁） · 有药物滥用或免疫缺陷史 · 感染病史 · 原因不明的体重减轻 · 非机械性疼痛 · 发热、寒战、盗汗 · 胸疼 · 全身不适 · 畸形 · 神经系统症状 · 近期有感染或操作引起菌血症	· 相信工作是有害的：它会造成损害或危险 · 对进一步管理工作任务和重返工作岗位持怀疑态度 · 有外伤 / 疾病治疗无效的经历 · 工作经历包括频繁换工作，工作压力大，工作不满意，缺乏假期 · 不支持或不愉快的工作环境，付出未获得收获 · 学历低，社会经济地位低 · 个人对工作条件的控制力较低 · 有因受伤或其他疼痛问题而延长工作时间的经历 · 既往有背痛史，有过一次或多次请假	第一类 · 不良疾病的政策 · 持续的伤残理赔 · 失业 · 法律方面和保险制度 · 缺乏重返工作岗位的经济激励 · 获得收入支持和治疗费用方面的延迟 / 纠纷 · 雇主不支持 第二类 · 生物力学工作要求高 · 工作包括轮班工作或在不合适的时间工作 · 工作实用性低和逐步返回工作岗位

缩写：ADL，日常生活活动。VAS，视觉模拟评分

腰背痛的原因而闻名（尽管不知道列表原始出处，我从毕业院校的骨科主任 Francesco Greco 处了解到，这张列表可以在若干意大利的网站和出版物中找到，其可能仅仅是一个矛盾的推断，混合了 33 个椎体的不同的疼痛病理机制，如创伤、神经源性、炎性疾病、退化、肿瘤、感染等）。Boccardi 的目的在于警示和强调腰背痛生理模型的复杂性。事实上，在一小部分病例中，腰背痛可能仅为潜在的严重疾病的一个症状（据报道，在特定情况下仅占 10%~20%[8]，初诊中仅占 1%~5%[9]）。但是，由于漏诊或延误诊断会给这一小部分患者造成严重后果，结局令人不满意，还是应通过筛查确认这一小部分患者。并且，文献中的多数报道都是“原发性腰背痛”（排除有明确病因的疼痛）。最后，不能主观武断地认为其他医生已经排除这些情况就不再筛查，因为即使经验丰富的医生也有可能漏诊，而且病情随着时间会发生变化。因此，需要有一种简便且可靠的方法来快速筛选需要特殊处理的患者，这也就是为何红旗系统的应用会获得成功，并对临床诊断和软组织疼痛产生明显影响。

临床实际应用中，对红旗系统的褒贬不一。在 6 个物理治疗诊所中，Leerar 等[10]对 160 例患者的腰背痛临床表格进行了回顾性研究，发现大部分患者仅仅记录了红旗系统 11 个条目中的 7 个。同时，他们还注意到专家们对于红旗系统的条目形式（如症状持续时间，不同来源是具体到 1 个月、1.5 个月还是 3 个月）以及应该包含哪些条目（如外伤史及通过哪些条目来辨别需要医学评估的高危患者）也存在分歧。红旗系统覆盖五大领域：骨折，肿瘤，感染，炎性疾病和马尾综合征。

Zanoli 等[11]调查发现，所有六个国际腰痛指南均推荐使用红旗系统对患者进行评估，但这种推荐似乎带有偏见，而且每个指南中的红旗系统具体条目均有所不同。之前的一篇系统回顾通过略有不同的方法分析了 10 个不同指南，发现其具体条目从 7 个到 17 个不等，平均 11 个[12]。总之，共有 22 项红旗条目，只有 3 个条目见于 9 个指南：年龄在 50 岁以上，癌症病史，类固醇使用史。8 个红旗条目可能与脊柱肿瘤有关，6 个与马尾综合征有关，5 个与脊柱骨折有关，5 个与脊柱感染有关，一共是 24 个，但是有 2 个条目（年龄 >50 岁和尿潴留）都与肿瘤和骨折相关，因此一共是 22 个条目。

Cochrane 数据库中两篇高质量的诊断文献描述了红旗系统评估筛选因骨折[9]和肿瘤[13]引起腰背痛的患者的有效性。第一篇文献中，现有证据不支持应用红旗条目来特异性筛查椎体骨折的腰背痛患者。当联合应用红旗条目时，筛选结果有所改善。第二篇文献的作者也认为目前无足够的证据支持其用于筛查脊柱肿瘤的准确性和有效性，不应仅凭一个红旗条目就进行筛查。因为脊柱肿瘤在腰背痛患者中非常少见（初诊 <1%，作为对比，骨折可占 3%~ 11%[9, 13]），还需要进一步搜集大量数据才能得到有统计学意义的可靠结论。

尽管有这些不利证据，我依然相信

对新的腰背痛患者进行检查和定期再评估时，尤其是病情不表现为自限性时，就像多数病例所表现的那样，可应用红旗系统来评估。多数条目是普通病历里的一部分，有助于更好地了解患者和建立良好医患关系。然而，许多红旗条目有很高的假阳性率，如果临床不经思考就应用，就会有很多不合适的检查，导致医疗费用的增加。具体选择多大年龄（大于 50 岁、64 岁、70 岁还是 74 岁？）为危险因素会对其敏感度和特异度有较大影响，应仔细考虑。综合考虑若干因素（如骨质疏松、外伤史、类固醇激素使用史、高龄和女性），并且将阈值定为至少 2 项阳性，是目前筛查椎体骨折的最好指标；而当筛查恶性肿瘤时，既往肿瘤史与年龄因素联合应用，是最重要的评估条目。感染或免疫力缺陷史和炎性疾病史有助于非机械因素引起的腰背痛的诊断，但这并不表明机械因素引起的腰背痛病理机制就与非机械性腰背痛不同。怀疑神经系统有问题时，应该检查有无马尾综合征的临床表现（如鞍区麻木、括约肌功能障碍）。

一般情况下，有阳性发现并不意味着需要昂贵的检查，但可能提示需要更加详细地询问患者，甚至使用某些已弃的红旗条目（如不明原因的体重下降，非机械因素引起的疼痛）来证实或排除怀疑，以及寻找引起腰背痛的其他可能（如工作压力增加、新的床褥、家务劳动加重等）。最后，医生应谨记体格检查是一种非常有用且经济的方法来证实对某些红旗条目的怀疑，并且在决定进行昂贵的影像学和实验室检查前应考虑到所有因素。

黄旗系统和橙旗系统

用红旗系统排除引起腰背痛的明确原因，多数非特异性腰背痛的患者仍然需要评估，甚至有时需要通过治疗缓解疼痛或功能障碍，使其重返正常日常生活。虽然多数患者无须治疗疼痛就能缓解，但有一部分患者疼痛持续时间较长且经常发作，影响患者的生活质量和工作。在腰背痛中引入生物—心理—社会模型有助于识别预后不佳的确诊率。在“新西兰急性腰背痛指南附录”中，Kendall 等[5]认为导致长期功能障碍和劳动能力丧失的绝大多数已知危险因素都是社会心理方面的，并且提出许多会导致疾病加重的因素（黄旗系统），以便于健康专家早期预防和处理这些问题。自此，其他指南也提出了自己的条目，其他理论模型阐述了腰背痛发生和进展的不同机制，导致了对很多社会心理学的黄旗条目进行评估。即使分离出工作相关的蓝旗系统和黑旗系统（见下述），但潜在的影响腰背痛的社会心理因素依然有很多，但缺乏足够证据支持。

黄旗条目会影响急性或亚急性腰痛患者的结局吗？应用黄旗系统能产生更好的临床结果吗？系统回顾的结果相互矛盾，甚至从方法学的角度受到了批判[14]。也发现有一些地域或文化因素决定的影响因素。例如，躲避恐惧的信念并不影响西班牙腰背痛患者的功能障碍和生活质量[15]。对于（亚）急性腰痛的患者，在一项对比处理社会心理预测因素和标准治疗的随机对照试验中，证据不支持医生对社会心理预测因素进行治疗[16]。一项针对根据国际功能分类（ICF）的非特异性软组织疼痛的危险和预测因素的系统回顾发现，对于腰背痛而言，有高等级证据显示，恐惧躲避和工作中社会支持不良不是腰背痛的预测因子，工作中社会支持不良和工作内容无聊也不是腰背痛的危险因子[17]。作者认为，恐惧躲避的观点和工作中社会支持不良这两个条目应该从黄旗系统中剔除。

最近，旗帜系统里又增加了橙色条目[7]。橙色条目提示心理疾病，即比黄旗条目更为严重的精神和心理问题，意在警告临床医生当患者有严重精神疾病，需要精神病专家进一步治疗时，不应该像处理焦虑一样仅进行常规治疗。橙色条目提示极度的悲痛，人格障碍，创伤后压力紊乱，药物滥用和酗酒，或者自闭症。推荐临床医生都应该筛查橙色条目，特别对于由于疾病而失去工作1个月以上的患者。在现阶段，对于这个问题只有专家的观点，目前橙旗条目依然被误认为黄旗条目，并未被仔细研究。然而，临床医生怀疑患者有之前未被诊断的心理问题时，应将其转诊至精神病专家，目前就这一问题已达成共识。这并不意味着对患者的腰背痛不予处理，应在专家诊断治疗后应再次对患者评估与治疗。

与红旗系统类似，将黄旗条目考虑在内，确实比忽略精神心理危险因素或直接治疗要好，特别是腰背痛位于高位脊柱节段时，但这并不意味着其成为综合临床评估的常规检查条目。一般而言，临床医生不应该期望有标准的诊断方法帮他们排除预后不良的患者，但可以使用一些条目来详细了解病情和建立良好的医患关系。在特定情况下，对于更严重的患者，采用综合措施治疗精神心理疾病时，黄旗条目的评估本身就是治疗的一部分。

蓝旗系统和黑旗系统

工业时代，腰背痛对患者的工作能力有很大影响。尽管大部分适龄成年人在急性腰背痛恢复后或慢性、反复的腰背痛经治疗后不影响工作，但部分患者会丧失劳动力或不得不换工作。

由于没有解剖学或病理生理学特征来帮助辨别能引起工作能力下降的因素，大量研究关注的是可预测不良结果的非医学因素。我们已经在黄旗系统中探讨了社会心理因素的重要性。蓝旗系统被定义为有助于临床医生评估影响腰背痛患者结局的工作因素[6]。由于这意味着是工作问题的主观感受，如不想重返工作、工作不满、工作压力、躲避工作恐惧信念（认为工作对健康有害或害怕再受伤）、体力工作、和同事或领导关系差，所以一开始许多因素被认为属于黄旗系统。另一方面，为了平衡这些主观因素，黑旗系统被用来表示工作环境中对工作能力有影响的客观因素，一方面包括老板和保险组织系统的特征（Ⅰ类），另一方面包括身体工作负荷和工作的特征（Ⅱ类）[18]。

系统回顾采用若干蓝色条目和黑色条目作为预测因素，分别为消极的（如工作压力）、有争议的（如工作不满，躲避工作恐惧）或摇摆不定的（如恢复期望，体力工作，工作中缺乏社会支持）。几位作者认为将来应该应用标准的心理测量学工具来获得可重复测量的数据。然而，采用上述工具对非特异性 LBP 患者蓝旗条目进行评估的系统回顾发现，在目前阶段，上述工具中没有一个可以用于评估蓝旗系统[19]。

因此，目前尚无强有力的数据支持蓝旗系统和黑旗系统在临床决策中的应用，限制了其临床应用，不仅因为这些工具的作用未能得到充分证明，更重要的是筛选结果与早期干预治疗相关性较低。

正如“十年旗帜”工作组[18]的作者所说的那样[18]，目前还存在将患者错误归类，管理和评估患者及与患者沟通的时间和精力有限，治疗工作环境和社会心理问题的方法有限等问题。一些医务工作者虽然在治疗腰背痛领域有所建树，却不愿意研究这些非医学领域。

尽管存在这些不足，许多指南依然推荐对非特异 LBP 患者针对所有旗帜系统进行评估。虽然这表明当决定临床治疗措施时，指南推荐应该更多根据临床证据或者专家观点，但一些临床常识依然建议考虑在临床实践中应用蓝旗系统和黑旗系统。

初次评估应包括工作和休息时的体力活动。当被问及工作情况时，患者一般都会诉说蓝旗系统和黑旗系统所涉及的问题。医生不应该忽视患者回答中的要求；如患者只想知道腰背痛是暂时的还是长期的，腰背痛或失能的改善将会非常困难。同时，尽管有关于工作环境的预防法规，但许多员工和雇主，特别在小企业中，依然忽视只需要小的改变就能取得好结果的基本预防措施。在等待国际标准指南的过程中，“55 个妨碍返回工作问题的调查问卷”是唯一合格的心理测试工具，尽管之前的研究显示目前的版本还不具有临床可行性[19]，但这个问卷可用于筛选临床实践和未来研究的相关问题。

决策流程

对有关旗帜系统的文献进行简要而有重点的回顾会发现，目前缺乏强有力的证据支持将旗帜系统应用于临床实践，仅为通过不同颜色的旗帜来考虑各个方面的一般性推荐。我们对临床决策依靠专家个人经验而不是证据持怀疑态度。尽管这些指南可使医生在面对复杂的临床情况时能迅速做出决定，但这些指南是基于个人经验的，而这与循证医学的精神不符。系统回顾慢性腰背痛分型系统的文献，主要包括分类系统的可靠性、分类治疗的有效性[20]，28 个分类系统符合纳入要求，包括 16 个诊断分类系统、7 个预后分类系统和 5 个治疗分类系统，所有分类系统都是针对非手术治疗的。作者认为这些分类系统并不全面，应建立一种包括多种治疗方法（手术治疗和非手术治疗）的分类系统。SBST 简化筛查系统（Keele STaT Back Screen，SBST）设计用于对患者进行亚分类，为初次治疗中早期进行二次预防提供指导，包括建立一个心理社会量表所需的条目，并随后在 RCT 中进行了检测。结果显示，12 个月时护理等级与患者的健康状况改善和医疗花费增加相关。SBST 系统（网络或 App）将患者分为低危、中危和高危三个等级，每一级都有相应的治疗措施[21]。最近，Nijmegen慢性腰背痛分类系统已成为临床决策的首选参考工具，根据目前的科学证据和多学科共识，可有效帮助患者正确决定是去看外科医生还是理疗医师[22]。尽管相关证据的系统回顾和多学科小组就相应的治疗方法达成共识需要大量的准备工作，目前发展的决策工具只有一个版本，由网络筛查问卷和临时决策构成。在进行临床推广前，这一决策工具还需要进一步的测试和完善。

本章小结

用于腰背痛分类的红旗系统于20世纪80年代早期首见于文献，随后又引入了多种分类系统。黄旗系统于1997年被引入，用于描述引起腰背痛的社会、心理和环境方面相关的危险因素（作为对照，红旗系统描述了相关物理危险因素）。2002年，黄旗系统内的工作环境危险因素被分成两个独立的系统：黑旗系统描述工作环境中的客观危险因素，蓝旗系统描述工作中的主观危险因素。2005年，橙旗系统被引入，用于描述引起腰背痛的精神方面的危险因素。两篇Cochrane综述评估了红旗系统分别用于脊柱骨折和脊柱肿瘤筛查的有效性。评估结果并不支持在腰背痛患者中应用较多红旗条目来特异性筛选脊柱骨折的LBP患者；尽管联合应用可能有价值，也没有强有力的证据支持其对脊柱肿瘤的特异性筛选。针对其他旗帜系统的支持证据更不充分。尽管存在不足，许多指南依然推荐采用所有旗帜系统对非特异腰背痛患者进行评估，风险是过度强调随后诊断性检查的必要性。决策流程中支持其应用的数据更少，很多仅为个人观点。对于新发腰背痛患者，有选择性地采用旗帜系统进行评估，并在病情加重时定期评估，可能是一种较为明智的办法。谨慎使用旗帜系统是比较明智的，多数旗帜系统的内容是既往病史的一部分，有助于医生了解患者和建立良好的医患依从性。

要点

- 红旗系统评估提示潜在严重的物理风险因素。
- 黄旗系统评估心理、社会和环境风险因素。
- 黑旗系统评估与工作有关的客观因素。
- 蓝旗系统评估与工作有关的主观因素。
- 橙旗系统提示严重精神、心理疾病。
- 很多系统回顾的证据，包括两项Cochrane综述，均不推荐将旗帜系统随意用于临床，尽管这些系统目前在临床应用广泛。
- 决策流程中支持其使用的证据很少，很多情况下仅为团队成员的个人观点。
- 比较明智的做法是通过旗帜系统评估来全面了解患者，而不是根据旗帜系统评估结果直接开具相应的检查。

难点

- 过于依赖红旗系统对腰背痛患者进行评估，可能会让患者进行不必要的检查，增加患者的花费，并影响患者的治疗效果。

- 使用旗帜系统并不是要排除有问题的患者，而是作为一种辅助措施来明确问题的来源，并使患者的治疗效果最大化。
- 临床医生不能因为别人已经排除了相关危险因素就对其不再注意，因为即使经验丰富的医生也有可能漏掉一些因素，而且患者的临床情况也会发生变化。

参考文献

5篇“必读”文献

1. https://en. wikipedia. org/wiki/Red_flag_(idiom)
2. Welch E. Red flags in medical practice. Clin Med(Lond) 2011; 11:251-253
3. Waddell G, McCulloch JA, Kummel E, Venner RM. Nonorganic physical signs in low-back pain. Spine 1980; 5:117-125
4. Waddell G. 1987 Volvo award in clinical sciences. A new clinical model for the treatment of low-back pain. Spine 1987; 12:632-644
5. Kendall NA, Linton SJ, Main CJ. Guide to Assessing Psychosocial Yellow Flags in Acute Low Back Pain: Risk Factors for Long-Tern Disability and work Loss. Wellington, New Zealand: Accident Rehabilitation and Compensation Insurance Corporation of New Zealand and the National Health Committee; 1997
6. Main CJ. Concepts of treatment and prevention in musculo-skeletal disorders. In: Linton SJ, ed. New Avenues for the Prevention of Chroinc Musculoskeletal Pain and Disability. Pain Research and Clinical Management, vol 12. New York: Elsevier; 2002: 47-63
7. Main CJ, Phillips CJ, Watson PJ. Secondary prevention in health-care and occupational settings in musculoskeletal conditions focusing on low back pain. In: Schultz IZ, Gatchel RJ, eds. Handbook of Complex Occupational Disability Claims: Early Risk Identification, Intervention and Prevention. New York: Kluwer Academic/Plenum; 2005:387-404
8. Airaksinen O, Brox JI, Cedraschi C, et al; COST B13 Working Group on Guide lines for Chronic Low Back Pain. European guidelines for the management of chronic nonspecific low back pain. Eur Spine J 2006; 15(Suppl 2):S192-S300
9. Williams CM, Henschke N, Maher CG, et al. Red flags to screen for vertebral fracture in patients presenting with low-back pain. Cochrane Database Syst Rev 2013; 1:CD008643
10. Leerar PJ, Boissonnault W, Domholdt E, Roddey T. Documentation of red flags by physical therapists for patients with low back pain. J Manual Manip Ther 2007; 15:42-49
11. Zanoli G, Romanini E, Tucci G, et al. Mal di schiena Banca dati comparativa tra linee guida e analisi critica delle raccomandazioni. GIOT 2011; 37:113-130
12. Dagenais S, Tricco AC, Haldeman S. Synthesis of recommendations for the assessment and management of low back pain from recent clinical practice guidelines. Spine J 2010; 10:514-529
13. Henschke N, Maher CG, Ostelo RW, de Vet HC, Macaskill P, lrwig L. Red flags to screen for malignancy in patients with low-back pain. Cochrane Database Syst Rev 2013; 2: CD008686
14. Hayden JA, Chou R, Hogg-Johnson S, Bombardier C. Systematic reviews of low back pain prognosis had variable methods and results: guidance for future prognosis reviews. J Clin Epidemiol 2009; 62:781-796. e1
15. Kovacs FM, Muriel A, Abriaira V, Medina JM, Castillo Sanchez MD, Olabe J; Spanish Back Pain Research Network. The influence of fear

avoidance beliefs on disability and quality of life is sparse in Spanish low back pain patients. Spine 2005; 30: E676-E682

16. Jellema P, van der Windt DA, van der Horst HE, Twisk JW, Stalman WA, Bouter LM. Should treatment of(sub) acute low back pain be aimed at psychosocial prognostic factors? Cluster randomised clinical trial in general practice. BMJ 2005; 331:84
17. Lakke SE, Soer R, Takken T, Reneman MF. Risk and prognostic factors for non-specific musculoskeletal pain: a synthesis of evidence from systematic reviews classified into ICF dimensions. Pain 2009; 147:153-164
18. Shaw WS, van der Windt DA, Main CJ, Loisel P, Linton SJ; "Decade of the Flags" Working Group. Early patient screening and intervention to address individual-level occupational factors ("blue flags") in back disability. J Occup Rehabil 2009; 19:64-80
19. Gray H, Adefolarin AT, Howe TE. A systematic review of instruments for the assessment of work-related psychosocial factors (blue flags) in individuals with non-specific low back pain. Man Ther 2011; 16:531-543
20. Fairbank J, Gwilym SE, France JC, et al. The role of classification of chronic low back pain. Spine 2011; 36(21, Suppl):S19-S42
21. Hill JC, Whitehurst DG, Lewis M, et al. Comparison of stratified primary care management for low back pain with current best practice (STarT Back): a randomised controlled trial. Lancet 2011; 378(9802):1560-1571. doi: 10.1016/S0140-6736(11)60937-9
22. van Hooff ML, van Loon J, van Limbeek J, de Kleuver M. The Nijmegen decision tool for chronic low back pain. Development of a clinical decision tool for secondary or tertiary spine care specialists. PLoS ONE 2014; 9:e104226

3

临床评估的重要性

原著 Roberto Chapa Sosa, Neil N. Patel
译者 张扬璞 审校 海 涌 刘玉增

引言

全面的临床病史采集和详细的体格检查，是彻底和准确评估腰背痛患者的必要条件，尽管主诉可能是复杂和多因素的。临床病史应包括症状发作时间（急性 <12 周，慢性≥12 周）[1]、疼痛强度与性质、疼痛加重与缓解因素，以及任何红旗症状（如肠道/膀胱功能障碍，发热，盗汗，体重减轻，渐进性虚弱等）。体格检查中应评估疼痛的压痛点与位置，屈伸时腰背痛的加重或缓解，以及完整的神经系统检查。综合临床病史和体格检查，并结合适当的影像检查和可能的实验室检查，有助于判断患者腰背痛的真实病因[2]。

有时，对患者并没有完全进行病史采集与体格检查，而是在诊断过程早期进行了高级影像学检查［计算机断层扫描（CT）或磁共振成像（MRI）］。这可能会产生误导，并可能会对导致症状的病因造成误诊。Boden 等的一项研究表明，单独使用 MRI 检查可能会导致较高的误诊率[3]。这一研究前瞻性地回顾了 67 例无腰椎症状的患者，其中 20% 的 60 岁以下以及 57% 的 60 岁以上的患者的 MRI 检查发现异常。这表明，如果诊断过程过于匆忙，治疗高度依赖影像学检查，未进行全面的病史采集和详细的体格检查，治疗很可能被误导而导致失败[4~6]。

临床病史

诊断从完整的临床病史采集开始，这有助于医生识别造成患者症状的病因；特别是在腰背痛的情况下，症状可能模糊不清，某些临床线索则有助于缩小鉴别诊断的范围。例如，一位苗条的绝经后妇女出现腰背痛，可以促使医师考虑骨质疏松性压缩骨折，特别是既往有骨质疏松性骨折病史、慢性类固醇使用史或骨质疏松病史的患者。总体而言，临床病史应包括症状发作时间，疼痛的性质与强度、加重和缓解因素，以及红旗症状（如肠道/膀胱功能障碍，发热，盗汗，体重减轻，渐进性虚弱等）。同时，病史还应包括对其他疾病的诊断、手术史、目前与既往使用药物史、社会史、社会心理状态与就业情况等。

成功治疗腰背痛的一个关键是分析其对既往治疗的反应，可能包括抗炎药物、物理治疗、诊断性或治疗性注射、脊椎按摩和针灸。具体来说，诊断性或治疗性注射可用于确定导致症状的病因，特别是靶向注射后症状出现缓解时。

如前所述，疼痛的位置和性质可以为寻找病因提供线索（图 3.1）。例如，如果疼痛更多的是位于脊柱旁或为痉挛性疼痛，则可以推断肌肉改变为病因。然而，如果疼痛沿皮节分布并随着屈曲加重，则应高度怀疑相关神经受压迫（椎间盘）。在一种简化的思维方式中，腰部屈曲时加重的腰背痛可能是椎间盘源性的，而腰部伸展时加重的腰背痛可能与后部结构（如小关节退变、骨折等）有关。彻底了解脊柱解剖、生物力学和负荷分布，在诊断过程中至关重要[1]。

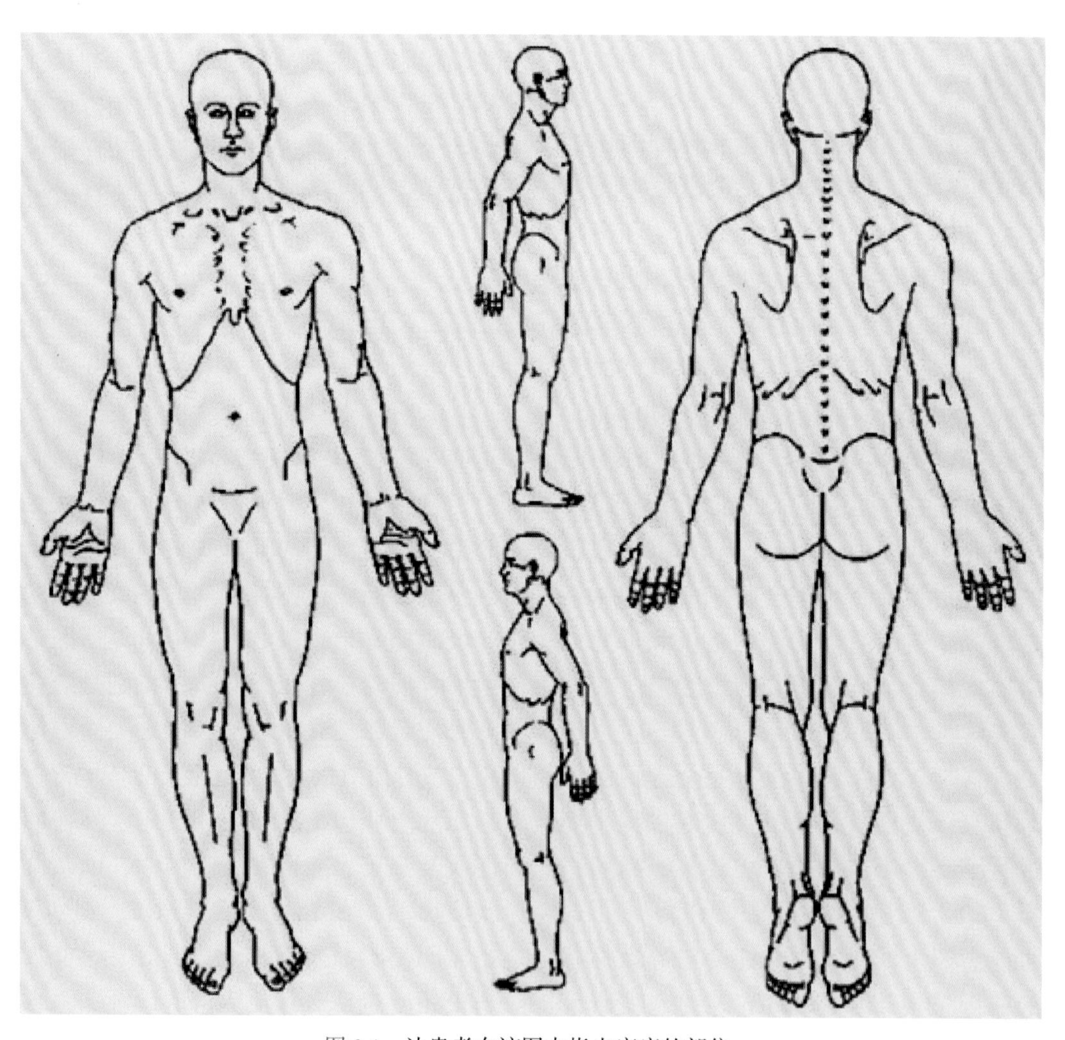

图 3.1　让患者在该图中指出疼痛的部位

鉴别诊断

腰背痛的鉴别诊断比较广泛，如果按脊柱内和脊柱外病变分类则更容易考虑（信息框3.1）。在诊断过程中也应考虑若干脊柱外神经系统诊断（信息框3.2）。为了缩小潜在病因的范围，必须结合病史与体格检查结果综合考虑。

信息框 3.1　腰背痛的鉴别诊断

脊柱损伤

结构性

- 节段不稳
- 椎间盘源性，纤维环撕裂
- 小关节病变
- 韧性或肌肉扭伤
- 腰椎滑脱

椎管狭窄

- 骨折
- 感染
  - 椎间盘炎
  - 椎体骨髓炎
- 炎症
  - 强直性脊柱炎
  - 类风湿性关节炎
- 肿瘤
  - 原发性
  - 继发性骨髓瘤

内分泌

- 骨软化
  - 骨质疏松
  - 肢端肥大症

血液病

- 镰状细胞病

脊柱外损伤

内脏

- 肾结石，尿路感染，肾盂肾炎
- 十二指肠溃疡
- 胸 / 腹主动脉瘤
- 二尖瓣疾病，左心房肥大
- 胰腺炎
- 腹膜后肿瘤
- 胆结石

妇科

- 宫外孕
- 子宫内膜异位症
- 镰状细胞病

药物

- 皮质类固醇，可导致骨质疏松症
- 甲基麦角新碱，用于腹膜后纤维化
- 甾体类抗炎药，可导致消化性溃疡

肌肉与骨骼

- 髋关节疾病
- 骶髂关节炎
- 肩胛痛
- 心理

引自 Fardon DF, Garfine SR, et al, eds. Orthopaedic Knowledge Update: Spine 2. Rosemont, IL: American Academy of Orthopaedic Surgeons; 2002:39-51.

要求患者在视觉模拟量表上评估疼痛的程度和强度十分重要。其他测试和调查问卷也有助于医生评估功能障碍程度，并在治疗开始后评估患者的进展情况。

体格检查不仅应包括彻底的神经系统和脊柱检查，而且还要根据临床线索对相关器官系统进行检查。例如，如果

信息框 3.2　坐骨神经痛的椎管外病因

骨盆内神经外压迫
- 肿瘤
- 腰大肌血肿
- 子宫内膜异位症
- 脓肿
- 动脉瘤

骨盆外神经外压迫
- 臀动脉动脉瘤
- 假性动脉瘤
- 肿瘤
- 脓肿
- 梨状肌综合征
- 大粗隆撕脱骨折

脊髓
- 糖尿病
- 神经肿瘤
- 坐骨神经纤维化

引自 Fardon DF, Garfine SR, et al, eds. Orthopaedic Knowledge Update: Spine 2. Rosemont, IL: American Academy of Orthopaedic Surgeons; 2002:39-51.

带状疱疹被认为是导致腰背痛的原因，则应对皮肤进行检查；同样，如果临床病史提示肾盂肾炎是潜在病因，则应评估肋椎角压痛。

完整的临床病史可使医生对患者的问题有一个清晰的了解，从而为进行体格检查铺平道路。

体格检查

进行体格检查的目的是进一步明确临床病史所提供的信息，以帮助缩小鉴别诊断范围，确定腰背痛的病因。应特别注意髋、膝、骶髂关节的病理学改变或其他变化，以及可能与腰背痛相关的神经系统或血管问题。

体格检查应当从患者进入诊室时开始。医生应当在步行、站立和坐姿下观察患者的姿势和位置，特别是在冠状面和矢状面上。医生应观察是否存在任何类型的畸形，如脊柱后凸、侧弯，患者平衡或肩高度的改变。屈曲状态下膝、髋和骨盆的位置可提示腰椎后凸，如腰椎滑脱[7]（图 3.2）。

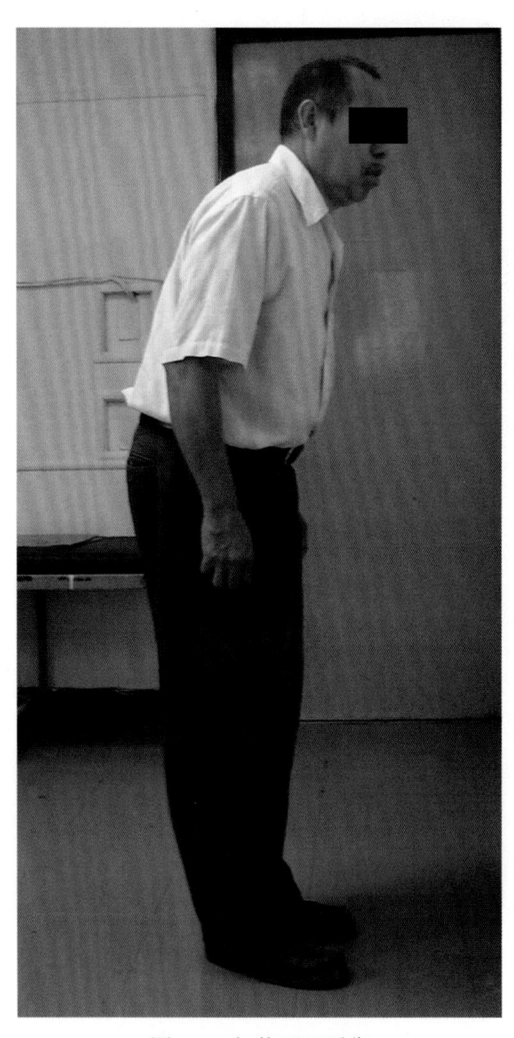

图 3.2　矢状面正平衡

诊断注意事项

皮肤检查

医生应该对任何可以解释疼痛的皮肤改变进行检查，如带状疱疹。咖啡斑可能提示神经纤维瘤病（图 3.3）。

步态和活动度

患者的步态模式有助于医师确定疼痛是否属于止痛型，是否提示神经系统改变，如不对称或骨盆倾斜。医生还应确认疼痛是否在站立位会加剧，而取坐姿会缓解；反之亦然[8]（图 3.4）。

活动度应在腰椎前屈与后伸状态下和胸腰段进行评估。如上所述，前屈时加重的疼痛可能是椎间盘源性的，而后伸时加重的腰背痛可能与后部结构（如小关节病变、骨折等）有关。

校准试验（图 3.5，图 3.6）

如前所述，一旦患者走进房间，整个脊柱校准检查即开始。应注意矢状面正平衡，因为这可能是导致症状的一个因素并可影响治疗。后方站立位检查也可以发现冠状面失衡的征象，其中包括肩胛骨区或胸廓的不对称[9]。

神经系统检查

应当通过完整的感觉和运动检查分析神经损害（图 3.5）。应当对所有患者进行步态检查和反射试验，以评估脊髓压迫（图 3.6）。

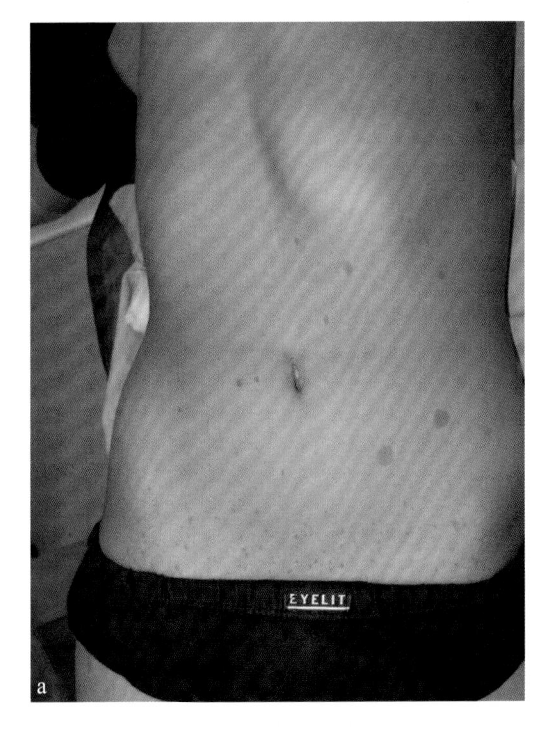

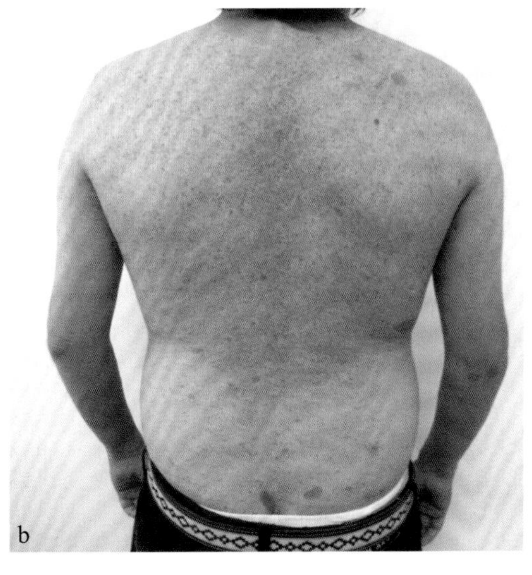

图 3.3 考虑神经纤维瘤病。皮肤可见可褪色的咖啡斑

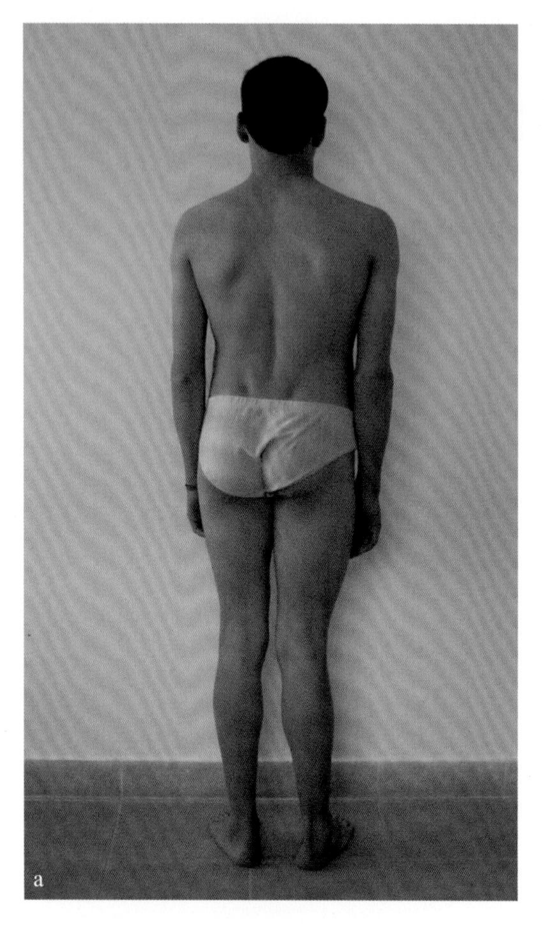

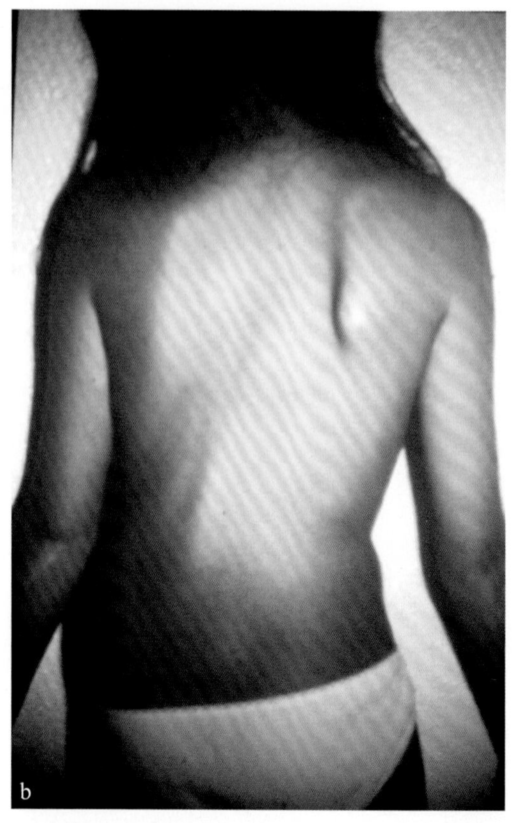

图 3.4 冠状面失平衡

诊断试验（图 3.7~9）

Patrick 试验

Patrick 试验是一种可以评估骶髂关节功能障碍的运动体格检查。患者一侧膝关节屈曲，大腿固定并外旋，并以“4”字方式放置。在屈曲的膝关节上施加压力（图 3.7），如果引起患者髋关节前部疼痛，应考虑髋关节病变；如果引起骶髂关节疼痛，应考虑骶髂关节病变。

Lasègue 征

Lasègue 征检查是一种体格检查操作，患者的一条腿在伸直状态下被抬高。受影响的下肢在屈曲 30°~70° 时出现神经根性症状的复发即为试验阳性。另一种改良试验是被动地背伸脚踝以加强反应（图 3.8）。该检查本质上是增加了坐骨神经的张力使患者的症状再现，从而指明脊柱病因。

Stinchfield 试验

患者仰卧时屈曲髋关节并保持整个下肢伸直，检查者在屈髋期间对肢体施加阻力以诱发反应（图 3.9）。阳性反应是检查引发髋关节疼痛，并提示是髋关节内或关节周围病变而不是脊柱改变导致了症状。

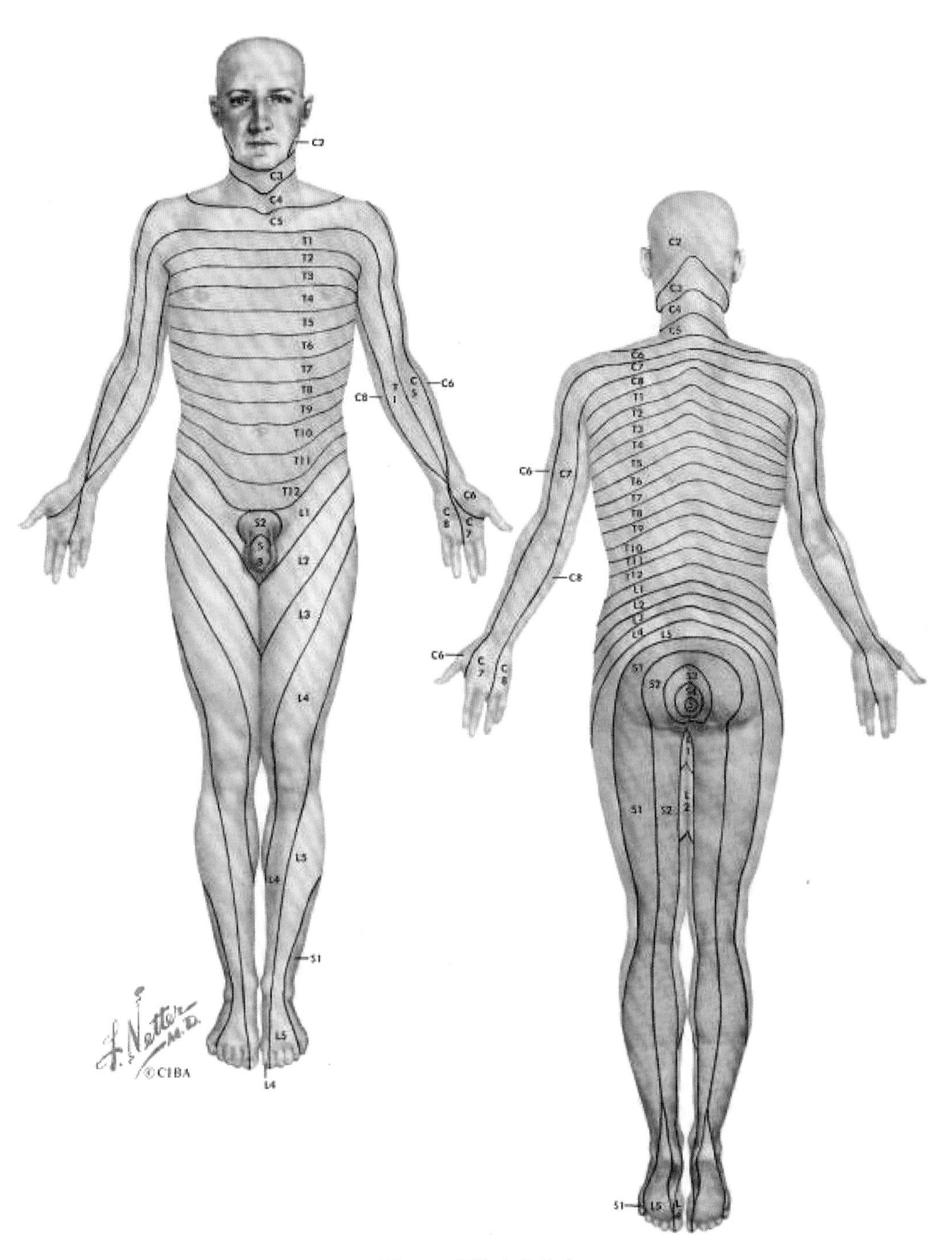
C2
C3
C4
C5
T1
T2
T3
T4
T5
T6
T7
T8
T9
T10
T11
T12
C6
C8
L1
S2
L2
L3
L4
L5
S1
©CIBA
C7
C8
L5
S1
S2

图 3.5 躯体皮节分布

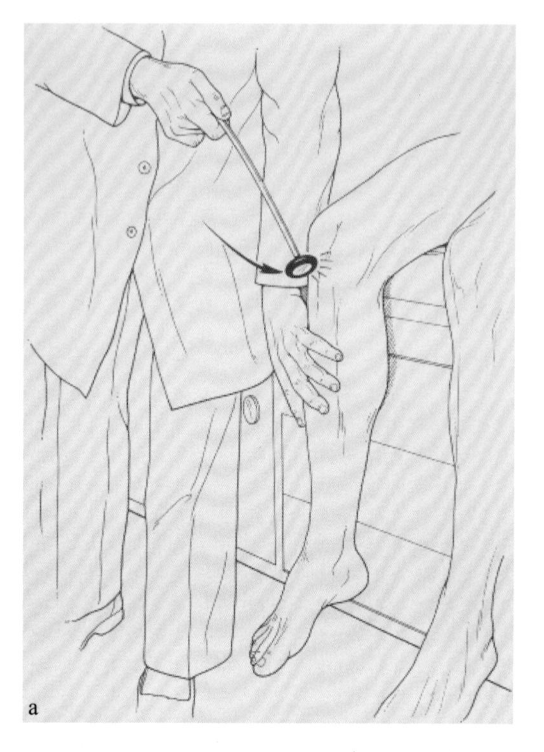

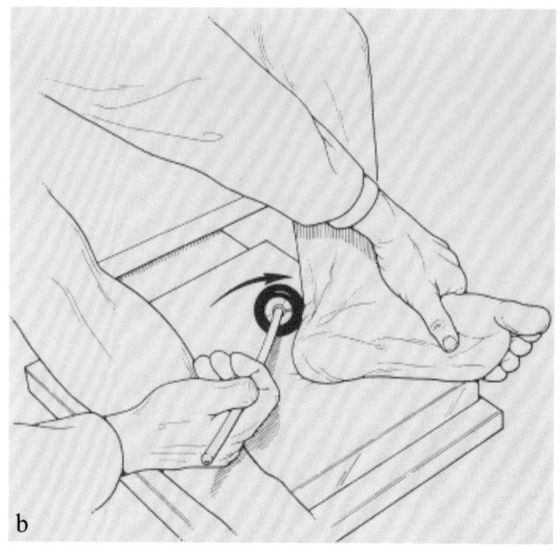

图 3.6　步态检查和反射测试。（a）膝腱反射。（b）跟腱反射（引自 Walker HK, Hall WD, Hurst JW, eds. Clinical Methods: The History, Physical, and Laboratory Examinations, 3rd ed. Boston: Butterworths; 1990.）

本章小结

腰背痛患者的临床评估对于明确可能的诊断至关重要。评估包括病史采集和体格检查。根据病史采集得出的信息进行体格检查，根据体格检查的结果进行相关实验室或影像学检查。应当根据由此收集到的所有信息指导对患者的治疗。没有全面的病史采集与体格检查而单纯基于影像学检查结果进行诊断，很可能会导致误诊而造成治疗失败。

要点

- 对于每一位腰背痛患者，都必须进行临床病史采集与体格检查。
- 不要试图先行影像学检查快速而简单地查找疼痛病因，这样可能会造成误诊。
- 根据临床评估结果，分析可能的鉴别诊断并进行相关检查。
- 画出疼痛和功能障碍的分布图或进行功能检查。
- 遵守相应的国际指南。

难点

- 没有意识到对于所有脊柱疾病患者进行临床评估的重要性，可能会导致不恰当的诊断或治疗。
- 与患者良好沟通并说明评估的重要性，以及为什么不在查体之前进行其他检查。

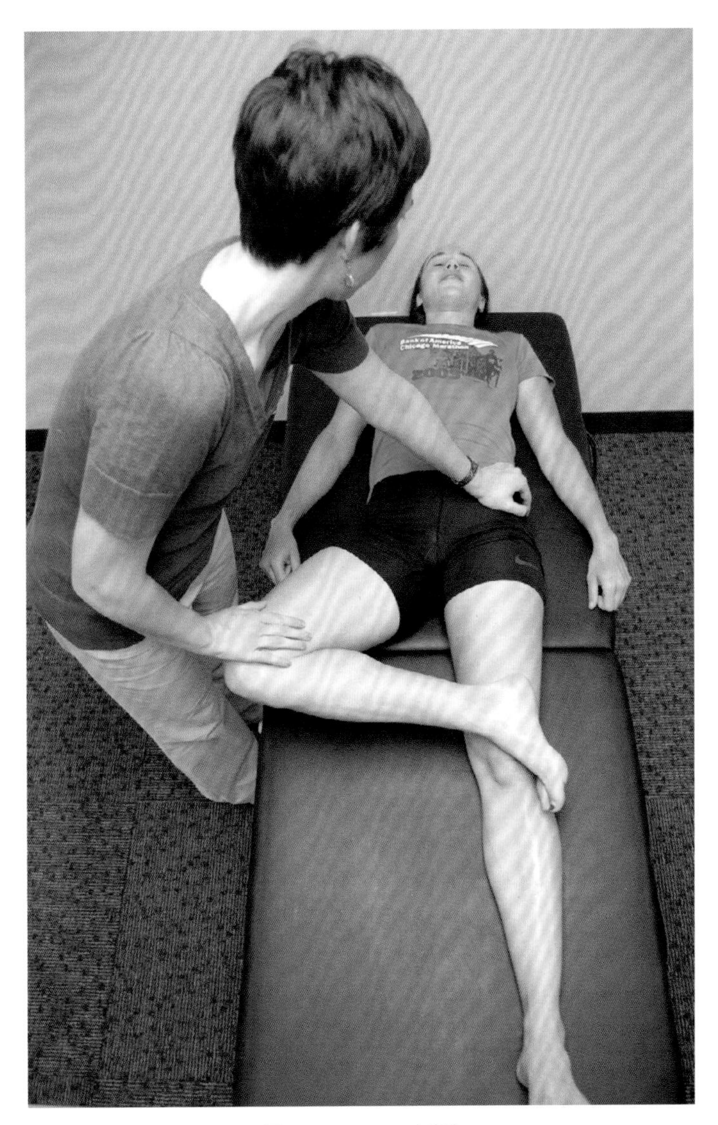

图 3.7 Patrick 试验

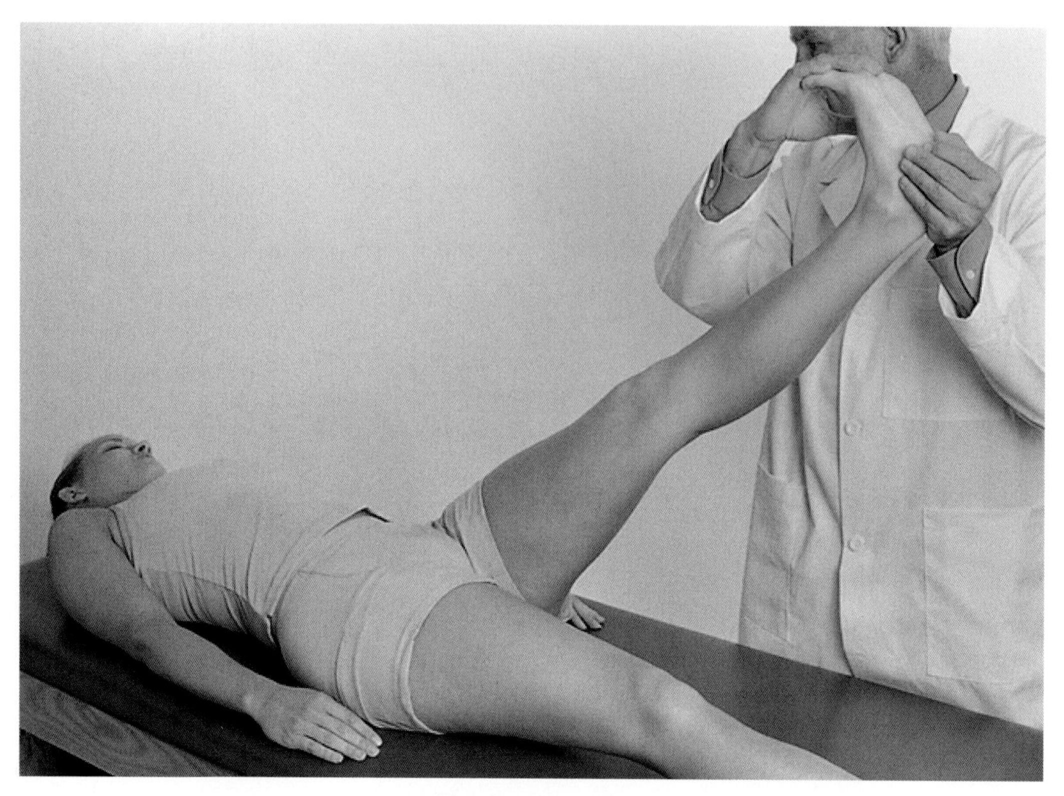

图 3.8 Lasègue 征

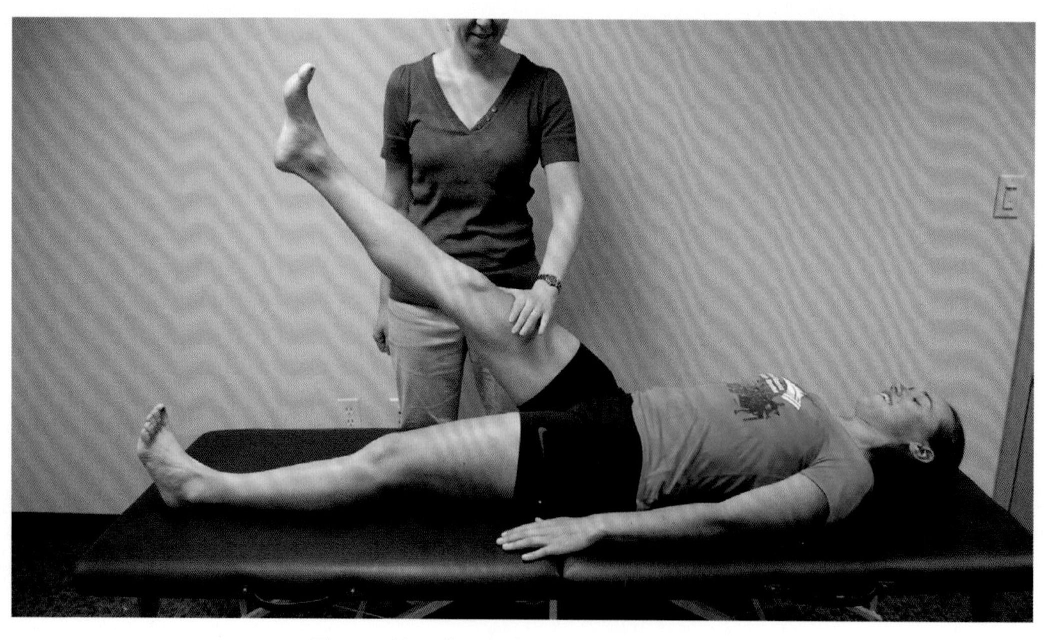

图 3.9 抗阻直腿抬高（Stinchfield 试验）

参考文献

5 篇“必读”文献

1. Deyo RA, Weinstein JN. Low back pain. N Engl J Med 2001; 344:363-370
2. Lee KS, Doh JW, Bae HG, Yun IG. Diagnostic criteria for the clinical syndrome of internal disc disruption: are they reliable? Br J Neurosurg 2003; 17:19-23
3. Boden SD, Davis DO, Dina TS, et al. Abnormal magnetic-resonance scans of the lumbar spine in asymptomatic subjects. A prospective investigation. J Bone Joint Surg Am 1990; 72(3):403-408
4. Koes BW, van Tulder MW, Ostelo R, Kim Burton A, Waddell G. Clinical guidelines for the management of low back pain in primary care: an international comparison. Spine 2001; 26:2504-2513, discussion 2513-2514
5. COST B13 Working Group. European guidelines for the management of acute nonspecific low back pain in primary care. 2005. http://www.backpaineurope.org/web/html/wg1_results.html
6. COST B13 Working Group. European guidelines for the management of chronic nonspecific low back pain. 2004. http://www.backpaineurope.org/web/html/wg2_results.html
7. McLain, RF, Dudeney, S. Clinical history and physical examination. In: DE Fardon, SR Garfin(Eds.) Orthopaedic Knowledge Update Spine 2. AAOS, Rosemont, IL; 2002:39-51
8. Zhou Y, Abdi S. Diagnosis and minimally invasive treatment of lumbar discogenic pain-a review of the literature. Clin J Pain 2006; 22: 468-481
9. Wilson JJ, Furukawa M. Evaluation of the patient with hip pain. Am Fam Physician 2014; 89:27-34

4

腰背痛患者的影像学特征

原著　Alberto Zerbi
译者　张耀申　审校　海　涌　宋建东

引言

腰背痛可以由多种病因引起，包括腰椎正常老化、外伤、感染、肿瘤及退变等。此外，髋关节炎、骶髂关节病变以及盆腔或腹腔内脏疾病也可以引起类似的腰背痛症状。脊柱外科医生必须考虑所有可能引起腰背痛的病因。因此，对于主诉为腰背痛的患者首先必须进行全面、准确的体格检查；之后，基于体格检查的结果，对于有必要接受影像学检查的患者再行进一步检查。首先，我们是一名医生；其次，我们才是脊柱外科医生，因此不能仅考虑脊柱外科的问题。

本章的亚标题是“虎眼”，这个亚标题容易让读者联想到Rudyard Kipling及其他古典作家的浪漫台词，但实际上我选择这个亚标题是因为John Edmund Delezen的一本小说，书名为《虎眼：美国海军陆战队第三侦察连越南回忆录》。该小说的标题及亚标题完美解释了在当前医疗环境下，放射科医生需要学习哪些内容才能生存：与相关科室的医生友善相处，但必要时挥舞“老虎的爪子”；审阅脊柱相关的影像学资料时，需要用“虎眼”仔细阅片，努力发现所有显著的和模糊的影像学改变。

推荐患者做影像学检查

当脊柱外科医生将一名患者介绍给影像科医生时，需要同时提交一份包括该患者临床资料和可能诊断的病例简介。病例简介不要仅仅诊断“腰背痛”而忽略了患者的临床表现，应该包括：下肢疼痛的具体位置，哪侧下肢；是否有神经根损伤的症状；既往手术史；既往外伤史；其他系统的重要病史，如乳腺癌；其他相关临床资料。

如果脊柱专科医生未能向影像科医生提交病例简要，影像科医生则无法为患者选择合适的影像学检查。影像科医生并不是脊柱专科医生，他们需要足够的临床信息才能够选择最合适的、性价比最高的检查手段，以准确诊断患者的疾病。

临床检查决定是否行影像学检查

仅凭患者的症状、体征和临床资料

无法确诊时，最好首先拍摄腰椎正侧位X线片，这是迄今为止应用最广、性价比较高且可靠的影像学检查。

在很少的情况下，腰椎正侧位X线片可以不作为影像学检查的首选。例如，患者的既往病史和体格检查结果明确提示神经根或马尾受压（腰椎间盘突出或其他原因）时，在这种情况下可以将腰椎MRI作为首选。多数情况下，还是应该将腰椎正侧位X线片作为影像学检查的首选。

选择腰椎正侧位X线片的原因

腰椎正侧位X线片是一种强大、全面、便宜且可靠的影像学检查。不幸的是，由于阅片难度大且应用的广泛性下降，以及相对昂贵的影像学检查如腰椎CT及MRI的普及，腰椎正侧位X线片在目前的临床实践中容易受到忽视。

腰椎正侧位X线片阅片难度主要是由于所有的信息都重叠在二维平面上，相对于其他断层摄影技术如CT或MRI，阅读腰椎正侧位X线片对影像专科医生或临床医生的临床经验和技术的要求更高。此外，相对于其他检查手段，腰椎正侧位X线片还存在其他的一些不足，如对于骨组织岩屑病变诊断的灵敏性较低，无法直观显示软组织损伤。腰椎正侧位X线片的质量与多种因素有关，包括患者的体重、依从性及影像科医师能否正确投照和曝光。

但是另一方面，腰椎正侧位X线片具有很多独特的优势。它是唯一将脊柱作为整体进行的影像学检查，可以反映脊柱序列分布的异常、椎体偏移、形成异常及骨盆参数。腰椎正侧位X线片可以评估与脊柱相关的大部分病变，包括骨折、错位、感染、肿瘤、退变及病理性代谢异常。此外，腰椎正侧位X线片作为一个全面的检查，它还可以展现其他解剖结构。例如，邻近的骶髂关节和髋关节病变也可以引起与腰椎病变类似的症状。

选择适当类型的X线检查

标准的X线摄片流程应该是当患者躺在检查床上拍摄腰椎前后正位和侧位片。前后位片的范围应该包括T11椎体至骶骨中央，并且能大致显示横突的形态；侧位片的范围包括T11椎体至骶骨中央。

传统标准的腰椎正侧位X线片已经不适于目前医学对于腰背痛及其病因的理解，无法满足脊柱外科医生对于影像学检查的需求。由于以上原因，目前腰椎X线片除了传统的正侧位片，还需要包括患者站立位的腰椎骨盆片（De Seze片，图4.1）。正侧位片的范围应当能显示T11椎体至股骨头。从站立位腰椎骨盆片上，我们除了能获得与传统的腰椎正侧位X线片一样的脊柱影像学资料外，还能获得髋关节、骶髂关节及骨盆参数等影像学资料。推荐将站立位腰椎骨盆片作为常规检查引入日常临床实践，在花费相同的情况下，站立位腰椎骨盆片可以获得更多的影像学资料，从而帮助临床医生明确腰背痛的病因。

还可以添加腰椎屈伸位片以显示椎体与椎间盘之间稳定性的改变，但是摄片时患者应取何种体位（站立位、坐位

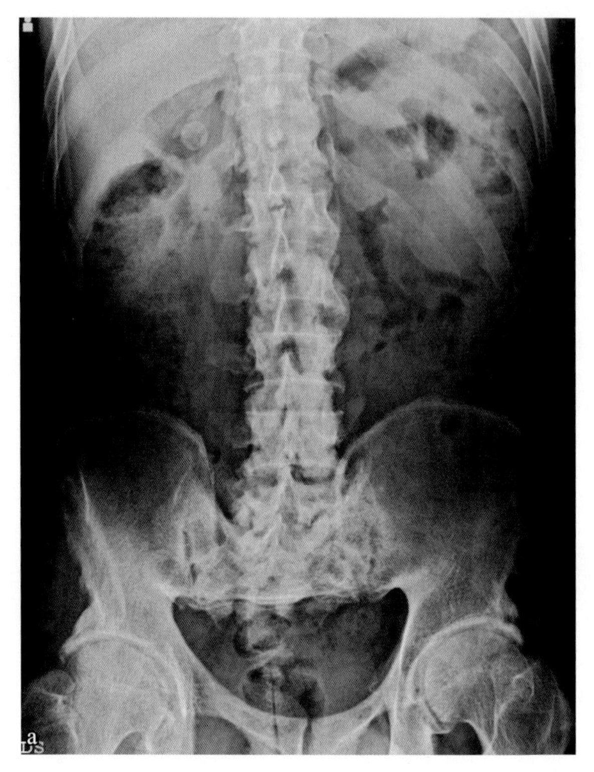

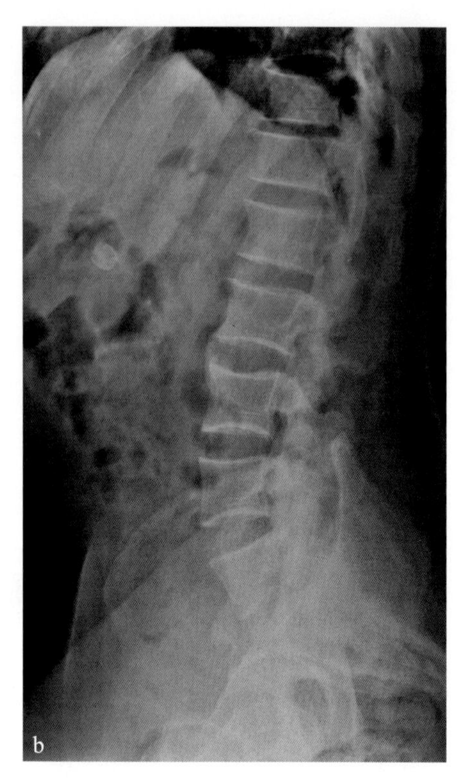

图 4.1　腰椎骨盆位片。主诉久站后腰背痛的 62 岁患者的 De Seze 片。（a）正位片。（b）侧位片

或者卧位）尚无定论。老年或急症患者采取站立位或坐位时，如没有支持装置的协助，可能无法达到正常的脊柱屈伸范围，从而影响患者的影像学检查结果。此外，椎旁肌的力量可能也会影响椎体相对位移的程度。因此，在拍摄腰椎屈伸位片时，建议患者最好还是采取卧位。

目前对于腰椎斜位片的需求越来越少了，因为其他的一些影像学检查如 MRI 及 CT 能更容易地显示关节突关节的改变。但是，对年轻的患者而言，腰椎斜位片优于腰椎 CT，因为患者的辐射暴露量更少。

当评估患者脊柱序列分布、冠状位与矢状位平衡以及骨盆参数时，需要拍摄脊柱全长正侧位片。拍摄脊柱全长正侧位片时应该严格遵守标准流程。拍摄时，患者应取舒服的站位，双足着地使体重均匀分布。在拍摄正位片时，要主要注意骨盆位置，避免骨盆旋转。患者的双手应交叉放在锁骨或者前额上。如拍摄时患者需要支持设备或站立台阶上，影像科医生需要在报告中指出并且跟临床医生进行沟通。在正位片上，摄片的范围包括从 C3 至股骨颈，宽度包括两侧的髂嵴；侧位片的范围包括听骨小孔至股骨上 15 cm。

为了尽量减少患者辐射暴露，摄片时应该特别注意摄片的范围和患者的体位，从而避免重复摄片。EOS 系统是一种先进的影像学系统，可以同时拍摄患者的脊柱全长正侧位片（图 4.2）。EOS 系统可以在摄片后期进行三维重建，从而提供脊柱和骨盆重要的影像学资料。此外，EOS 系统还有先进的探测器，与传统的 X 线系统相比，EOS 系统的辐射暴露量仅为 1/10。该探测器的发明者 Georges Charpak 因此获得了 1992 年的诺贝尔奖[1~4]。

需要行腰椎 MRI 检查时

腰椎 MRI 并不能作为首选的影像学检查，除非对患者进行了详尽的体格检查后结果强烈提示患者的症状是由腰椎间盘突出压迫神经根引起的，此时应首选 MRI 而不是 X 线片或其他影像学检查。上述情况很少出现，经验丰富、熟知神经根压迫的典型症状和体征的脊柱外科医生才会做出以上决策。

腰椎 MRI 是诊断脊柱退变性、炎性、外伤性、肿瘤性损伤最强有力的影像学检查手段。腰椎 MRI 在评估脊柱骨质、软组织的形态及结构类型的价值是无法估量的。

腰椎 MRI 的图像质量取决于一些未被摄片技师重视，但是被影像学医生证实的因素。MRI 的磁场强度是影响摄片质量最重要的因素，目前磁场强度的金标准为 1.5T，但是 3T 的磁场可以提高摄片质量，而磁场强度降至 1T 及以下时则需要花费更长的摄片时间才能获得高质量的影像。其他影响因素包括：磁场线圈的质量，患者的依从性（摄片时能否保持姿势）；磁场序列的选择；患者的可疑诊断，以便摄片技师更注重可疑病灶。还有一些其他影响摄片质量的局部因素，如患者体内的异物，包括内固定物（钉、钩、棒、椎间融合器等）及手术器械残留的金属碎屑。在上述情况下内置物无法被移除，但是可以通过一些方法减少内置物对影像质量的影响，主要包括：①影像学医师必须知道该内置物的存在，并且通过 X 线片了解内固定物的具体物质；②摄片技师采用降低金属伪影减影（MARS）序列，该序列目前已经在磁共振机上普遍应用。

常规及特殊的 MRI 流程、序列以及造影剂的使用

目前，常规腰椎 MRI 应该至少包括三个序列。影像科医生应该根据 MRI 机器的特性选择拍摄的序列。常规腰椎 MRI 包括两个矢状位序列（常规选择 T1、T2 像）以及一个轴位序列（T2 像）。

矢状位片应该包括整个腰椎，范围一般从 T11 椎体上部至 S2 或 S3 椎体（取决于骶骨倾角）。每层图像不仅要包括整个椎体，还要显示椎间孔的形态。这就意味着 70 mm 厚的内容需要至少分割为 15 个厚 4 mm、相隔 0.6 mm 的层面进行阅片。

轴位影像层厚一般为 3~4 mm，间隔为厚度的 10%。轴位平面应该平行于相应椎间隙下位椎体的上终板。扫描范围应该从上位椎体的椎弓根至下位椎体的椎弓根；扫描的宽度应该包括椎体、横突及棘突；在腰椎与骶椎连接处，扫描

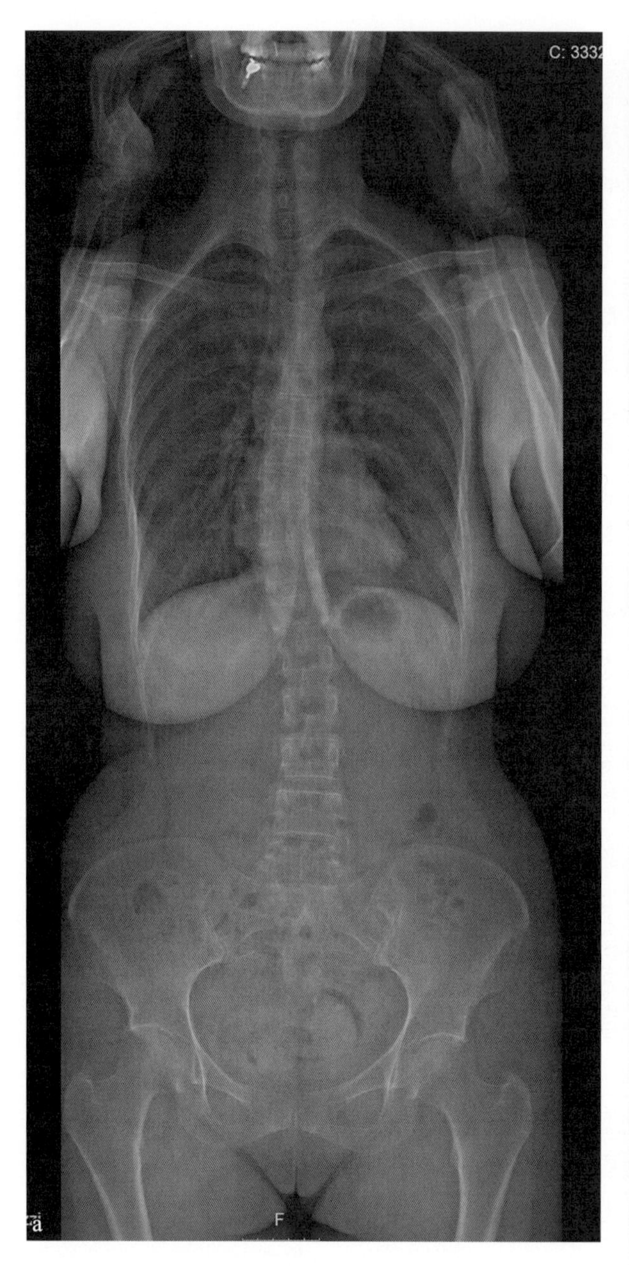

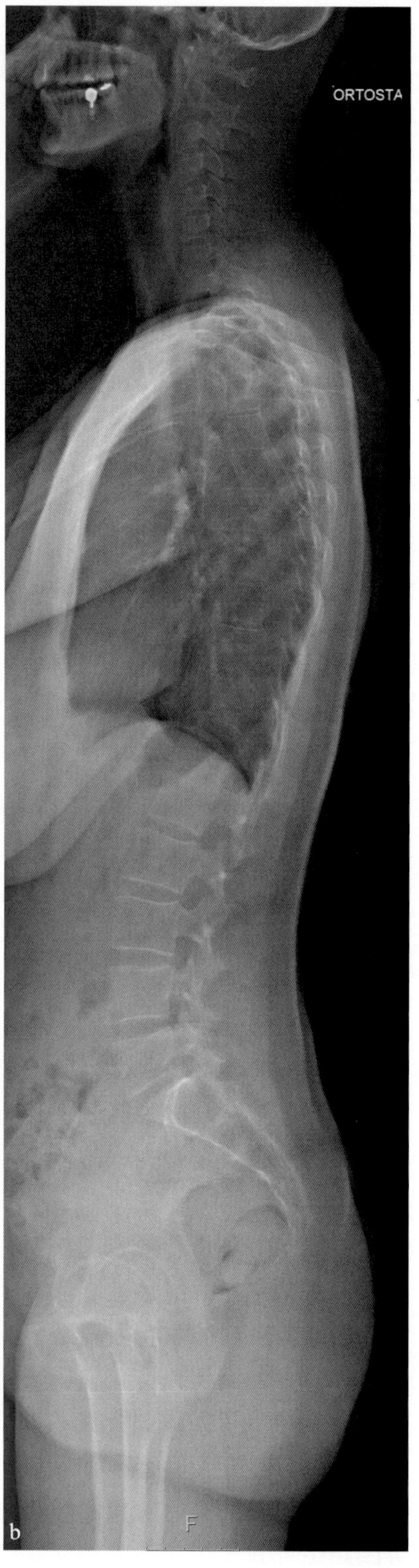

图 4.2 一位 39 岁患者因脊柱侧弯引起腰背痛。上图为该患者应用 EOS® 系统的站立位脊柱全长正侧位片。EOS 系统利用瞄准 2 个探测器的两束相互垂直的 X 线束，形成细的、水平的、扇形束，这样可以可以同时拍摄患者的正位片（a）和侧位片（b）

的范围应适当增宽，以显示骶髂关节的上半部分以及双侧骶翼。

常规腰椎 MRI 可以根据机器型号的特点和临床需求，增加其他切面或成像序列。

当患者合并脊柱侧弯、疑有椎体形态异常、极外侧腰椎间盘突出或脊髓、神经根损害时，应加行冠状位 T1 或 T2 序列扫描；而当出现椎体形态异常时，无论是否合并椎体信号改变，均应该加行抑脂序列扫描，以诊断椎体骨折、肿瘤及炎性改变。弥散加权成像则可以鉴别骨质疏松性骨折与病理性骨折（图 4.3）。

疑有椎间盘炎和肿瘤时，静脉内注射造影剂（钆剂）行增强 MRI 有助于确诊。对于既往有腰椎手术史的患者，造影增强 MRI 可用于鉴别复发的腰椎间盘突出与瘢痕组织[5]。钆剂是一种比较贵的造影剂，并且存在罕见且广为人知的并发症，因此最好由经验丰富的技师使用。临床医师可以建议患者接受该检查，但最好由专业技师开具处方。实际上，造影剂的使用和类型的选择应该是影像专科医师的责任。影像医师首先了解患者临床资料并观察常规的影像学资料，在权衡用药存在的危险后，再决定是否注射造影剂（图 4.4）。

站立位和特殊体位 MRI

行常规 MRI 检查时，患者一般取仰卧位。行传统的常规 MRI 检查时，患者必须采取仰卧位，这是由 MRI 机器及线圈的结构特性决定的。此外，患者在检查过程中取仰卧位也会相对比较舒服。

于仰卧位行 MRI 检查也存在一些不足。首先，患者采取该体位时一般不能

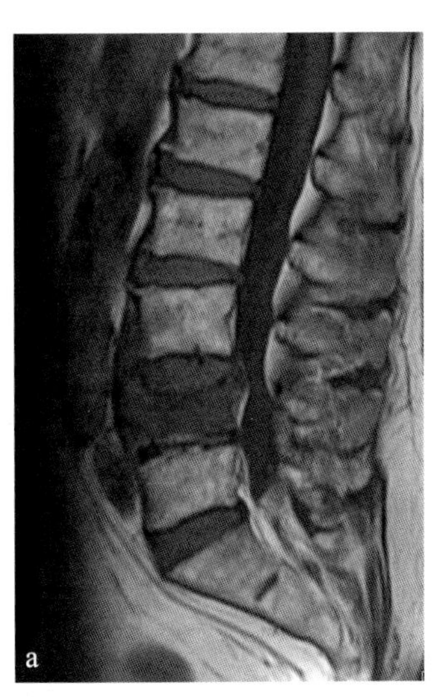

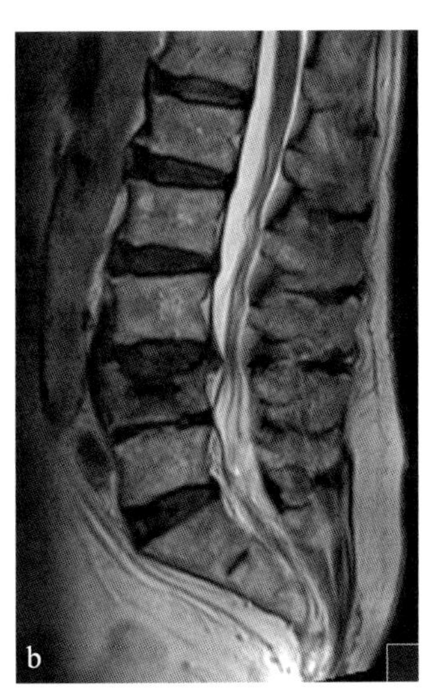

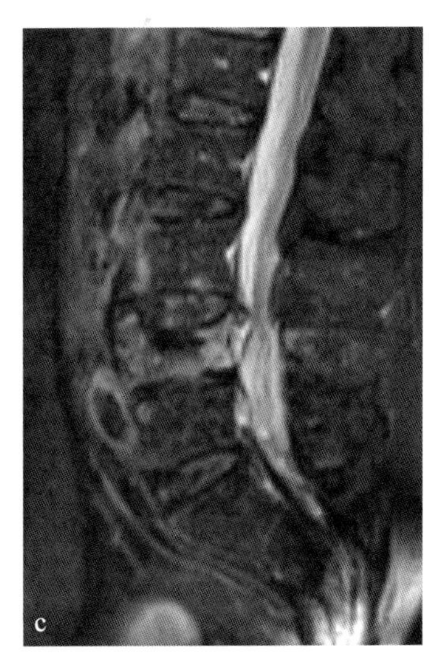

图 4.3　2 位患者有相同节段的椎体损伤。第一位患者为椎体压缩骨折；第二位患者为椎体病理性骨折。（a~c）为 L4 椎体压缩骨折的 65 岁患者。（a） T1WI 提示 L4 椎体压缩骨折，而椎体残余骨髓的信号强度正常，椎体后半部分可见脱落的骨块。（b）T2WI 提示压缩、塌陷的椎体，信号强度与其他正常椎体几乎相等。（c）矢状面短时反转序列（STIR）提示塌陷的椎体为高信号强度

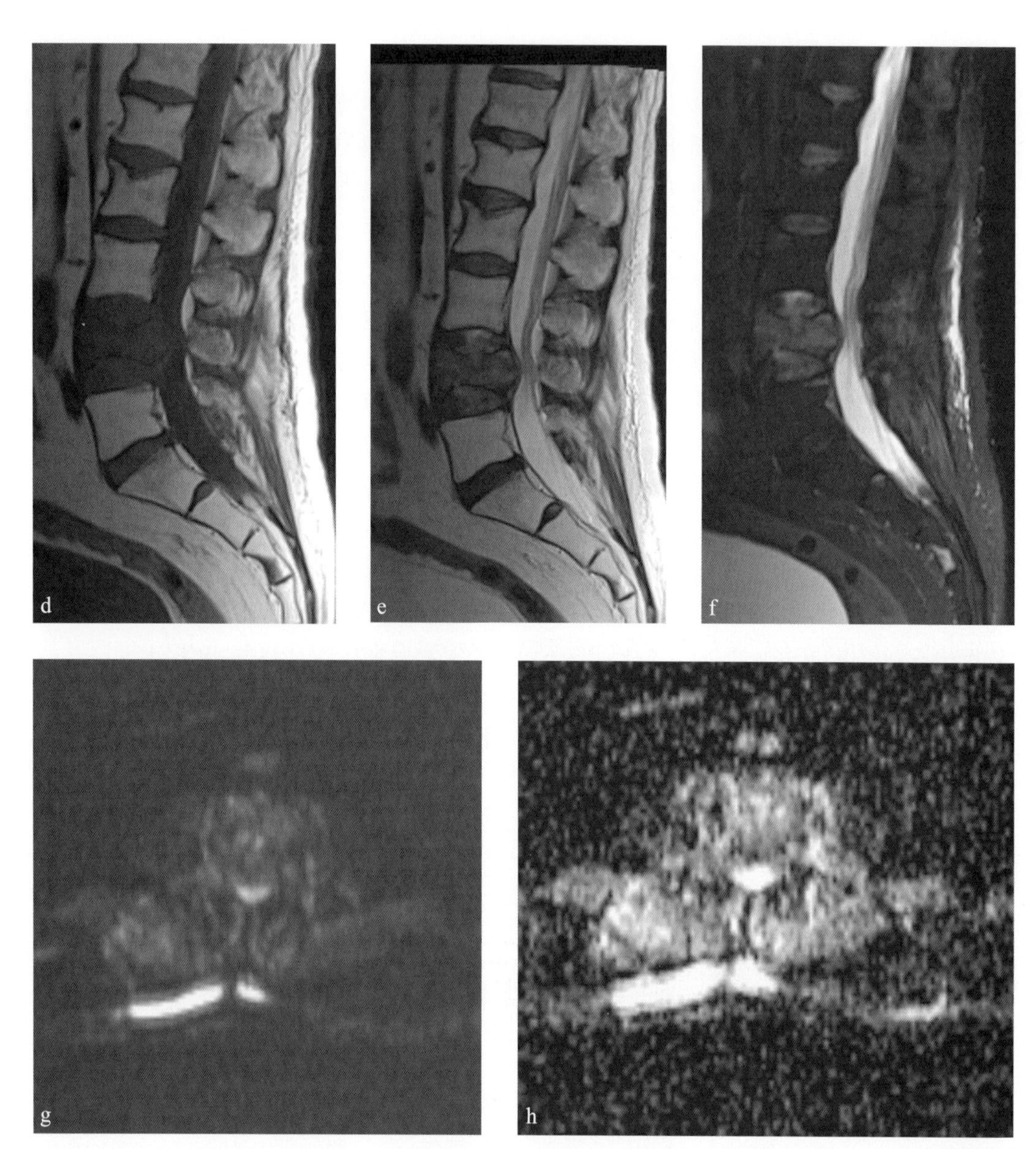

图 4.3（续）　（d~h）L4 椎体病理性骨折的 65 岁患者。该患者为前列腺癌转移，L3 也存在较小转移灶。（d）T1WI 提示 L4 椎体压缩骨折，椎体残余骨髓的信号强度完全改变，未发生塌陷的上位邻椎可见圆形转移灶。（e）T2WI 提示压缩塌陷的椎体信号强度下降。（f）矢状面短时反转序列（STIR）提示塌陷的 L4 椎体可见异源性增强的信号。L4 椎体的其他层面也有异源性增强的信号。未发生塌陷的上位邻椎也可见增强的转移灶。（g）轴位弥散加权像（DWI）提示 L4 椎体的信号强度增至 b1000，提示肿瘤侵润。（h）同节段的表面扩散系数图

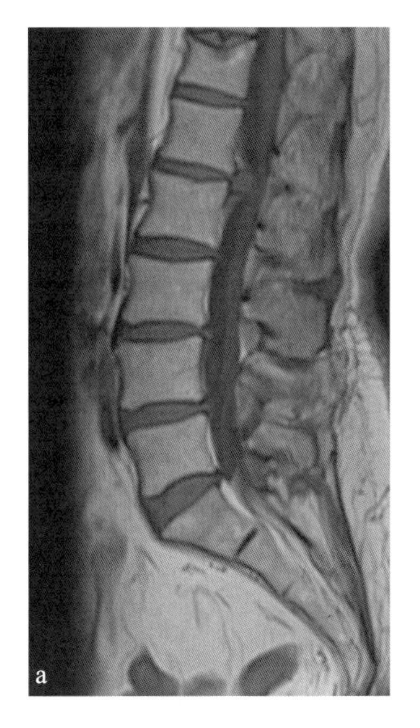

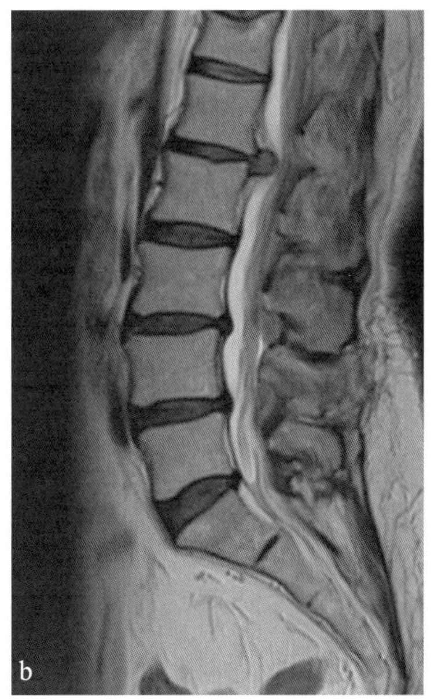

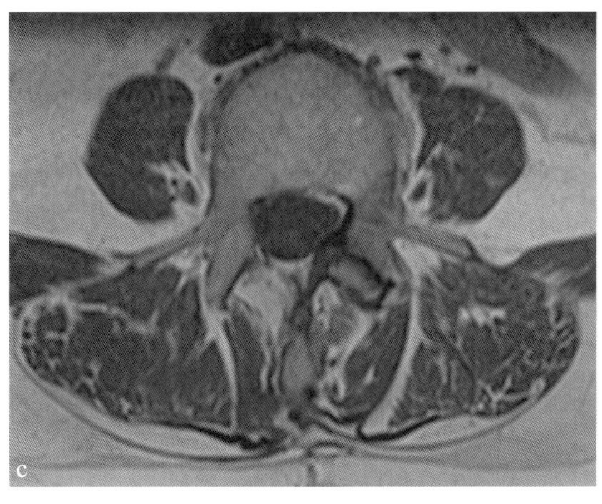

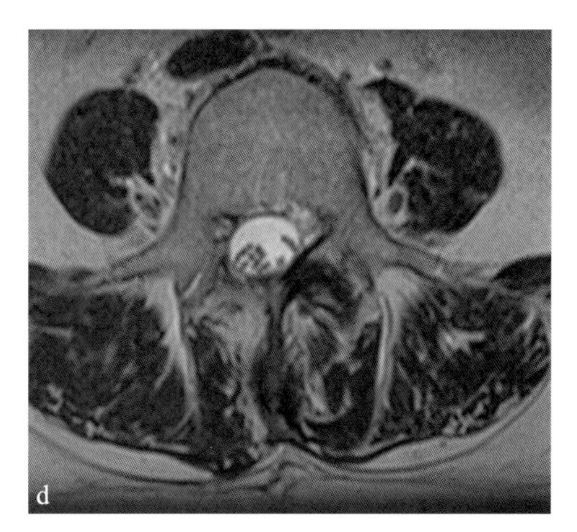

图 4.4 病例 1：L4–L5 右侧半椎板切除术后 1 年。（a）矢状位自旋回波 T1WI（SET1W）。（b）矢状位自旋回波 T2WI（SET2W）。（c）轴位 T1WI 和 T2WI。（d）提示 L4–L5 节段未见椎间盘突出复发或新生成的瘢痕组织，L1–L2 节段可见巨大腰椎间盘突出

诱发腰背痛；此外，该体位与手术时的俯卧位正好相反。

存在脊柱失稳的患者一般有一些共同的影像学表现。脊柱运动单位和椎间盘（Pfirrmann 3 和 4 级）的系列退变包括以下表现：黄韧带增厚，关节突关节骨赘形成，合并关节囊内积液、马尾终丝沉积和聚集等。如果出现上述影像学表现中的一项或多项，则应拍摄脊柱屈伸位和站立位片，以评估脊柱的稳定性。一般常规选择腰椎动态屈伸位片和侧弯位片来评估脊柱的稳定性。其实，站立

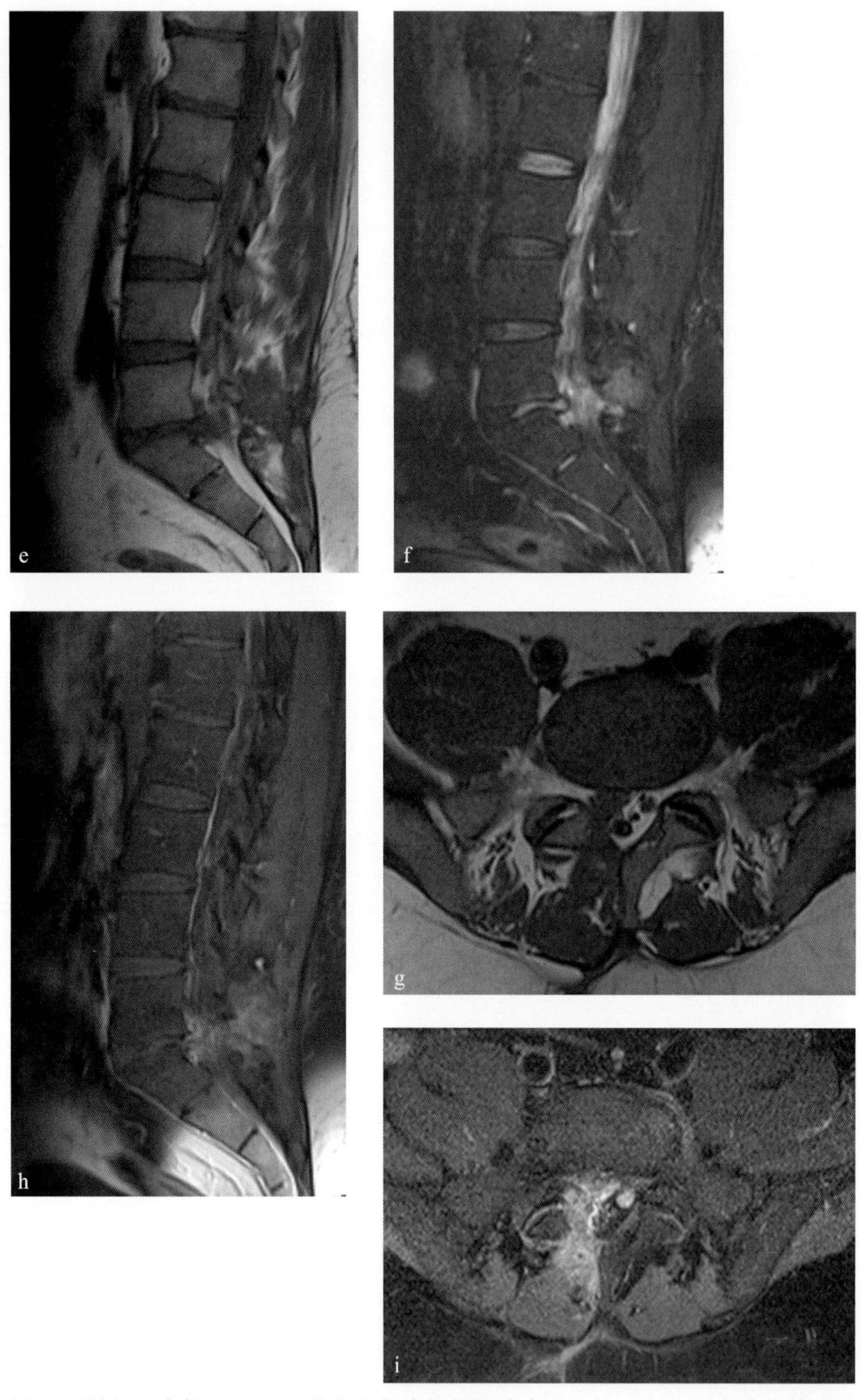

图 4.4（续） 病例 2：L4–L5 节段右侧半椎板切除术后 1 年。（e）矢状位自旋回波 T1WI（SET1W）。（f）矢状面短时间反复序列（STIR）。（g）轴位自旋回波 T1WI（SET1W）、矢状位自旋回波抑脂 T1WI（SET1FS）及轴位自旋回波抑脂 T1WI（SET1FS）可见增强的腰椎间盘突出复发，以及其右后方钆剂染色的瘢痕组织

位 MRI 也可以用于评估脊柱的稳定性。目前，已经有磁共振机器可以行站立位或坐位 MRI 检查。站立位 MRI 诊断价值更高，因为站立位可以诱发放射痛。当患者采取站位、屈曲位、坐位及旋转位时，临床医生可以更好地分析腰椎软组织、椎间盘组织、韧带、马尾神经、神经根之间的关系[6~8]。站立位 MRI 由于磁场强度较低（0.5~0.6T）及其他一些技术问题，图像质量较低，影响了其发展前景。但是对于那些需要评估脊柱稳定性的病例，站立位 MRI 对诊断的帮助很大。

MRI 禁忌证

MRI 检查可能危及患者的生命或精神状态时，则禁行此项检查。绝对禁忌证包括体内置入起搏器、人工心脏瓣膜、助听器；相对禁忌证是有体内金属内置物（如螺钉、接骨板、人工关节、金属夹、电子器械等）。影像医生应该负责注意上述禁忌证，评估内固定物与机器磁场的兼容性，基于临床经验权衡检查的危险性与收益。脊柱外科医生在开具检查时必须注明患者体内是否有内置物。

什么情况下及如何拍摄腰椎 CT

腰椎 CT 在评估腰椎时应用相对较少，因为该项影像检查的辐射剂量较高，应该作为评估腰椎病理变化的最后检查手段。总而言之，当患者可以接受 MRI 检查时，尽量不再做腰椎 CT；只有在特殊情况下才应用 CT。因此，临床医师开具上述检查时应该明确描述该检查的指征及原因，以便影像科医生更加有针对性地进行检查，尽可能减少检查的辐射量。减少辐射量最好的方法就是根据临床医生的要求，尽可能地缩小扫描的范围。

通常，腰椎 CT 扫描范围不应该超过 2 个椎体；需要扫描更大的范围时（如术后评估椎弓根螺钉的位置）时，影像医师必须尽量降低辐射量。可以通过更改腰椎 CT 的参数，来平衡图像的质量与辐射量。影像医生应基于尽可能降低辐射量来完成摄片（ALAPA）的原则，以保证在最低辐射量下完成摄片。

腰椎 CT 的适应证包括：评估椎体关节突关节的关节炎，引起中央管和侧隐窝狭窄的骨性结构、椎体骨折，术后随访脊柱内固定物的情况（如螺钉、连接棒、钩、金属笼等），局灶性骨性改变（如骨样骨瘤），以及肿瘤性病变。CT 并不适于评估椎间盘、马尾、神经根病变。

现代 CT 技术可对指定的身体部位在摄片后行二维、三维重建，或重建为其他图像类型。

通常，腰椎 CT 可以在冠状位、矢状位及轴位重建骨骼组织和软组织的影像。有需要时，可以截取并重建扫描结构的任意斜位影像。尤其是当评估每颗椎弓根螺钉的位置时，可以截取冠状斜位片、矢状斜位片和轴位斜位片（图 4.5）。

根据相关规则，基于临床医师的需要，影像医生对于如何行腰椎 CT 及其他的影像学检查最有发言权。

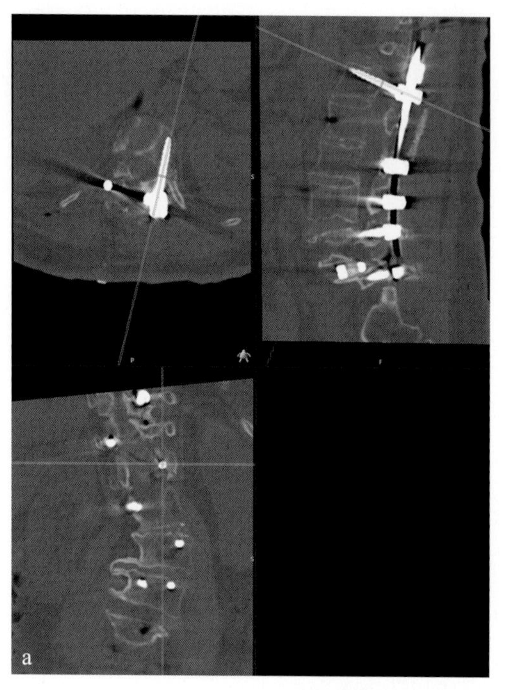

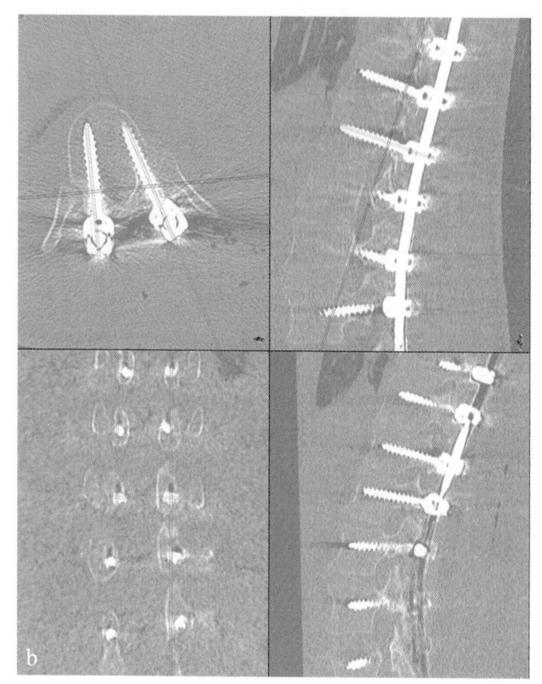

图 4.5　腰椎 CT 标准（a）和低辐射量（b）重建，显示椎弓根螺钉的位置。重建沿螺钉轴线进行。CT 可以有效显示椎弓根螺钉的位置

术后影像学检查

术后影像学检查包括上述全部影像学检查，但是患者体内的内置物可能会对检查结果产生影响。

术后影像学检查随访基于术后即时的影像资料与随访时的影像资料进行对比。随访的时间根据手术的不同而各异。

术后即时的影像资料通常包含腰椎正侧位 X 线片。其他位置的 X 线片不能准确评估螺钉、钩、连接棒和金属笼的位置，只有正侧位片才能确定手术是否按术前计划准确实施。

怀疑患者术后出现并发症或正侧位腰椎 X 线片无法提供准确的结果时，需要进一步做更加详细的检查。

需要检查钉、连接棒、钩、金属笼等内固定物的位置时，应当选用腰椎 CT。当患者临床表现较复杂，提示可能存在脊髓或者马尾损伤引起神经功能受损的症状时，应行 MRI 检查。由于患者手术后的状况，上述检查可能难以实施：患者经常处于全身麻醉无意识的状态下，金属内固定物本身也会影响检查结果。在受检区域内有金属内固定物和疑有可疑病变时，应尽可能地获得最好的 MRI 资料。在上述情况下，应用金属伪影减影成像技术可以降低内固定物对图像的影响，但并不能完全消除。

在随访中，应该常规检查腰椎正侧位 X 线片并与既往的影像学资料进行对比。对以下几点需要特别注意：内固定

物是否松动或失稳；融合处是否有骨桥形成的表现。此外，还应当注意手术区域的邻近节段，与无手术史的脊柱相比这些阶段的退变速度更快，引起所谓的“邻近节段退变”。在这种情况下，腰椎正侧位X线片足以评估这些改变，但加行腰椎MRI有助于更准确地评估椎间盘的情况以及椎间盘组织和其他因素对神经根的压迫情况。

内固定物失稳时，应行CT扫描以评估整个手术区域，检查每个螺钉、钩和金属笼的稳定性，如螺钉和钩周围是否出现透亮区，金属笼是否沉降入椎体的终板内。

CT技术有助于评估手术节段的融合状况，并可以用来判断是否出现不融合。如果疑有不融合，影像医生通过多平面重建（MPR）和最大密度投影（MIP）等工具来仔细评估融合骨桥的完整性或中断情况，以及异体骨、椎间融合器与自体骨骼的融合状态。

本章小结

对于患者和健康服务机构而言，影像学检查可能很复杂并且昂贵；无论是对现在还是25年前，它所能提供的信息都非常有价值。影像学检查也在持续更新进步中，新的设备、硬件还有更加有效的软件系统不断出现。影像医生可能无法赶上脊柱治疗策略和手段的进步；同样，脊柱外科医生可能也无法赶上影像学技术的发展。因此，影像科医生与脊柱外科医生应当并肩作战，旨在以最小的花费尽可能准确地进行诊断。

要点

- 在开具检查前，先对患者进行适当的临床评估。
- 开具检查时，应同时标注患者的可疑诊断以及重要的临床检查结果。
- 重视X线片强大、全面的诊断作用。
- 告知影像医生你怀疑的临床改变和诊断。
- 如临床有特殊怀疑，可就更合理的诊断路径咨询影像科医生。
- 对于有脊柱疾病的患者，应仔细进行鉴别诊断。
- 当临床表现与影像学资料有冲突时，将你的想法与影像科医生讨论并并肩作战。

难点

- 不要仅阅片而忽略影像医生的报告。
- 不要随意开具影像学检查。
- 不要把MRI当成CT来阅读。不同的检查，侧重提供的信息是不同的。

参考文献

5篇“必读”文献

1. Charpak G. La detection des particules. Recherche 1981; 128:1384-1396
2. Dubousset J, Charpak G, Dorion I, et al. [A new 2D and 3D imaging approach to musculoskeletal physiology and pathology with low-dose radiation and the standing position: the EOS system]. Bull Acad Natl Med 2005; 189(2):287-297, discussion 297-300
3. Kalifa G, Charpak Y, Maccia C, et al. Evaluation of a new low-dose digital x-ray device: first dosimetric and clinical results in childree. Pediatr Radiol 1998; 28(7): 557-561

4. Melhem E, Assi A, El Rachkidi R, Ghanem I. EOS(®) biplanar X-ray imaging: concept, developments, benefits, and limitations. J Child Orthop 2016; 10(1):1-14
5. Wilkinson LS, Elson E, Saifuddin A, Ransford AO. Defining the use of gadolinium enhanced MRI in the assessment of the postoperative lumbar spine. Clin Radiol 1997; 52(7):530-534
6. Smith FW. Patient friendly positional MRI improves diagnosis. Imaging Management 2004; 4(3):36-37
7. Elsig JPJ, Kaech DL. Dynamic imaging of the spine with an open upright MRI: present results and future perspectives of fmri. Eur J Orthop Surg Traumatol 2007; 17:119-124
8. Smith F, et al. Dynamic MRI using the upright or positional MRI scanner. In: Gunzburg R, Szpalski M, eds. Spondylolysis, Spondylolisthesis, and Degenerative Spondylolisthesis. Lippincott, Williams & Wilkins; 2005:67-78
9. Richards PJ, George J, Metelko M, Brown M. Spine computed tomography doses and cancer induction. Spine 2010; 35(4):430-433

5

骶髂关节病变的疑惑与现状

原著 Kristen E. Jones, David W. Polly, Jr
译者 张 硕 审校 海 涌

引言

骶髂（SI）关节功能紊乱是腰背部、臀区和下肢痛的常见病因，同时也是一种容易被忽视的病因[1~3]。与 COPD 或心绞痛等其他慢性疾病相比，SI 关节痛的后果明显更严重[4]。SI 关节痛的诊断较为困难，因其症状类似腰椎或髋关节病变所导致的疼痛。正确区分 SI 关节疼痛需要严格的体格检查与诊断性注射，以及试验性的非手术治疗。但是，SI 关节疼痛的非手术治疗花费较大[5]。最新的一项前瞻性多中心随机对照研究显示，SI 关节微创融合术的临床疗效在术后 1 年随访时优于非手术治疗[6]。

脊柱外科医生及护理人员必须对 SI 关节的解剖结构和生理功能有清晰的认识，才可正确诊断脊柱疾患以及理解脊柱和 SI 关节之间的联系。由于 SI 关节结构和生物力学的复杂相互作用，我们需要不懈的努力来更好地理解和认识这种复杂的疾病，进行正确诊断并采取有效措施进行治疗。

解剖学和生物力学

作为人体最大的轴向关节，SI 关节的功能是将躯干和脊柱的负荷传导到下肢。SI 关节是由纤维软骨和透明软骨构成的正弦耳状关节[7, 8]，位于脊柱（骶骨）与骨盆（髂骨）之间。双侧 SI 关节均为微动关节，关节面含纤维软骨和透明软骨，呈耳状并含血窦[7, 8]，使骨盆具有一定的弹性变形能力。SI 关节面与矢状面成一定的夹角，通常位于 S1~S3 和髂骨之间[8]。位于两侧髂骨之间的骶骨为倒三角形，最宽处位于其上部，功能为承载垂直方向的压力[8, 9]。SI 关节内表面粗糙，由指状交叉的嵴和沟构成，这是为了增大摩擦系数、对抗剪切力而产生的一种生物力学进化，同时也导致了 SI 关节易受多种因素影响[9, 10]。骶髂韧带、腰骶韧带、骶结节韧带、骨间韧带、髂腰韧带等强劲的韧带，跨关节维持关节的稳定；垂直关节面走行的臀大肌和胸腰筋膜也对维持关节稳定提供了一定的帮助[7~9, 11]。

SI关节面存在机械感受器与损伤感受器，作用为感知和传导损伤信号[12]。对于SI关节的神经支配模式现仍存在较大争议，个体间存在较明显的多样性。解剖学研究显示，支配SI关节的神经多来源于腰神经中的高位骶神经背侧支。

SI关节的关节囊腹侧较薄。值得注意的是，腰丛和骶丛神经紧邻SI关节腹侧关节囊。应用荧光示踪法行SI关节成像显示，在61%的SI关节疼痛患者中，关节内造影剂向关节外渗出到靠近腹侧的腰骶神经丛，在邻近L5神经根的骶骨翼上方，或向后邻近骶骨背侧孔上方[13]。对于SI关节导致下肢根性刺激症状的原因，目前存在一种较为合理的假说，即处于病理状态的SI关节释放的炎性因子可以通过相似的通路刺激腰骶神经丛[12, 13]。

髂骨绕SI关节横轴，相对于骶骨的旋转和平移运动，分别被称为前屈和反屈。前屈发生于腰椎背伸，骶骨基底部向前下移位时；相反，反屈发生于腰椎前屈，骶骨基底部向后上移位时[2]。SI关节运动的精确程度尚不明确，广泛接受的均值为3°。值得注意的是，腰椎的运动与SI关节密切相关[9]。腰椎融合术后5年时，SI关节影像学检查发现退变的发生率为75%，可能的解释为腰椎屈伸运动受限增加了SI关节的运动负荷[14]。

病理生理学

SI关节功能紊乱可能由炎症、妊娠，或腰椎融合、创伤、退变等导致的负载不均匀等诸多因素引起[7, 11]。如强直性脊柱炎等炎性脊柱疾病也可导致SI关节疼痛，但不应作为致病因素。

妊娠过程中激素诱导的骨盆韧带松弛可以导致明显的SI关节疼痛[15]。男女之间SI关节的结构和功能存在一定差异。与男性相比，女性的SI关节面较小且缺少骨性结节，使SI关节形成一个完整的凹面，从而导致女性的SI关节更易于滑动[7]。骨盆入口与出口的可动性对于女性的分娩过程至关重要，这是通过激素诱导SI关节与耻骨联合处的韧带结构变松弛来完成的。妊娠期间SI关节疼痛的发生率明显增加，而SI关节韧带的不对称性松弛是影响预后的因素之一[15]。

与腰椎关节突关节相比，SI关节更易受剪切力影响，此力约为轴向最大压力的20倍、轴向最大旋转力的2倍[2]。

常见的SI关节致伤因素为单侧下肢的不对称受力，如失足踩入地面的坑洞，和交通事故中单足刹车[1, 2]。骨盆后方受力造成剪切损伤也是影响因素之一。通常，多数损伤或退变并不与影像学发现直接相关，多数SI关节创伤和退变无明显的影像学表现[2, 7]。值得注意的是，由于即使有明显的影像学改变SI关节也可能正常，所以SI关节功能紊乱的诊断常被忽视，对此必须重视。

诊断

15%~30%的腰背痛起源于SI关节[3]。由SI关节引起的腰背痛常向臀区和下肢放射，区分SI关节疾病与腰椎、髋关节疾病较为困难。SI关节疼痛患者常诉有条带状分布的腰背痛，当被要求指出具体的痛区时，他们会进一步将痛区定位于双侧髂后上棘中下部，表现为Fortin-Finger试验阳性[1~3]。详细询问病史后，应进行严格的体格检查，由于单独的一项查体均无较高的敏感度和特异度，所以应进行全面而系统的查体[16]。

在站立位，首先要求患者指出疼痛最强的区域（Fortin-Finger 试验），随后通过触诊找到髂后上棘的位置。

之后需要进行以下 6 项体格检查[17]。尽管这些检查会引起诸多部位的不适，但应重点询问患者是否出现与之前所感受相同的疼痛。患者取仰卧位，行骨盆分离试验，骨盆屈曲、外展、外旋试验以及股骨屈曲挤压试验（图 5.1）。然后患者取侧卧位，行双侧 Gaenslen 试验和骨盆压力试验。同时还应全面检查腰骶椎、下肢及髋关节。

一项关于 SI 关节疼痛诊断标准的系统性回顾研究指出，3 种或 3 种以上体格检查阳性（诱发类似疼痛），可以提示疼痛主要来源于骶髂关节[16]。

非手术治疗

理　疗

当患者有 3 种或 3 种以上体格检查阳性时，应对 SI 关节行保守治疗，即由专业治疗师指导的特定的 SI 关节功能锻炼，目的是通过核心肌群和骨盆的稳定性训练调整关节姿态[1]。SI 关节辅具如束带可用于辅助治疗，其位置略高于股骨大粗隆，用于限制 SI 关节的运动会取得最佳效果[1]。口服非甾体类抗炎药也常被用于辅助治疗。

注射治疗

对于保守治疗无效的患者，应进行诊断性注射。尽管阳性体征可以提示 SI 关节疼痛，但这些检查通常是向邻近的结构施加压力来检测是否出现疼痛，而不能区分具体的病变部位[16]。关节内局部麻醉药物（局麻药）可为诊断提供有价值的信息，推荐在透视监视下注射[18]。SI 关节腔容积约为 1 mL[1]。应有选择性地向关节腔内注射，同时避免药物溢出至关节周围，从而混淆诊断。经两次独立的封闭治疗后，10%~19% SI 关节功能紊乱患者的症状会缓解[1, 18]。目前缺乏有效证据说明封闭治疗是否有效，同时哪些患者会从封闭治疗中获益也尚不明确。一般情况下，我们认为如果经关节腔内局部注射类固醇类药物或局麻药后，不能持续 1 个月维持至少 50% 的疼痛缓解，或 12 个月内需要封闭治疗超过 3 次，就可以视为封闭治疗无效。

尽管进行的是单独的关节腔内注射治疗，但仍有相当数量的造影剂自 SI 关节沿腰骶神经丛溢出，提示腰骶神经有分支参与了 SI 关节神经分布，同时也解释了 SI 关节功能紊乱导致根性痛的原因[13]。

射频消融治疗

封闭治疗效果较好但持续时间较短的患者，为射频消融治疗的适用人群。由于 SI 关节的神经支配存在个体差异，有关射频消融治疗的有效性的报道也多有不同[19]。腰骶神经背根消融可产生较强的疼痛缓解效果，但同时也会导致臀区麻木[19]。增生注射疗法和低温疗法同样也被用于难治性 SI 关节疼痛，但其效果尚缺乏有效的证据。

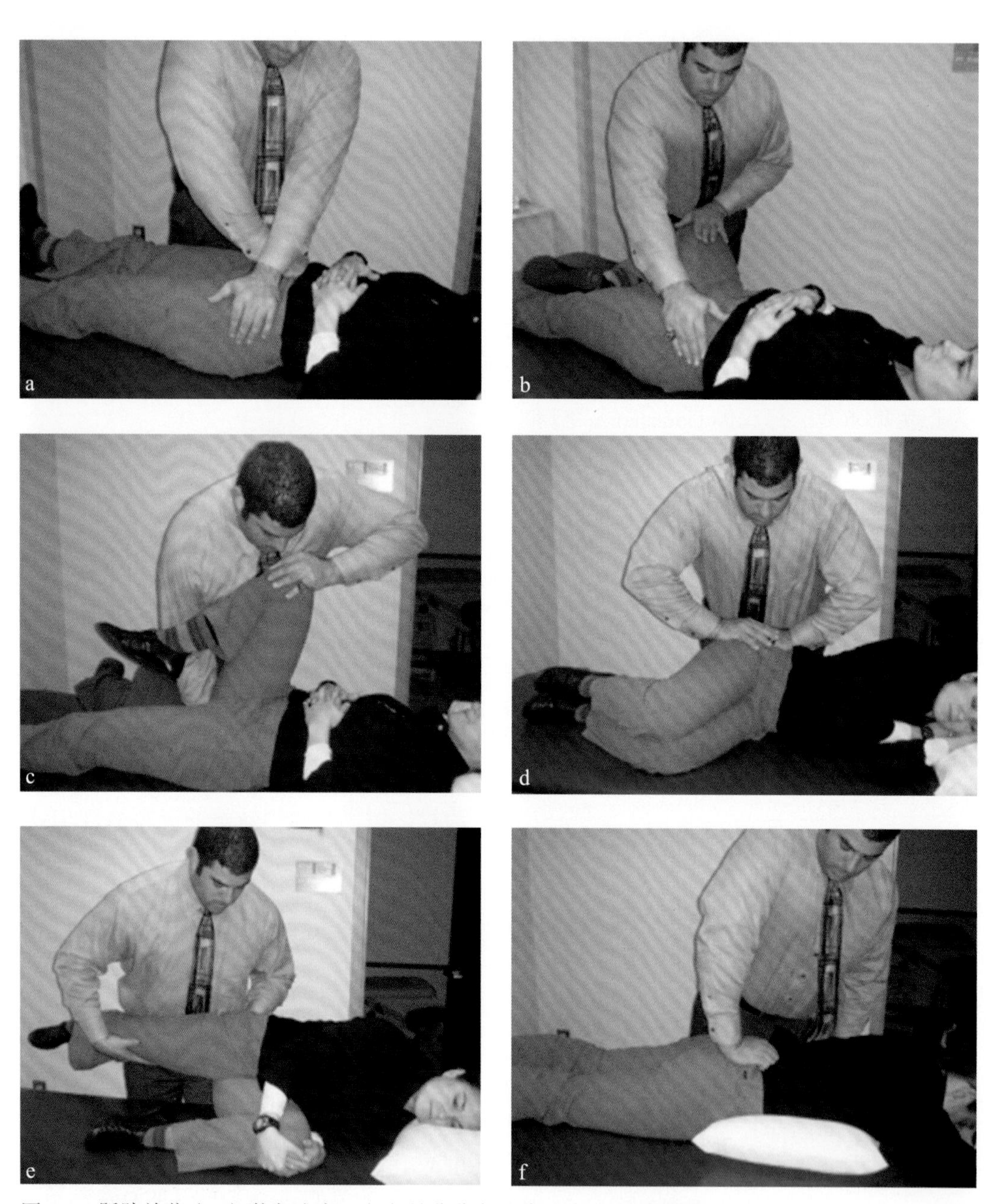

图 5.1 骶髂关节（SI）激发试验。（a）骨盆分离试验。（b）骨盆屈曲、外展、外旋试验（FABER/Patrick 试验）。（c）股骨挤压试验。（d）按压。（e）Gaenslen 试验。（f）骶骨按压试验

手术治疗

由于 SI 关节的运动可以导致疼痛，因此对于保守治疗难以治愈的患者，关节融合是可行的。

SI 关节融合术可以通过前路开放、后路开放（微创）进行。尽管已对开放手术进行了若干改良，但仍存在着诸多缺陷，如显著的疼痛、失血、组织剥离过多导致的恢复时间延长，以及 9%~41% 的融合失败率和 13% 的术后并发症发生率[20]。微创手术在术后 5 年随访时有较为稳定的效果。与开放手术相比，微创手术临床效果更好，无须植骨，可以更早地开始活动，同时住院时间更短，并发症发生率也更低[20]。合适的患者可以在门诊进行微创手术。

微创 SI 关节融合术对于缓解腰背痛并恢复运动功能有明显的临床和统计学效果，同时患者满意度较高、术后并发症发生率较低，也显著提高了患者生活质量。有 I 级证据证实了微创 SI 关节融合术的安全性与有效性[6]。一项多中心的临床随机对照研究证明，微创 SI 关节融合术在术后 6~12 个月随访时，疼痛缓解与功能恢复均优于非手术治疗[6]。在术后 6 个月的平均花费方面，微创手术与非手术治疗没有明显差异[5]。

术前准备

当患者非手术治疗无效且有意愿行手术治疗时，应行骨盆 CT 检查以评估 SI 关节的解剖结构以及置入操作的可能性。同时，术前应指导患者练习在拐杖辅助下脚趾负重运动。

手术过程

微创 SI 关节融合术

手术在全麻下进行。患者俯卧于可透射线的手术台上，在 AP 位 / 侧位透视或术中 CT 扫描 3D 重建的引导下，髋、膝关节伸展[20]。影像辅助下确定臀肌侧方切口位置（图 5.2a），取 3~5 cm 皮肤切口并向下分离筋膜至髂骨。在影像监视下，将克氏针经 SI 关节置入骶骨，注意将克氏针保持在骶神经孔外侧，并在透视下确认其位置。确定置入物的大小。依次应用从小到大的管状扩张器以扩张软组织。通过管状钻头钻出一个引导孔，将融合钉沿克氏针锤入引导孔并横跨 SI 关节，注意不要超过克氏针（图 5.2b）。随后置入内置物，透视检查内置物位置。这一过程通常需要重复两次，共置入 3 块内置物。术中 CT 扫描确认最后一块内置物位置正确（图 5.2c）。冲洗缝合切口，手术结束。此外，在开窗或不开窗情况下使用螺钉进行固定的其他技术目前也在应用。

开放前路 SI 关节融合术

手术在全麻下进行，患者取仰卧位[20]。于患侧髂腹股沟区取长约 20 cm 切口，切开皮肤、皮下组织。分离腹外斜肌腱膜和臀肌筋膜，用单极电刀于髂骨陷窝骨膜下分离并提起髂肌。将牵开器置于骨盆髂耻线内侧，直到显露 SI 关节囊上部。切除 SI 关节囊和部分髂骨，在避免损伤 L5 神经根的情况下，于骶骨翼置入 Homan 撑开器。用刮匙和咬骨钳切除所有 SI 关节软骨至后侧韧带组织。髂侧、骶侧预钻多个 2.5 mm 孔，从髂骨内侧取

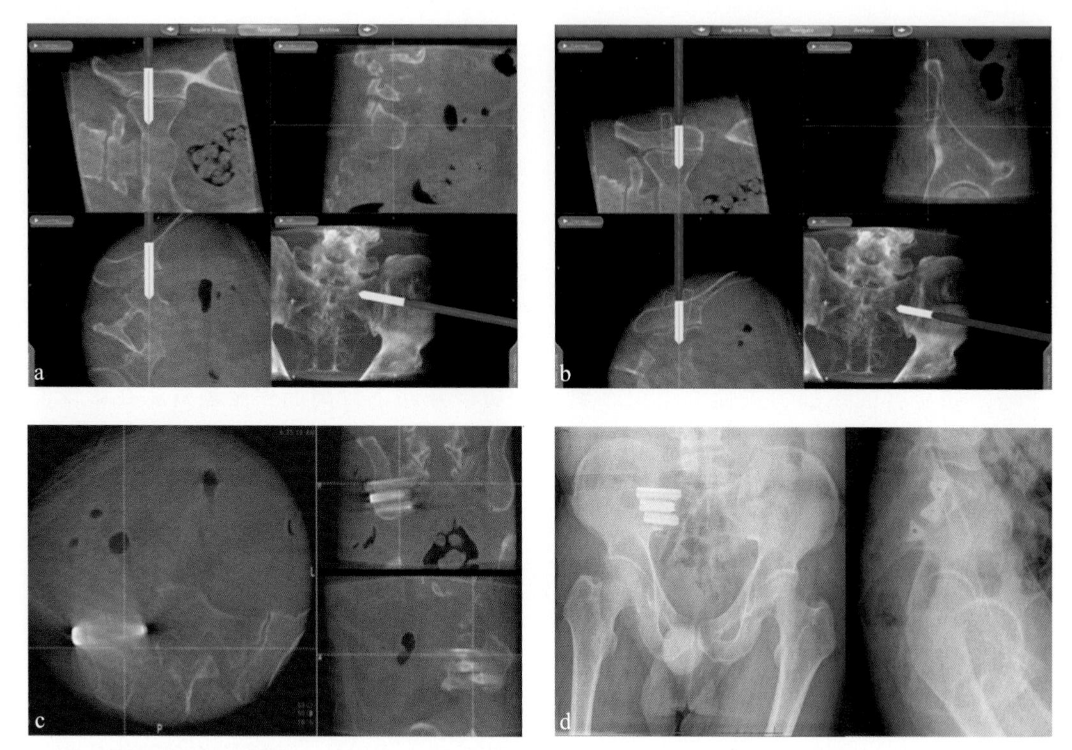

图 5.2 微创骶髂关节融合术。（a）术中在实时 CT 三维重建导航下经皮置入骶髂关节内固定。（b）术中规划内固定轨迹，在导航下置入内固定。（c）术中 CT 扫描评估内固定位置。（d）术后骨盆 X 线片，可见 SI 关节内 3 枚融合棒穿过骶髂关节

自体骨植入关节间隙。三孔 4.5 mm 重建接骨板塑形后，骶侧用全螺纹 6.5 mm 松质骨螺钉固定，髂侧用 2 枚皮质骨螺钉固定。放置接骨板时应确认未嵌压软组织，并在拉紧状态下置入。髂窝处置 1/8 英寸的 Hemovac 引流管，移植骨获取处置明胶海绵。腹外斜肌与腹横筋膜用多个“8”字缝合与臀肌筋膜连在一起，逐层关闭伤口。

再次 SI 关节融合

当手术无法缓解患者疼痛且 SI 关节体格检查仍为阳性结果时，需要再次进行评估，通常在 CT 引导下向 SI 关节内注射局麻药。如随后患者疼痛缓解，则应行 SI 关节翻修手术。因置入物、解剖结构和患者均可有所不同，故尚无统一的翻修策略。治疗时需遵守植骨和机械稳定的原则。

术后管理

微创 SI 关节融合术

此类手术可在门诊或作为日间手术（仅需手术当晚留院观察）进行。出院前应行骨盆正侧位 X 线检查（图 5.2d），同时应确定患者的患侧肢体可以借助拐杖或助行器行脚尖负重运动。脚尖负重

训练应持续到术后3周，之后可以正常行走。术后2周开始每周行个体化理疗2次，直到术后6周。术后6周和12周时应行X线检查，评估内固定物是否松动。

开放式SI关节融合术

患者须住院至疼痛控制和胃肠道功能恢复。出院前应行骨盆正侧位X线检查（图5.3），同时应确定患者的患侧肢体可以借助拐杖或助行器行脚尖负重运动。脚尖负重训练需持续到术后6周。术后6周时开始水疗，同时下肢部分负重练习4周。随后进行8周的核心肌群训练。术后6周及12周时行X线检查。

本章小结

骶髂关节是人体最大的轴向关节。SI关节病变是造成相关疼痛的一个重要原因，但因临床表现不具特异性，所以诊断较为困难。SI关节病变的表现常与腰椎、髋关节病变相似，包括腰背痛、臀区痛及下肢放射痛。在有目的地针对SI关节进行6种检查、诊断性注射，并通过影像学资料排除其他疾病后，才能正确诊断SI关节疾病。骶髂关节疾病通常无明确的影像学改变。非手术治疗包括理疗、封闭治疗和支具稳定治疗。非手术治疗无效的患者可以行骶髂关节融合术，开放手术与微创手术均可。与开放手术相比，微创骶髂关节融合术出血更少，住院时间更短，并发症发生率更低，术后恢复更快。一项多中心随机对照研究已经证实微创骶髂关节的安全性与有效性。

要点

- 骶髂关节疼痛可表现为各种形式，包括腰背部、臀部和下肢痛。
- 通过骨盆分离试验、屈曲/外展/外旋试验、股骨挤压试验、Gaenslen试验、骨盆加压试验和骶骨推挤试

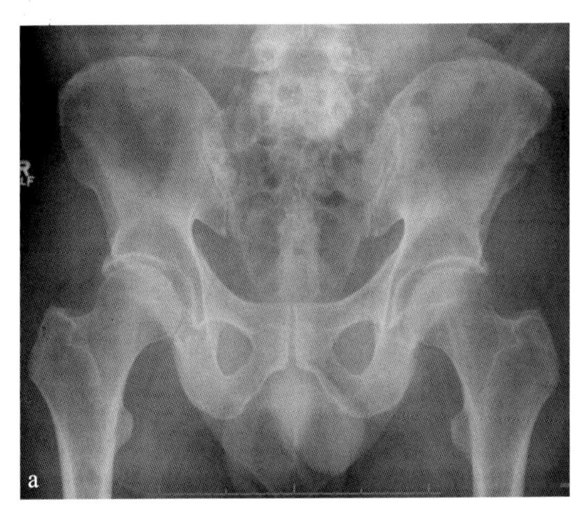

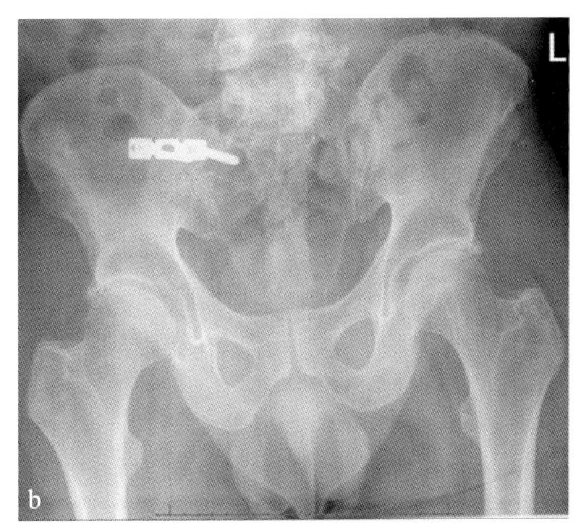

图5.3 前路开放骶髂关节融合术。（a）术前骨盆X线片。（b）术后骨盆X线片，可见三孔重建接骨板横跨骶髂关节

验来对SI关节进行全面的体格检查。
- 透视引导下诊断性关节内注射局麻药，有助于保守治疗无效、3种或3种以上检查呈阳性的患者SI关节痛的诊断。
- 保守治疗无效时，有I级证据证实合适的患者行SI关节融合后效果良好且持久。

难点

- 不应因影像学检查无阳性发现而排除SI关节疾病。
- 不应因下肢放射痛的存在而排除SI关节疾病。

参考文献

5篇“必读”文献

1. Forst SL, Wheeler MT, Fortin JD, Vilensky JA. The sacroiliac joint: anatomy, physiology and clinical significance. Pain Physician 2006; 9:61-67
2. Fortin JD. Sacroiliac joint dysfunction: a new perspective. J Back Musculoskeletal Rehabil 1993; 3:31-43
3. Sembrano JN, Polly DW Jr. How often is low back pain not coming from the back? Spine 2009; 34:E27-E32
4. Cher D, Polly D, Berven S. Sacroiliac joint pain: burden of disease. Med Devices(Auckl) 2014; 7:73-81
5. Ackerman SJ, Polly DW Jr, Knight T, Schneider K, Holt T, Cummings J Jr. Comparison of the costs of nonoperative care to minimally invasive surgery for sacroiliac joint disruption and degenerative sacroiliitis in a United States commercial payer population: potential economic implications of a new minimally invasive technology. Clinicoecon Outcomes Res 2014; 6:283-296
6. Polly DW, Cher DJ, Wine KD, et al; INSITE Study Group. Randomized controlled trial of minimally invasive sacroiliac joint fusion using triangular titanium implants vs nonsurgical management for sacroiliac joint dysfunction: 12-month outcomes. Neurosurgery 2015; 77: 674-690, discussion 690-691
7. Vleeming A, Schuenke MD, Masi AT, Carreiro JE, Danneels L, Willard FH. The sacroiliac joint: an overview of its anatomy, function and potential clinical implications. J Anat 2012; 221:537-567
8. Vleeming A, Stoeckart R, Volkers AC, Snijders CJ. Relation between form and function in the sacroiliac joint. Part Ⅰ: clinical anatomical aspects. Spine 1990; 15:130-132
9. Snijders CJ, Vleeming A, Stoeckart R. Transfer of lumbosacral load to iliac bones and legs. Part 1:biomechanics of self-bracing of the sacroiliac joints and its significance for treatment and exercise. Clin Biomech (Bristol, Avon) 1993; 8:285-294
10. Vleeming A, Volkers AC, Snijders CJ, Stoeckart R. Relation between form and function in the sacroiliac joint. Part Ⅱ: biomechanical aspects. Spine 1990; 15:133-136
11. Snijders CJ, Vleeming A, Stoeckart R. Transfer of lumbosacral load to iliac bones and legs. Part2: loading of the sacroiliac joints when lifting in a stooped posture. Clin Biomech(Bristol, Avon) 1993; 8:295-301
12. Fortin JD, Kissling RO, O'Connor BL, Vilensky JA. Sacroiliac joint innervation and pain. Am J Orthop 1999; 28:687-690
13. Fortin JD, Washington WJ, Falco FJ. Three pathways between the sacroiliac joint and neural structures. AJNR Am J Neuroradiol 1999; 20:1429-1434
14. Ha KY, Lee JS, Kim KW. Degeneration of sacroiliac joint after instrumented lumbar or lumbosacral fusion: a prospective cohort study over five-year follow-up. Spine 2008; 33:1192-1198

15. Damen L, Buyruk HM, Güler-Uysal F, Lotgering FK, Snijders CJ, Stam HJ. The prognostic value of asymmetric laxity of the sacroiliac joints in pregnancyrelated pelvic pain. Spine 2002; 27:2820-2824
16. Szadek KM, van der Wurff P, van Tulder MW, Zuurmond WW, Perez RS. Diagnostic validity of criteria for sacroiliac joint pain: a systematic review. J Pain 2009; 10:354-368
17. Laslett M, Young SB, Aprill CN, McDonald B. Diagnosing painful sacroiliac joints: A validity study of a McKenzie evaluation and sacroiliac provocation tests. Aust J physiother 2003; 49: 89-97
18. Maigne JY, Aivaliklis A, Pfefer F. Results of sacroiliac joint double block and value of sacroiliac pain provocation tests in 54 patients with low back pain. Spine 1996; 21:1889-1892
19. Rupert MP, Lee M, Manchikanti L, Datta S, Cohen SP. Evaluation of sacroiliac joint interventions: a systematic appraisal of the literature. Pain Physician 2009; 12:399-418
20. Ledonio CG, Polly DW Jr, Swiontkowski MF. Minimally invasive versus open sacroiliac joint fusion: are they similarly safe and effective? Clin Orthop Relat Res 2014; 472:1831-1838

6

椎间盘生物学、生物力学和基因学研究的现状

原著 Mauro Alini, Sibylle Gard, Hans-Joachim Wilike, Fabio Galbusera, Alessandra Colombini

译者 潘爱星 审校 海 涌

引言

脊柱在人体骨骼肌肉系统中起着极为重要的机械支撑作用。脊柱位于人体中央，并与头颅、四肢相关节，因此脊柱在各个解剖平面上均承受着高强度的负荷。脊柱在保留着一定的活动度使身体能完成生理运动的同时，还起到保护脊髓的重要作用。脊柱之所以能完成以上这些功能，一个关键因素就是椎间盘（IVD）。椎间盘的高度占脊柱全长的15%~20%，随着年龄、退变、躯干应力和一天内时间的不同都有一定的变化。每个椎间盘都类似连接上下椎体的软垫，使应力均等地分布于上、下终板。不仅如此，椎间盘和脊柱的韧带共同作用，使脊柱有足够的柔韧性完成生理运动，同时还能避免脊柱过度运动对脊髓造成损伤。所有的这些功能，都基于脊柱最优化的宏观和微观结构。

为了实现连接上、下椎体的关节功能，椎间盘包括三个形态学差异明显的独特结构（图 6.1）。中央部分：髓核（NP）。髓核是细胞外基质（ECM）富含蛋白多糖（PG）的高度水合的组织。髓核周围由纤维环（AF）包绕，纤维环组织包含同心圆样排列的胶原纤维。在髓核和纤维环的过渡区域，细胞外基质的逐渐变化使组织能够很好地整合。在椎间盘的头尾端有透明软骨，称为软骨终板（EPs）。软骨终板能防止髓核突入椎体，同时为椎间盘提供营养。成人椎间盘无血供，血管终止于纤维环和终板。椎间盘内营养供应和废物排出是通过弥散与体液循环实现的。

椎间盘内复杂的细胞内和细胞外循环受年龄、基因、后天环境等因素影响。退变的过程包括细胞衰老、细胞凋亡、基质分解、组织脱水、纤维化，最终导致椎间盘功能退变和脊柱不稳定[1]。纤维环出现裂缝或撕裂、髓核的膨出或突出、炎症反应过程、神经和血管的病理性生长等将导致慢性疼痛，严重影响人群生活质量。基因和遗传因素被认为是椎间盘退变和腰背痛最关键的易感因素。本章节将探讨椎间盘退变过程中相关的

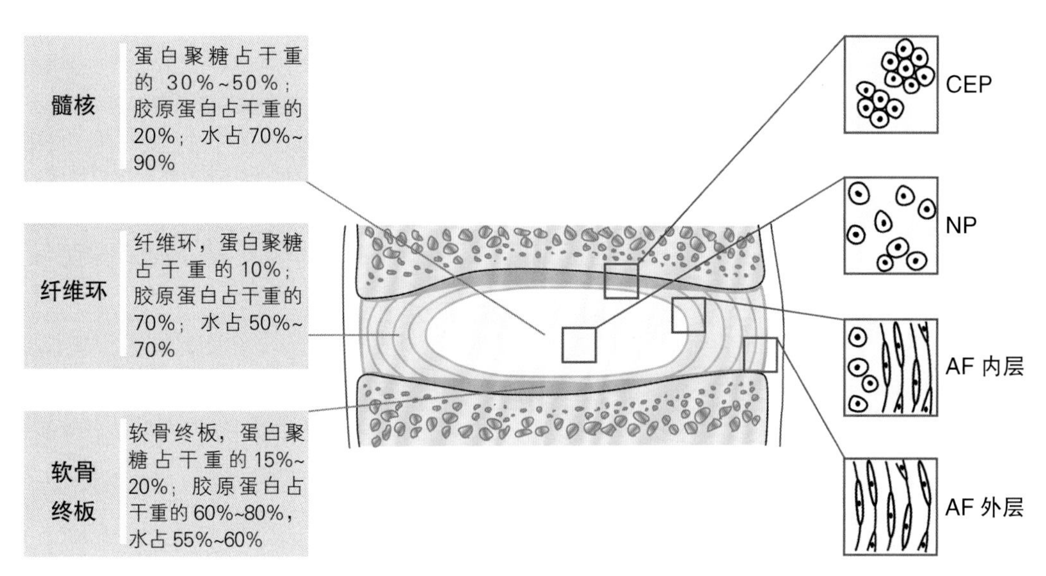

图 6.1 成熟的椎间盘结构示意图。正中矢状切面显示解剖结构和代表性细胞类型。CEP，软骨终板；NP，髓核；AF，纤维环

生物学、生物力学和基因学的基本原理。

椎间盘的生物学特征

脊柱的发育基于脊索。早期的脊索源自中胚层，形似柱状轴性结构。脊索细胞合成前列腺素（PGs）使细胞内液渗透压升高，从而使之增长、增粗。这一过程是脊柱形成的基础。成骨起源的间叶细胞浓缩进入脊索鞘内，从而形成纤维环。脊索鞘内非压缩区域形成椎体软骨和软骨终板。最终保留的脊索浓缩，形成髓核[2]。

髓核

髓核的细胞外基质最初包含前列腺素，尤其是前列腺素聚合大分子：聚集蛋白聚糖和多能蛋白聚糖，其中富含带负电荷的黏多糖侧链（GAG）[3]。聚集蛋白聚糖包含硫酸软骨素和硫酸角质素侧链，与透明质酸相连接，共同形成镶嵌于胶原蛋白网络中的大分子。高浓度的负电荷使髓核有着较高的渗透压，能够吸收水分，进行水合作用。年轻、健康的椎间盘髓核水含量高达 90%；然而，成人髓核含水量降至 70%。髓核除了含有聚集蛋白聚糖、多能蛋白聚糖和分子更小的前列腺素聚合物，还包括二聚糖、核心蛋白聚糖和纤调蛋白聚糖，这些成分组成细胞外基质，促进细胞信号传导，结合生长因子。在髓核的细胞基质中，约 20% 为胶原分子，主要是Ⅱ型胶原蛋白，少部分是Ⅲ、Ⅴ、Ⅵ、Ⅸ和Ⅺ型。关节软骨和胶原纤维的分布是随机的。前列腺素和胶原蛋白的比例可以用氨基葡萄糖和羟基脯氨酸的比例进行测量，该比例在年轻髓核为 27 ∶ 1，在透明软骨终板则为 2 ∶ 1[4]。

出生后早期，髓核内主要由大脊索细胞（30~40 um）组成，包含细胞间丛状血管。在人类，脊索细胞在10岁前会逐渐消失，取而代之的是成熟髓核细胞。虽然成熟髓核细胞最初因形态和细胞基质类似而被描述成软骨细胞，但是深入的大规模基因表型研究证实了两者的差异[5]。成熟髓核细胞在基因表型特点上因其耐高渗透压、耐酸、耐营养缺乏微环境而与其他细胞相区别。具体表现在成熟髓核细胞能够分泌表达缺氧诱导因子（HIF）-1α、碳酸酐酶-12、葡萄糖载体蛋白（三者源自脊索细胞）、短尾细胞角蛋白-8/18/19和前列腺素；此外，还能分泌特殊的具有高前列腺素/胶原蛋白比例的细胞基质成分。此外，CD24也被认为是成熟髓核细胞的标记物[6]。

与其他软骨组织相比，髓核细胞的密度更低（约4 000个细胞/cm³），新陈代谢速度更慢[7]，这可能是髓核再生能力有限的原因之一。但是，近期的若干研究表明，在人类成熟髓核组织内发现干细胞和祖细胞[8]。这些细胞表达间叶干细胞的表面标记物，能分化为成骨细胞、软骨形成细胞和脂肪形成干细胞。尤其需要注意的是，已确认髓核内含有血管生成素受体Tie2和双唾液酸神经节苷脂-2（GD2）阳性的干细胞[9]。这些细胞形成球形聚体，属于无性繁殖多功能细胞，并保持在体内移植环境中生长和分化的潜能。随着年龄的增加和椎间盘的退变，干细胞的数量也会显著下降，即椎间盘的修复能力下降。

纤维环

在椎间盘发育过程中，当脊索分化产生髓核时，会推挤压缩周围的纤维环，形成内层和外层的纤维环（AF）。外层AF是由Ⅰ型胶原纤维平行组成的密层同心圆样结构，内层纤维环是由大量的Ⅱ型胶原纤维和蛋白多糖组成的更大的圆形结构，两层之间由弹性蛋白纤维相连。大量蛋白多糖、聚集蛋白聚糖以及多功能蛋白聚糖，少量间隙核心蛋白聚糖、二聚糖、纤调蛋白聚糖和光蛋白聚糖，占纤维环干重的10%~20%[5]。与髓核相似，葡萄糖氨基聚糖（GAG）代替蛋白多糖进行快速可逆的组织水合作用，同时蛋白多糖与胶原、生长因子和其他基质成分结合，在细胞外基质的组装和修复过程中发挥作用。

人类纤维环中每立方毫米有9 000个细胞，高于髓核中的细胞密度[7]。纤维环细胞表现为纤维样的纺锤状形态[10]，根据局部的力学改变而发生空间变化。局部改变与纤维环细胞抗原表型改变同时出现。外层纤维环首先合成Ⅰ型胶原，同时内层纤维环不断地聚集更多的软骨样细胞产生Ⅱ型胶原[5]。除了这种显著的局部变化外，人类腰椎间盘纤维环的葡萄糖氨基聚糖与羟基脯氨酸的比例约为1.6∶1，并随着年龄和退变的程度的不同而改变[4]。

基质蛋白的表达率可有效区别椎间盘细胞表型与软骨组织。Ⅱ型胶原/蛋白多聚糖比例和Ⅱ型/Ⅰ型胶原比例在软骨细胞中表达最高，纤维环细胞中Ⅱ型胶原/蛋白多聚糖比例高于髓核细胞，而髓核细胞中的Ⅱ型/Ⅰ型胶原比例则高于纤维环细胞。另外，纤维环细胞中观察到Ⅴ型胶原的大量表达，表明该型胶原可作为纤维环细胞标记物。Pattappa 等[5]和 Guterl[11]等的基因芯片研究分析了纤维环细胞表达谱，但描述纤维环表型仍然很困难，因为样本相关局部变量太多。10 个基因的纤维环/髓核强度比例≥10，包括在小鼠细胞中报道的蛋白多糖核心蛋白聚糖。在犬类动物中发现了 77 个基因的髓核/纤维环表达率≤ -1，其中存在ⅩⅣ型胶原，细胞黏附颗粒和整合蛋白前体。小蛋白多糖家族成员腱调蛋白表达于牛和人类的纤维环细胞中，而不表达于髓核和软骨细胞中。然而，难以明确界定纤维环和髓核细胞的分隔，因此也无法使用特定分子作为一般椎间盘标记物。

在健康人类和退变组织等不同标本的纤维环中，还发现了干细胞和祖细胞的特征性表达[8]。尽管这表明纤维环具有修复潜能，但不同的环境可能限制修复反应的效率。影响修复效率的因素包括祖细胞数量的减少和由年龄引起的潜在细胞损伤机制的增加[8]。

软骨终板

软骨终板由一层薄的透明软骨构成，刚出生时厚度最大，并随着年龄增长而变薄，成人终板厚度是 0.5~1 mm。这种软骨结构具有不同的功能：它是一种防止之椎间盘直接对骨骼施压的机械屏障，影响椎体载荷分布，并且能够营养髓核和保护髓核细胞活力。类似关节软骨，软骨终板主要成分为水，在出生时接近 80%，成人 <70%，软骨细胞嵌在富含聚蛋白多糖和Ⅱ型胶原蛋白的细胞间质中[5]。其细胞密度约为 15 000 个/mm^3，蛋白多糖/胶原蛋白（表示为氨基葡聚糖/羟脯氨酸）的比例为 2 ∶ 1[4]，也接近关节软骨的水平。终板经过软骨钙化转化为骨。

终板是营养物质扩散到髓核的主要途径，由终板钙化部分的毛细血管确保溶质的交换。据报道，软骨中央区对小分子物质的弥散贡献最大，然而周围区的软骨通透性较低。但是，分子的大小和电荷在其中也发挥了重要作用。例如，像葡萄糖和氧等小分子比大分子物质（如蛋白质）更容易通过椎间盘[7, 12]。

有类似骨髓基质干细胞特征的细胞也见于退化的人类椎间盘终板。此外，干细胞小体被认为存在于椎间盘周围组织中[8]。另外，人慢循环细胞群落在纤维环和韧带移行区，以及兔、猪、人类的软骨膜等处被检出；从这些小体到椎间盘的细胞转移路线也已被描述[8, 13]。

椎间盘微环境

在生物学上，椎间盘一个引人注目的方面是髓核细胞和纤维环内部成分是经血管系统排出的。滋养椎体的毛细血管止于终板，仅位于其表面浅层区域。同样，仅少部分毛细血管见于纤维环外表面[14]。因此，通过生化分析和建模研究，已有报道称椎间盘内的氧含量明显较低，而在本质上其细胞代谢为厌氧代谢。现已发现椎间盘细胞通过限制氧气的消耗和使转录因子 HIF-1α 持续保持稳定[15]来适应低氧环境。无氧代谢也形成了对细胞生存构成更大挑战的高乳酸和低 pH 环境。

椎间盘特殊内环境的另一个重要特点是高渗透性。高渗透压（超过正常 200 mOsm /kg 以上）对抵抗作用于脊柱的轴向载荷有重要意义。椎间盘表达一些特殊因子，如转录因子紧张性增强结合蛋白（TonEBP），通过调节非离子渗透物质来维持细胞基质渗透性，而这对细胞生存又是至关重要的[16]。由于椎间盘的无血管性质，细胞间质的残余碎片往往会聚积在椎间盘基质而不是扩散入血液循环[17]。随着年龄的增长，这些碎片也会逐渐增多。但是，对于聚蛋白多糖碎片来说，只要带负电荷的氨基葡聚糖链存在于髓核中，它们就会促进渗透压持续升高。

退变过程

椎间盘退变（IDD）是一个复杂的多因素过程，取决于遗传和环境因素的相互作用。其标志包括基质成分的改变、整体基质成分的退变和细胞数量、表型、代谢活动的变化。虽然类似改变在正常老化过程中也能观察到，但其病态的加速和增强会导致患者出现疼痛。从形态学上来说，退变表现为椎间盘高度降低，椎间盘膨胀和髓核 / 纤维环界线消失。这些改变源于髓核细胞中胶原蛋白Ⅰ / 胶原蛋白Ⅱ综合体比例的增高、硫酸化黏多糖的丢失，以及随之而来的髓核脱水，纤维环内胶原蛋白方向性的破坏。胶原蛋白交联也有所增加，这使组织硬度增加，更容易破裂[11]。蛋白多糖成分发生改变，表现为聚集蛋白聚糖总体的流失，并且向产生多功能蛋白聚糖、双糖链蛋白聚糖、核心蛋白聚糖转变。非酶糖基化增加可能导致糖基化终末产物（AGEs）的生成，后者可使组织变得更僵硬。在退变中，强化的纤连蛋白产物和纤连蛋白碎片聚集体也被认为进一步加速了基质分解[1, 3, 18]。

基质退变主要是由多种蛋白水解酶介导的，尤其是基质金属蛋白酶（MMP）、去整合蛋白和金属蛋白水解酶、血小板反应蛋白（ADAMTS）族[18]。部分基质金属蛋白酶，如 MMP1、3、7 和 13 对退变性椎间盘组织具有调节作用。同样，蛋白聚糖酶 ADAMTS 1、4、5、9、15 的表达随退变而增加。此外，组织蛋白酶和高温度要求的丝氨酸蛋白酶 A1（HTRA1）也参与椎间盘基质代谢。所有这些酶都是由可溶性介质（如合成、分解和炎症因子）和组织金属蛋白酶抑制剂（TIMPs）来控制的，后者可抑制 MMPs 和 ADAMTSs。

在退变过程中，神经和血管会向椎间盘内生长。这些神经分布和血管的形成很可能是由蛋白多糖的流失、环形裂缝和撕裂、可溶性血管源因子和神经生长因子［如多效生长因子、血管内皮生长因子（VEGF）、神经元生长因子（NGF）和脑源性神经营养因子（BDGF）］引发的，这已经在退变和导致疼痛的椎间盘中得到了证实[19]。

在椎间盘退变中，一系列促炎因子起着诱导或调节作用[20]，主要包括白细胞介素（ILs，主要为 IL-1）、肿瘤坏死因子 α（TNF-α）、前列腺素 E_2（PGE_2）、一氧化氮和干扰素-γ（IFN-γ）；其他途径如IFN–a指令也可能会影响这一过程。炎症介质可触发上述蛋白酶、血管生成和神经源性分子的表达，从而使退化加速。此外，趋化和合成代谢因素可能吸引启动修复反应的细胞并使其分化。然而，成人椎间盘的相关代偿能力已经下降[8]。

椎间盘的力学特征

三个解剖结构（髓核，纤维环和软骨终板）的连接决定了在椎间盘和椎体内部应力的高度均匀分布，降低了在高负荷下发生失败、破裂的风险。椎间盘髓核是人体含水量高的凝胶样物质，腰椎间盘内水分占90%。其蛋白多糖容量赋予它吸引水分子的能力，并因此相对外部环境而言建立了一种渗透梯度。之前的研究发现，椎间盘间压力几乎表现为流体静力学，即其在所有方向上都应力均衡[21]，因此其受力传播至纤维环内表面过程中是线性而且均匀的。纤维环也有相当高的水含量（在腰椎间盘中占50%~70%），但与髓核不同的是其具有高度有序的胶原纤维网，而并非无序的髓核胶状物表面，就好比用于压力下包容液体的纤维加固箱，纤维环同轴层面的胶原纤维限制了髓核因椎间盘压力而出现膨胀。另外，纤维的十字交叉模式联合用于连接邻近的纤维层的复杂三维网络模式，确保一定程度的椎间盘变形，而避免局部压力过大，降低了发生破裂的风险。最后，软骨终板确保在椎间盘和邻近椎体之间有坚强且富有弹性的连接。软骨终板由一层薄而透明、毗邻一层多孔软骨下骨的软骨构成，而这构建了数个小的骨髓联系孔道，以确保营养供应和废物清除[22]。

髓核、纤维环、终板的结构一体化

最近一系列的报告强调了椎间盘组件之间复杂的结构整合。实际上，复杂的三维纤维网同时存在于核环交界处[23]和椎间盘与椎体终板间交界处[24, 25]。对绵羊椎间盘标本的微结构分析发现[25]，其细胞核具有明显的纤维性，主要是垂直方向的，其延伸到内环并连接于其胶原纤维结构[25]。这种纤维能够承受不可忽略的拉伸载荷(全髓核最高可达30 N)，并覆盖从终板到终板的全部结构。尽管外观无序，但机械分析测试显示髓核高度纤维化，纤维在生理状态下出现高度卷曲和折叠并随着拉伸负荷的增加逐渐展开。除了将髓核与终板连接在一起的垂直纤维外，微结构分析和机械测试还揭示了连接髓核与内环的水平纤维[23]。

纤维环和终板之间的整合还表现出高度的复杂性[24]。为了承受高负荷的轴向压力和剪切力，同时考虑到软骨终板层的薄弱和实现坚固连接的困难，纤维束可分成许多个亚束，由作者命名为“叶”，具有增强环状纤维与终板间连接的功能。通过探索这种最优结构，软骨环—终板界面被证实能够承受这种可能破坏纤维本身力量的相当大的负荷。

脊柱负荷

椎间盘有组织的和最优化的结构是降低脊柱在高负荷下出现机械损伤风险的关键。事实上，精确测量有效负荷的大小和方向在技术上是有挑战性的，目前还是一个未知领域。在体外和计算机研究中，通常假设站立位时腰椎会承受为 400~500 N 的压缩负荷。负荷通常被假定沿脊柱纵轴并与其曲率相符，称为定向负荷。通过数字模拟来验证这种站立位时脊柱负荷的假设被证实是简单、可靠的[26]。然而，更为复杂的计算机研究也明确模拟了躯干肌的作用，推测即使在站立位也存在复杂的承重环境，特别是低位腰椎的剪切负荷和腰椎屈曲运动[27]。

其他姿势和移动会加大负荷，如向前弯腰；存在外加的负荷，如举重物时也会加重负荷。结合体内研究和对行脊柱内固定术患者的遥测，Wilke 等[28]推测脊柱前屈 30° 时竖脊肌会产生 130 N 的力，15° 时产生 150 N 的力。轴向旋转方面，与活体数据最匹配的是 720 N 压缩负荷和 5.5 Nm 的力矩[29]。事实上，承受最多上述力量的负荷结构就是椎间盘。即使脊柱韧带和椎间关节也应当承受了相当的负荷，但研究发现，80%~90% 的负荷由椎间盘承受。采用逐步降维方法的体外研究证实，腰椎功能单元在椎间盘，这解释了多数动作的限制以及屈伸和轴向运动[30]，因此能在各种姿势下支撑大部分的脊柱负荷，完成日常运动。

椎间盘内应力

已有学者尝试通过置入体内压力传感器来进行椎间盘内的压力测量（表 6.1）。这项技术是由 Nachemson 等开发[21, 31, 32]，并且 Wilke 等的研究也进行了借鉴[33~35]。研究分析了[34]在多种日常活动和锻炼中腰椎间盘的负荷（图 6.2）。在对身体要求很高的锻炼中，如举重，腰椎所承受的压力高达 2.3 MPa。用同样的测量技术在胸椎可以得到相似的结果[35]。

表 6.1 腰椎间盘内压力的测量

作者	椎间盘	样本	体位	压力（Mpa）
Nachemson 和 Morris[31]	L3–L4 及 L4–L5	16 例健康人	站立位	0.72~1.07
Nachemson 和 Elfström[32]	L3–L4	9 例健康人	站立位 30° 屈曲位	0.58~0.95 1.12~1.47
Sato 等[33]	L4–L5	8 例健康人和 28 例腰痛患者	站立位	0.54 ± 0.18（垂直传感器） 0.53 ± 0.18（水平传感器）
Wilke 等[34]	L4–L5	1 例健康人	站立位 36° 屈曲位 19° 后伸位	0.5 1.08 0.6

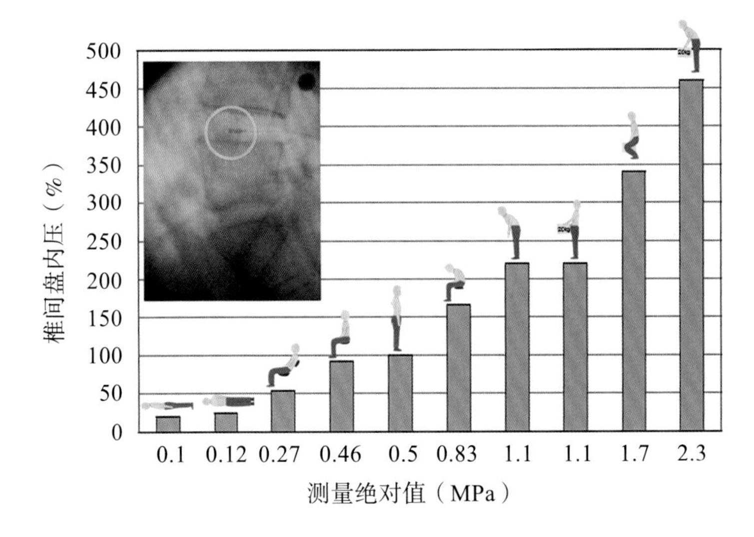

图 6.2 利用 L4–L5 椎间盘内特殊的换能器测量不同体位和活动状态下椎间盘内压力（引自 Wilke HJ, Neef P, Caimi M, Hoogland T, Claes LE. New in vivo measurements of pressures in the intervertebral disc in daily life. Spine 1999; 24:755–762.）

Adams 等[36]通过在细针上安装线性传感器元件，测量在不同负重情况下尸体脊柱标本的压力曲线。通过这种技术，在针指方向的压力可以被估算出来，比用传统压力传感器进行测量可获得更多的数据。在没有腰椎间盘退化信号的标本上进行压力测量试验，证实了压力在整个腰椎的非均匀分布，并且确定了髓核的静水压。

液体流动和椎间盘营养

因椎间盘的渗透性和富含体液的特征，椎间盘具有时间依赖性的机械特性。人体受到压缩载荷时，椎间盘的含水量和椎间盘高度、体积会逐渐减少，液体从椎体终板和纤维环外层流失，从而表现蠕变行为（图 6.3）。如果椎间盘压力随后被卸载，由于渗透压梯度，水将被重新收，椎间盘的高度和体积会逐步恢复。研究强调了使用体外模型来研究椎间盘液体流的困难和技术局限性[37]，因此这仍然是一个公开的研究难点。

这个话题特别重要，因为它可能与椎间盘细胞的营养有关。椎间盘是一种无血管结构，营养供应和废物清除在很大程度上依赖液体扩散，尤其是通过终板的交换。因此，由于终板硬化而导致的液体流动限制，以及因此造成的渗透率下降，在理论上是导致营养不足的主要原因。

椎间盘老化和退变所致机械性改变

与年轻、健康的椎间盘相比，老化的椎间盘在形态学和组成成分方面有许多变化。蛋白多糖含量逐渐减少以及随之而来的渗透压梯度的下降，造成液体成分的丢失，水逐渐为纤维化组织所取代[38]。部分椎间盘发生结构性破坏，在髓核和纤维环内都有撕裂和裂隙，因此通常被归为退化的椎间盘[1]。事实上，椎间盘的结构破坏往往与生活质量受限有关，因为这些破坏是疼痛的常见来源[38]。

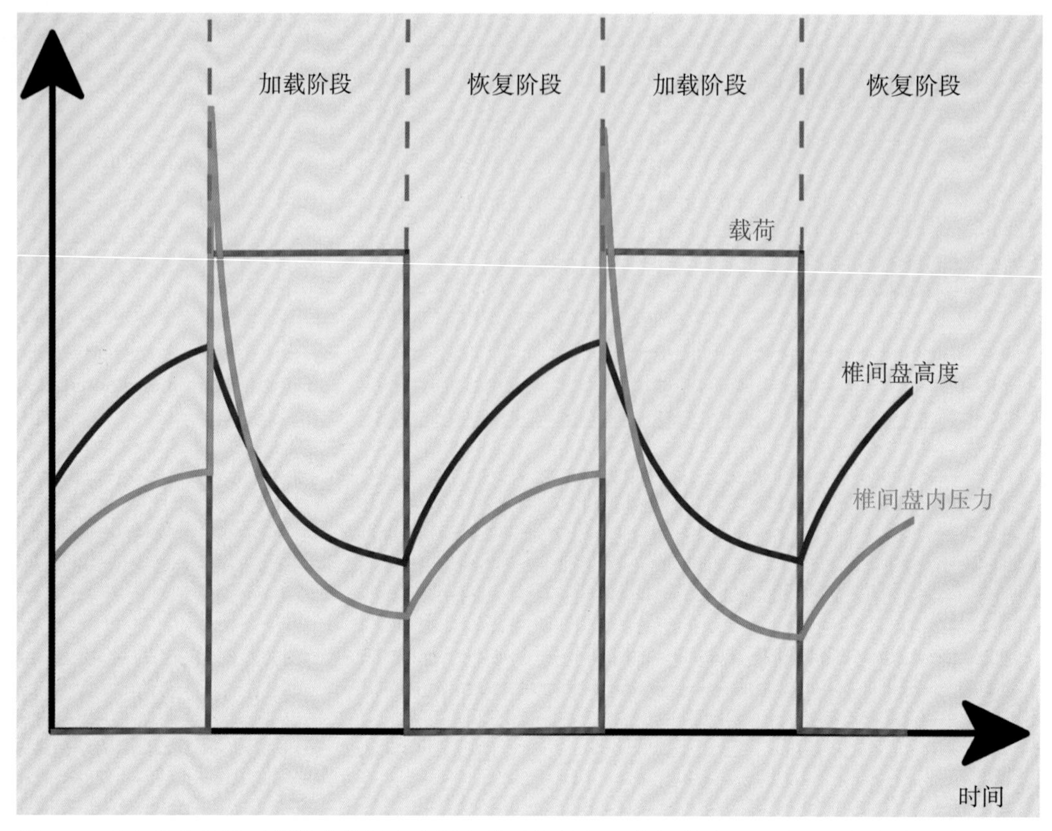

图 6.3　压力载荷的循环周期内椎间盘力学变化（红线）。在加载阶段，由于椎间盘内液体减少，椎间盘高度降低（蓝线），而椎间盘内压力（IDP）在快速降低后会呈现一个峰值（绿线）。在恢复阶段，由于液体再吸收，椎间盘高度和盘内压力逐渐增加

椎间盘组织的衰老和退变对脊柱生物力学有直接影响。渗透压梯度的下降和随之而来的椎间盘内压力的下降，限制了椎间盘将应力均匀分布于终板的能力，正如通过压力测量法在退化标本上所显示的那样。由此产生的局部应力集中可能导致椎间盘源性疼痛[39]，特别是在特定姿势和动作的情况下。此外，椎间盘的改变以及撕裂和裂隙的存在可能导致了脊柱稳定性的降低，这已经在实验研究中得到证实[40, 41]。尽管有其他研究将脊柱不稳仅作为椎间盘退变的结果之一[42, 43]，上述观点仍然与椎间盘退变和椎间盘疼痛的临床治疗有显著关联。

遗传学

椎间盘退变是一种多因素疾病，受遗传背景和表观遗传的影响。遗传因素在椎间盘复杂的病因和演化中发挥了重要作用，并与环境、生化和生物力学等

因素交互作用[44, 45]。已有多种不同的研究方法探索了可能涉及椎间盘退变的遗传变异。在过去，最常见的方法是在候选基因中分析单核苷酸多态性（SNPS）的相关研究。最近，全基因组方法和非编码序列研究应用越来越多。基因信息首先有助于理解椎间盘退变的病理生理机制，其次有助于预测椎间盘退变的危险程度，从而能够阻止或延缓椎间盘退变的进程，避免椎间盘丧失功能[44]。

与椎间盘退变相关候选基因的单核苷酸多态性

候选基因研究最常见的方法是通过病例对照研究以评价预选基因的 SNPs 与椎间盘退变之间的联系。Mayer 等[44]回顾了一个大的基因序列（20 SNPs）并强调了它们在该类疾病中的功能和作用。变异包含椎间盘结构和功能的完整性，以及炎症反应的调节过程。在对这 20 个基因的分析中，聚集蛋白聚糖（ACAN）、胶原蛋白Ⅸ（COL9）、无孢蛋白（ASPN）、基质金属蛋白酶 3（MMP3）、白介素（IL1、IL6）和维生素 D 受体（VDR）的 SNPs，被认为是与椎间盘退变相关性最大的功能变异。这不仅在一个民族群体中被证实，并且有生物学上的影响。

结构基因中的 SNPs：ACAN，COL9，ASPN

髓核基质富含蛋白多糖，主要成分是蛋白聚糖。ACAN 上编码硫酸软骨素域的区域（CS1）有一个数量可变的纵列重复序列（VNTRS）。重复序列少的个体中编码 CS 的序列会更少，导致减少组织水合程度降低和肿胀压迫，从而使椎间盘过早退变。在日本[46]、韩国[47]和芬兰[48]患者中发现了 ACAN 中 VNTR 的多态性与腰椎椎间盘退变的联系。两个 ACAN 多态性序列（rs1042631 和 rs1516797）在芬兰男性患者中被发现分别与信号强度 / 椎间盘膨出和椎间盘高度缩小相关[49]。

胶原蛋白Ⅸ是一种异质三联体，包含分别由 COL9A1、COL9A2 和 COL9A3 编码的三条 α 链；这种结构蛋白为椎间盘提供机械支持。在 COL9A2 和 COL9A3 中发现了 2 种 SNPs，Trp2（Gln326Trp） 和 Trp3（Arg103Trp），对其与人类椎间盘退变的关系进行了相关研究。另外一种疏水色氨酸可能会影响胶原蛋白Ⅸ的结构及其与其他基质分子的联系，导致三螺旋结构的破坏和椎间盘的抗压能力降低。Trp 与椎间盘退变的联系被认为相关性最强，并可在两种以上的种族群体中重现。在芬兰[50]、中国[51]、日本[52]患者中观察到 Trp2 等位基因与椎间盘退变的联系，在芬兰患者中观察到 Trp3 等位基因与椎间盘退变的联系。Solovieva 等[53]确认芬兰人群与 Trp3 等位基因的这种联系并排除了 IL1 β 多态性（rs1143634）。在芬兰男性中，COL9A1 多态性（rs696990）与椎间盘的强度和膨出具有强烈相关性，COL9A2 多态性（rs7533552）与椎间盘强度具有相关性[49]。

ASPN 编码一种富含亮氨酸的蛋白质，以提供功能支持和调节信号分子。一种典型的等位基因产物在 N 末端包含 13 个天冬氨酸的重复序列，但是一个多态性等位基因可能会有 9~20 个重复序列。

通过抑制转化生长因子 β（TGF-β）的信号表达，这种蛋白可抑制活体的软骨形成以及Ⅱ型胶原和蛋白聚糖的表达，对有 14 个天冬氨酸重复序列的无孢蛋白产生更强的抑制作用。在中国和日本患者中，D14 重复序列等位基因与椎间盘退变有相关性[54]。

分解代谢和炎性反应中基因的多态性：MMP3，IL1，IL6

MMP3s 是维持椎间盘细胞外基质动态稳定性的蛋白。MMP3 启动子区多态性产物包括等位基因 5A 或 6A 腺嘌呤重复序列：与 6A 相比，等位基因 5A 启动子活性高 1 倍，可产生更多蛋白产物，这可能会加速退变过程[55]。等位基因 5A 与椎间盘退变的关系被发现存在于日本早期患者[55]、英国女性[56]和中国患者[57]。

椎间盘的基质降解酶的合成及其抑制因子的产生过程可由促炎症反应细胞因子调节，特别是 IL1。这种细胞因子可以降低基质成分的水平，如蛋白聚糖、Ⅰ/Ⅱ型胶原。在年轻的丹麦女孩[58]和芬兰男性[59]群体中发现，IL1α 可加速 IL-1α 转录的 T 等位基因（rs1800587）的出现，与椎间盘退变风险的增加有关。在芬兰男性群体中[49]，发现另外一种 IL1α 多态性（rs2071375）与椎间盘信号强度的变化有关。最终，IL1β（rs1143634）的 SNP 和 COL9A3 的 Trp3 等位基因之间的相互作用，决定了椎间盘退变的患病风险[53]。

IL1 水平的增高可以增加 IL6 的表达。IL6 是非常有效的促炎症细胞因子，同时也具有抵消 IL1 分解代谢的抗炎特性。IL6 的多种高多态性与椎间盘退变有关：rs1800797、rs1800796、rs13006435。芬兰研究发现，IL6 SNP 中的一种风险等位基因（rs13006435）明显与椎间盘退变有关。上述 4 种 SNPs 中的单倍型 GGGA 与退变有很大关系，这些等位基因中至少一种的出现会增加退变的风险[60]。另一项研究发现其他三种 SNPs（rs1800797、rs1800796、rs1800795），GCG 单倍型与丹麦女孩早期椎间盘退变的发生有关[58]。

代谢基因中的 SNPs：VDR

维生素 D 参与骨和软骨的代谢过程。VDR 序列中发现几种 SNPs，最为熟知和研究最多的是 FokI（rs2228570）和 TaqI（rs731236）。FokI 是一种存在于 VDR 起始密码子中 C/T 转录的多态位点。这种 SNP 等位基因的变异编码不同结构的蛋白，并有不同能力诱导 VD 依赖基因的转录。TaqI 是位于基因 3′ 末端附近的同类 SNP，其编码的蛋白无任何作用改变。这种 SNP 可能与基因上邻近的功能性联系失衡有关，如与部分病理表型有关的 COL2A1。VDR 变异与椎间盘退变的关系在意大利（FokI）[61]、澳大利亚（TaqI）[62]、英国（TaqI）[56]、中国（TaqI）[63]、日本（TaqI）[64]和芬兰（FokI，TaqI）[65]的研究中得到证实。

候选基因研究的荟萃分析

Eskola 等[66]在一篇大规模候选基因的荟萃分析中评价了之前发表的 52 个相关变异的可靠性，主要表现为椎间盘突出，症状为坐骨神经痛。只有 6 个基因在椎间盘的生长、组成成分和基质分解中显示与病理过程有中等水平的相关性。第一组基因包括生长分化因子 5

（GDF5）、rs143383，其对北欧患者[67]的韧带和肌腱的生长具有重要作用；KIAA1217 或 SKT、rs16924573，可能是日本和芬兰患者[68]髓核正常生长所必需的。第二组基因包括胶原蛋白 11α1（COL11A1）和 ASPN。COL11A1 是椎间盘的一个小组分，在胶原蛋白和蛋白多糖的交互作用中发挥重要作用。据报道，rs1676486SNP 可导致 COL11A1 的 mRNA 的合成和稳定性降低，提示可能在日本患者[69]的椎间盘退变中有重要作用。ASPN、D14 重复序列与日本、中国患者的椎间盘退变有关[58]。第三组基因包括血栓素 2（THBS2）、rs9406328，其在日本患者中可调节细胞间质、MMP9、rs17576 分解代谢蛋白（MMP2 和 MMP9）的有效水平[70]。

全基因组研究方法

在像椎间盘退变这样复杂的疾病中，全基因组研究（GWASs）无疑是强大的工具。它可以研究基因组中成千上万的单核苷酸多态性（SNPs），也可以在大型队列研究中分析研究数以万计的对象。在 2012 年出版的一份全基因组研究的荟萃分析中，包含 4 600 个欧洲椎间盘退变随访病例，并有详细的椎间盘高度和骨赘的测量数据。单核苷酸多态性与以下几种情况相关：2 个在 HLA 区域（rs2187689 和 rs17034687），提示与免疫功能相关；1 个 SNP（rs926849）在 PARK2 基因上，在蛋白酶体的退化、细胞分化和细胞生长中发挥一定作用[71]。

另外一项于 2013 年进行的全基因组研究分析了 35 个候选基因的 58 个 SNPs，这些候选基因与印度椎间盘退变患者的特定表型相关。目前观察到与环状裂隙相关的有：ACAN 基因的 rs1042631，ADAMTS5 基因中的 rs467691，NGFB 基因中的 rs4076018，IL1β 基因中的 rs1143633，IL18RAP 基因中的 rs1420100，MMP10 基因中的 rs11225422。NGFB 基因中的 SNP 和 GLI1 基因中的 rs2292657 与椎间盘退变相关。MMP13 基因中的 rs2252070 与终板损伤相关。研究发现，所有相关性的可信度依赖于基因表型[72]。椎间盘退变的基因调查结果总结见表 6.2。

椎间盘退变中的小 RNA

表观遗传学最近被应用于复杂疾病的研究。目前认为，小 RNA 作为重要的转录后调控元件，其功能在椎间盘退变的预防和治疗中有着相当大的挖掘价值，尤其是对髓核细胞的增殖、凋亡和细胞外基质重构[45]。

表型影响、人种差异、样本规格和选择

目前，椎间盘退变还没有一个被普遍接受的定义，并且在基因相关研究中，其相关的基因表型是根据不同的症状或影像学特征而定义的。对椎间盘退变的不同表型进行研究后，SNP 相关性就完全改变了。使用定义明确的表型相关性进行标准化，可以确保小型队列研究中的研究对象发挥充足的效力[72, 73]。导致基因相关性研究结果不一致的其他缺陷是：样本数量小，样本宽度多样，种族和研究人群的选择差异。使用大样本

表 6.1 椎间盘退变相关基因学研究

	候选基因研究	Meta 分析	基因宽度相关研究
研究进展		GDF5 rs143383 欧洲人[67] KIAA1217/SKT rs16924573 芬兰人[68] 日本人[68]	
结构	ACAN rs1042631 芬兰人[49] rs1516797 芬兰人[49] VNTR 芬兰人[48] 日本人[46] 韩国人[47] COL9A1 rs696990 芬兰人[49] COL9A2 Trp2 芬兰人[49] 日本人[52] 中国人[51] rs7533552 芬兰人[49] COL9A3 Trp3 芬兰人[53] ASPN D14 repeat 日本人 中国人[54]	COL11A1 rs1676486 日本人[69] ASPN D14 repeat 日本人[58] 中国人[58]	ACAN rs1042631 印度人[72]
分解代谢	MMP3 5A repeat 日本人[55] 中国人[57] 英国人[56]	MMP9 Rs17576 日本人[70] THBS2 Rs9406328 日本人[70]	MMP10 rs11225422 印度人[72] MMP13 rs2252070 印度人[72] ADAMTS5 rs467691 印度人[72] IL1 β rs1143633 印度人[72] IL18RAP rs1420100 印度人[72]
炎症反应	IL1A α rs1800587 芬兰人[59] 丹麦人[58] rs2071375 芬兰人[49] IL1 β rs1143634 芬兰人[53] IL6 rs13006435 芬兰人[60] rs1800795 丹麦人[58] rs1800796 丹麦人[58] rs1800797 丹麦人[58]		IL1 β rs1143633 印度人[72] IL18RAP rs1420100 印度人[72]
其他	VDR rs2228570 芬兰人[65] 意大利人[61] rs731236 芬兰人[65] 日本人[64] 中国人[63] 英国人[56] 澳大利亚人[62]		NGFB rs4076018 印度人[72] GLI1 rs2292657 印度人[72] PARK2 rs926849 欧洲人[71] HLA 区域 rs2187689 欧洲人[71] rs17034687 欧洲人[71]

队列（样本量上千）的复制研究可确保相关性研究的真实性。统计方法的应用可以减少样本量的影响和GWASs研究中混杂变量的影响（尤其是大的GWASs研究），同时也可以减少基因异型性和假阳性结果[44，73]。

本章小结

椎间盘是一个复杂的器官，其功能是分解施加于脊柱上的压力，确保脊柱运动时的灵活性。这些功能建立在中心富含蛋白多糖的髓核、表面覆盖纤维软骨的纤维环以及椎体与椎间盘连接处的软骨终板间的相互作用的基础上。尽管髓核因含大量黏多糖而维持较高的渗透压，但由于其无血管的性质，椎间盘壁仍有着低氧、低pH、富有营养、多孔等特性。营养供给和代谢物的清除有赖于对流扩散过程。椎间盘细胞对环境改变会产生适应现象：椎间盘中有干细胞的出现，尽管这些干细胞的数量和修复潜能远远不足。椎间盘即使在站立姿势下仍处于复杂的负荷环境中，包括剪切负荷和弯曲活动时的轴向压力负荷。在负荷运动下，人体椎间盘内压力可高达2.3 MPa。髓核内压力的静水力学特点，可以使压力均匀分布。

椎间盘退化是细胞介导的，其特点是基质崩解，组织脱水、纤维化，炎症反应，神经分布和新生血管。渗透压梯度的丢失导致椎间盘厚度减小、不稳定，纤维环膨出，液体交换消失，细胞功能受损。椎间盘不稳定和由最初椎间盘退变级联反应导致的疼痛神经受体致敏化，可导致背部、颈部、股部疼痛的出现。在退变的发生和发展过程中，基因学背景起了重要作用。调节椎间盘结构、降解和代谢相关的候选基因的SNPs与椎间盘退变的证据有关；大规模队列研究的全基因组研究提供了广泛的解释。基因学信息可提高我们对病理生理学的理解，预测患者发生退变的风险并促进个性化的治疗。

要点

- 椎间盘包括髓核、纤维环和软骨终板，分别含有不同比例的水、胶原蛋白和蛋白多糖。
- 这些组织间的相互作用可使椎间盘在传递压力同时保证脊柱适当的灵活性。
- 渗透压对压力负荷的转移和脊柱稳定性的维持有重要作用。
- 椎间盘壁无血管，氧供低。
- 椎间盘细胞的表型反映了其在代谢或营养环境改变时的适应性。
- 运动节段的结构保证健康椎间盘和椎体间压力分布的高度一致。
- 纤维环的组织结构及其与终板和髓核的结合非常复杂。
- 椎间盘内压在平卧位约0.1 MPa，在站立位和坐位约0.5 MPa，最高可超过2.3 MPa。
- 椎间盘退变是多因素过程，其中椎间盘细胞起关键作用。
- 退变会导致所有结构的受力改变，常引起活动受限。
- 有证据表明，7个基因（COL11A1，THBS2，ASPN，SKT，GDF5，

MMP9，PARK2）和 HLA 区的 2 个 SNPs，在椎间盘退变中影响椎间盘结构、细胞功能、炎症反应通路。
- 全基因组研究对外显子和全基因组进行了排序。
- 表观遗传学是研究椎间盘退变病因学的新兴研究领域。
- 减少混杂变量的影响很重要。
- 标准、详细、准确的表型定义非常必要。
- 仍需要大规模队列重复研究。
- 数据统计方法对于减少样本分层的影响非常重要。

难点

- 黏多糖的浓度本身不能确认椎间盘的完整性，其类型、分布、大小和胶原的相关性都需要考虑。
- 总胶原浓度也是有限相关的，胶原类型也很重要。
- 仅凭胶原和蛋白多糖的出现，无法推测椎间盘细胞基因表型的表达。
- 单独椎间盘细胞的活体研究通常没有将椎间盘壁考虑在内。
- 多数动物模型不适合研究人体椎间盘退变过程，仅能解答特定的科学问题。
- 在活体内直接测量脊柱负荷是不可行的。
- 不能在退变椎间盘内测量椎间盘内压。
- 轻微椎间盘退变不会造成运动节段的不稳定。
- 只关注部分候选基因的单个 SNP 是不全面的。
- 研究不同基因表型是不合适的（在不同基因表型的研究中，SNP 的相关性可能完全改变）。
- 临床症状不一定与椎间盘退变完全相关。
- 比较不同种族群体是不全面的。

参考文献

5 篇“必读”文献

1. Adams MA, Roughley PJ. What is intervertebral disc degeneration, and what causes it? Spine (Phila Pa 1976) 2006; 31:2151-2161
2. Cox MK, Serra R. Development of the intervertebral disc. In: Shapiro IM, Risbud MV, eds. The Intervertebral Disc: Molecular and Structural Studies of the Disc in Health and Disease. Vienna: Springer; 2014:33-52
3. Roughley PJ. Biology of intervertebral disc aging and degeneration: involvement of the extracellular matrix. Spine(Phila Pa 1976) 2004; 29:2691-2699
4. Mwale F, Roughley P, Antoniou J. Distinction between the extracellular matrix of the nucleus pulposus and hyaline cartilage: a requisite for tissue engineering of intervertebral disc. Eur Cell Mater 2004; 8:58-63, discussion 63-64
5. Pattappa G, Li Z, Peroglio M, Wismer N, Alini M, Grad S. Diversity of intervertebral disc cells: phenotype and function. J Anat 2012; 221:480-496
6. Risbud MV, Schoepflin ZR, Mwale F, et al. Defining the phenotype of young healthy nucleus pulposus cells: recommendations of the Spine Research Interest Group at the 2014 annual ORS meeting. J Orthop Res 2015; 33:283-293
7. Maroudas A, Stockwell RA, Nachemson A, Urban J. Factors involved in the nutrition of the human lumbar intervertebral disc: cellularity and diffusion of glucose in vitro. J Anat 1975;

120(Pt 1):113-130

8. Li Z, Peroglio M, Alini M, Grad S. Potential and limitations of intervertebral disc endogenous repair. Curr Stem Cell Res Ther 2015; 10:329-338
9. Sakai D, Nakamura Y, Nakai T, et al. Exhaustion of nucleus pulposus progenitor cells with ageing and degeneration of the intervertebral disc. Nat Commun 2012; 3:1264
10. Roberts S, Evans H, Trivedi J, Menage J. Histology and pathology of the human intervertebral disc. J Bone Joint Surg Am 2006; 88(Suppl 2):10-14
11. Guterl CC, See EY, Blanquer SB, et al. Challenges and strategies in the repair of ruptured annulus fibrosus. Eur Cell Mater 2013; 25:1-21
12. Urban JP, Smith S, Fairbank JC. Nutrition of the intervertebral disc. Spine(Phila Pa 1976) 2004; 29:2700-2709
13. Henriksson H, Thornemo M, Karlsson C, et al.Identification of cell proliferation zones, progenitor cells and a potential stem cell niche in the intervertebral disc region: a study in four species. Spine(Phila Pa 1976) 2009; 34:2278-2287
14. Nerlich AG, Schaaf R, Wälchli B, Boos N. Temporospatial distribution of blood vessels in human lumbar intervertebral discs. Eur Spine J 2007; 16:547-555
15. Agrawal A, Guttapalli A, Narayan S, Albert TJ, Shapiro IM, Risbud MV. Normoxic Stabilization of HIF-1 alpha drives glycolytic metabolism and regulates aggrecan gene expression in nucleus pulposus cells of the rat intervertebral disk. Am J Physiol Cell Physiol 2007; 293: C621-C631
16. Tsai TT, Danielson KG, Guttapalli A, et al. TonEBP/OREBP is a regulator of nucleus pulposus cell function and survival in the intervertebral disc. J Biol Chem 2006; 281: 25416-25424
17. Roughley PJ, Alini M, Antoniou J. The role of proteoglycans in aging, degeneration and repair of the intervertebral disc. Biochem Soc Trans 2002; 30(Pt 6):869-874
18. Sivan SS, Hayes AJ, Wachtel E, et al. Biochemical composition and turnover of the extracellular matrix of the normal and degenerate intervertebral disc. Eur Spine J 2014; 23(Suppl 3):S344-S353
19. Krock E, Rosenzweig DH, Chabot-Doré AJ, et al. Painful, degenerating intervertebral discs up-regulate neurite sprouting and CGRP through nociceptive factors. J Cell Mol Med 2014; 18:1213-1225
20. Wuertz K, Haglund L. Inflammatory mediators in intervertebral disk degeneration and discogenic pain. Global Spine J 2013; 3:175-184
21. Nachemson A. Measurement of intradiscal pressure. Acta Orthop Scand 1959; 28:269-289
22. Benneker LM, Heini PF, Alini M, Anderson SE, Ito K. 2004 Young Investigator Award Winner: vertebral endplate marrow contact channel occlusions and intervertebral disc degeneration. Spine 2005; 30:167-173
23. Wade KR, Robertson PA, Broom ND. On the extent and nature of nucleus-annulus integration. Spine 2012; 37:1826-1833
24. Rodrigues SA, Thambyah A, Broom ND. A multiscale structural investigation of the annulus-endplate anchorage system and its mechanisms of failure. Spine J 2015; 15:405-416
25. Wade KR, Robertson PA, Broom ND. A fresh look at the nucleus-endplate region: new evidence for significant structural integration. Eur Spine J 2011; 20:1225-1232
26. Patwardhan AG, Havey RM, Meade KP, Lee B, Dunlap B. A follower load increases the load-carrying capacity of the lumbar spine in compression. Spine 1999; 24:1003-1009
27. Shirazi-Adl A, El-Rich M, Pop DG, Parnianpour M. Spinal muscle forces, internal loads and stability in standing under various postures

and loads-application of kinematics-based algorithm. Eur Spine J 2005; 14:381-392

28. Wilke HJ, Rohlmann A, Neller S, Graichen F, Claes L, Bergmann G. ISSLS prize winner: A novel approach to determine trunk muscle forces during flexion and extension: a comparison of data from an in vitro experiment and in vivo measurements. Spine 2003; 28:2585-2593
29. Dreischarf M, Rohlmann A, Bergmann G, Zander T. Optimised loads for the simulation of axial rotation in the lumbar spine. J Biomech 2011; 44:2323-2327
30. Schmidt H, Heuer F, Simon U, et al. Application of a new calibration method for a three-dimensional finite element model of a human lumbar annulus fibrosus. Clin Biomech(Bristol, Avon) 2006; 21:337-344
31. Nachemson A, Morris JM. In vivo measurements of intradiscal pressure. Discometry, a method for the determination of pressure in the lower lumbar discs. J Bone Joint Surg Am 1964; 46:1077-1092
32. Nachemson A, Elfström G. Intravital dynamic pressure measurements in lumbar discs. A study of common movements, maneuvers and exercises. Scand J Rehabil Med Suppl 1970; 1:1-40
33. Sato K, Kikuchi S, Yonezawa T. In vivo intradiscal pressure measurement in healthy individuals and in patients with ongoing back problems. Spine 1999; 24:2468-2474
34. Wilke HJ, Neef P, Caimi M, Hoogland T, Claes LE. New in vivo measurements of pressures in the intervertebral disc in daily life. Spine 1999; 24:755-762
35. Polga DJ, Beaubien BP, Kallemeier PM, et al. Measurement of in vivo intradiscal pressure in healthy thoracic intervertebral discs. Spine 2004; 29:1320-1324
36. Adams MA, McMillan Dw, Green TP, Dolan P. Sustained loading generates stress concentrations in lumbar intervertebral discs. Spine 1996; 21:434-438
37. van der Veen AJ, van Dieën JH, Nadort A, Stam B, Smit TH. Intervertebral disc recovery after dynamic or static loading in vitro: is there a role for the endplate? J Biomech 2007; 40:2230-2235
38. Boos N, Weissbach S, Rohrbach H, Weiler C, Spratt KF, Nerlich AG. Classification of age-related changes in lumbar intervertebral discs: 2002 Volvo Award in basic science. Spine 2002; 27:2631-2644
39. Adams MA, McNally DS, Dolan P. "Stress" distributions inside intervertebral discs. The effects of age and degeneration. J Bone Joint Surg Br 1996; 78:965-972
40. Kirkaldy-Willis WH, Farfan HF. Instability of the lumbar spine. Clin Orthop Relat Res 1982; 165:110-123
41. Tanaka N, An HS, Lim TH, Fujiwara A, Jeon CH, Haughton VM. The relationship between disc degeneration and flexibility of the lumbar spine. Spine J 2001; 1:47-56
42. Kettler A, Rohlmann F, Ring C, Mack C, Wilke HJ. Do early stages of lumbar intervertebral disc degeneration really cause instability? Evaluation of an in vitro database. Eur Spine J 2011; 20:578-584
43. Mimura M, Panjabi MM, Oxland TR, Crisco JJ, Yamamoto I, Vasavada A. Disc degeneration affects the multidirectional flexibility of the lumbar spine. Spine 1994; 19:1371-1380
44. Mayer JE, Iatridis JC, Chan D, Qureshi SA, Gottesman O, Hecht AC. Genetic polymorphisms associated with intervertebral disc degeneration. Spine J 2013; 13:299-317
45. Li Z, Yu X, Shen J, Chan MT, Wu WK. MicroRNA in intervertebral disc degeneration. Cell Prolif 2015; 48:278-283
46. Kawaguchi Y, Osada R, Kanamori M, et al. Association between an aggrecan gene polymorphism and lumbar disc degeneration. Spine 1999; 24:2456-2460
47. Kim NK, Shin DA, Han IB, Yoo EH, Kim SH,

chung SS. The association of aggrecan gene polymorphism with the risk of intervertebral disc degeneration. Acta Neurochir(Wien) 2011; 153:129-133

48. Solovieva S, Noponen N, Männikkö M, et al. Association between the aggrecan gene variable number of tandem repeats polymorphism and intervertebral disc degeneration. Spine 2007; 32:1700-1705

49. Videman T, Saarela J, Kaprio J, et al. Associations of 25 structural, degradative, and inflammatory candidate genes with lumbar disc desiccation, bulging. and height narrowing. Arthritis Rheum 2009; 60:470-481

50. Annunen S, Paassilta P, Lohiniva J, et al. An allele of COL9A2 associated with intervertebral disc disease. Science 1999; 285:409-412

51. Jim JJ, Noponen-Hietala N, Cheung KM, et al. The TRP2 allele of COL9A2 is an age-dependent risk factor for the development and severity of intervertebral disc degeneration. Spine 2005; 30:2735-2742

52. Higashino K, Matsui Y, Yagi S, et al. The alpha2 type IX collagen tryptophan polymorphism is associated with the severity of disc degeneration in younger patients with herniated nucleus pulposus of the lumbar spine. Int Orthop 2007; 31:107-111

53. Solovieva S, Lohiniva J, Leino-Arjas P, et al. Intervertebral disc degeneration in relation to the COL9A3 and the IL-1ss gene polymorphisms. Eur Spine J 2006; 15:613-619

54. Song YQ, Cheung KM, Ho DW, et al. Association of the asporin D14 allele with lumbar-disc degeneration in Asians. Am J Hum Genet 2008; 82:744-747

55. Takahashi M, Haro H, Wakabayashi Y, Kawa-uchi T, Komori H, Shinomiya K. The association of degeneration of the intervertebral disc with 5a/6a polymorphism in the promoter of the human matrix metalloproteinase-3 gene. J Bone Joint Surg Br 2001; 83:491-495

56. Valdes AM, Hassett G, Hart DJ, Spector TD. Radiographic progression of lumbar spine disc degeneration is influenced by variation at inflammatory genes: a candidate SNP association study in the Chingford cohort. Spine 2005; 30:2445-2451

57. Yuan HY, Tang Y, Liang YX, et al. Matrix metalloproteinase-3 and vitamin d receptor genetic polymorphisms, and their interactions with occupational exposure in lumbar disc degeneration. J Occup Health 2010; 52:23-30

58. Eskola PJ, Kjaer P, Daavittila IM, et al. Genetic risk factors of disc degeneration among 12-14-year-old Danish children: a population study. Int J Mol Epidemiol Genet 2010; 1:158-165

59. Solovieva S, Kouhia S, Leino-Arjas P, et al. Interleukin 1 polymorphisms and intervertebral disc degeneration. Epidemiology 2004; 15:626-633

60. Noponen-Hietala N, Virtanen I, Karttunen R, et al. Genetic variations in IL6 associate with intervertebral disc disease characterized by sciatica. Pain 2005; 114: 186-194

61. Colombini A, Brayda-Bruno M, Lombardi G, et al. FokI polymorphism in the vitamin D receptor gene(VDR) and its association with lumbar spine pathologies in the Italian population: a case-control study. PLoSONE 2014; 9:e97027

62. Jones G, White C, Sambrook P, Eisman J. Allelic variation in the vitamin D receptor, lifestyle factors and lumbar spinal degenerative disease. Ann Rheum Dis 1998; 57: 94-99

63. Cheung KM, Chan D, Karppinen J, et al. Association of the Taq I allele in vitamin D receptor with degenerative disc disease and disc bulge in a Chinese population. Spine 2006; 31: 1143-1148

64. Kawaguchi Y, Kanamori M, Ishihara H, Ohmori K, Matsui H, Kimura T. The association of lumbar disc disease with vitamin-D receptor gene polymorphism. J Bone Joint Surg Am

2002; 84-A: 2022-2028
65. Videman T, Leppävuori J, Kaprio J, et al. Intragenic polymorphisms of the vitamin D receptor gene associated with intervertebral disc degeneration. Spine 1998; 23:2477-2485
66. Eskola PJ, Lemmelä S, Kjaer P, et al. Genetic association studies in lumbar disc degeneration: a systematic review. PLoS ONE 2012; 7:e49995
67. Williams FM, Popham M, Hart DJ, et al. GDF5 singlenucleotide polymorphism rs 143383 is associaed with lumbar disc degeneration in Northern European women. Arthritis Rheum 2011; 63:708-712
68. Karasugi T, Semba K, Hirose Y, et al. Association of the tag SNPs in the human SKT gene(KIAA1217) with lumbar disc herniation. J Bone Miner Res 2009; 24:1537-1543
69. Mio F, Chiba K, Hirose Y, et al. A functional polymorphism in COL11A1, which encodes the alpha 1 chain of type XI collagen, is associated with susceptibility to lumbar disc herniation. Am J Hum Genet 2007; 81:1271-1277
70. Hirose Y, Chiba K, Karasugi T, et al. A functional polymorphism in THBS2 that affects alternative splicing and MMP binding is associated with lumbardisc herniation. Am J Hum Genet 2008; 82:1122-1129
71. Williams FM, Bansal AT, van Meurs JB, et al. Novel genetic variants associated with lumbar disc degeneration in northern Europeans: a meta-analysis of 4600 subjects. Ann Rheum Dis 2013; 72:1141-1148
72. Rajasekaran S, Kanna RM, Senthil N, et al. Phenotype variations affect genetic association studies of degenerative disc disease: conclusions of analysis of genetic association of 58 single nucleotide polymorphisms with highly specific phenotypes for disc degeneration in 332 subjects. Spine J 2013; 13:1309-1320
73. Näkki A, Battié MC, Kaprio J. Genetics of disc-related disorders: Current findings and lessons from other complex diseases. Eur Spine J 2014; 23(Suppl 3): S354-S363

7

神经性腰背痛：肌肉病变、神经肌肉病变、帕金森病和肌张力障碍

原著　Asdrubal Falavigna, Carlo Demênico Marrone
译者　陶鲁铭　审校　海　涌　刘玉增

引言

国际疼痛协会研究所（IASP）[1]将疼痛定义为：与实在的或者潜在的组织损伤相关的不愉快的感觉或情感体验。腰背痛是一种没有客观诊断标准的症状，也是一种病因多样的多因素疾病[2]。每年慢性或再发性腰背痛的发病率为35%~79%[3]。

因可累及周围神经系统或骨骼肌，所以神经肌肉性病变会引发系列临床体征和症状。病变会使以下结构受累：①下运动神经元（如肌萎缩侧索硬化和脊髓性肌萎缩症）；②感觉神经节（如感觉神经损伤）；③神经根、周围神经或脑神经（如格林—巴利综合征、遗传性运动和感觉神经性疾病）；④神经丛（如Parsonage-Turner综合征）；⑤神经肌肉连接处（如重症肌无力）；⑥肌肉（如肌营养不良症、炎性肌病、药物源性肌病）（表7.1）。这种疾病会危及运动功能，通常起源于中枢神经系统，包括肌张力障碍和帕金森综合征，最常见的是帕金森综合征。

这一章主要讨论神经肌肉性疾病、帕金森病和肌张力障碍对腰背痛的影响。

下运动神经元疾病

下运动神经元疾病的病因可以是遗传性的，也可是获得性的，其特点是有运动功能紊乱而不伴理性、思维、意识、认知、固有感觉、行为的障碍，或直肠、膀胱、眼的运动功能障碍（表7.1）。

肌萎缩侧索硬化症

肌萎缩侧索硬化症（ALS）是一种进行性神经退变性疾病。病变累及大脑皮质、脑干和脊髓直接控制肌肉运动的初级运动神经元，因此初级（中枢）运动神经元和次级（周围）运动神经元受累。目前认为遗传缺陷会增加患ALS的概率。

临床表现通常无特异性，因为最初的临床表现取决于神经受累区域。在询问病史和临床查体中，如患者出现如下情形时，医生应怀疑该疾病：①肌肉萎缩（如手指第一骨间肌萎缩）；②肢端肌肉无力（如足下垂，无根性疼痛）③散

表 7.1　神经肌肉疾病的一般特点

疾病	主要病变部位	临床表现	诊断依据
肌萎缩性脊髓侧索硬化症	上运动神经元和下运动神经元	· 肌萎缩 · 无力 · 肌束震颤 · 肌肉强直 · 吞咽困难 肌肉抽搐 · 感觉存在	· 临床表现 · 神经生理学检查
脊髓性肌萎缩症	下运动神经元	· 进行性肌无力 · 深反射消失 · 肌张力减弱 · 感觉存在	· 临床表现 · 肌酸激酶轻度升高 · 神经生理学检查 · 分子学检查
格林—巴利综合征	周围神经系统	· 感觉异常 · 远端肌肉进行性肌无力 · 脑神经和呼吸肌相关神经功能障碍 · 自主神经功能障碍	· 临床表现 · 脑脊液检查 · 肌电图检测
急性 / 亚急性肌病	肌肉	· 对称性近端肌肉无力，不伴感觉功能受累 · 吞咽困难	· 临床表现 · 肌肉活检 · 肌酸激酶升高 · 神经生理学检查
慢性肌病	肌肉	· 对称性近端肌肉无力，不伴感觉功能受累 · 姿势性脊柱侧弯	· 临床表现 · 肌肉活检 · 肌酸激酶升高 · 分子学检测 · 神经生理学检查
帕金森病	上运动神经元和基底神经节	· 震颤 · 僵硬 · 姿势改变 · 自主神经、认知和姿势的非运动症状 · 睡眠障碍	· 临床表现 · 神经生理学检查

在的或局部肌束颤动；④肌肉强直和初级运动神经元受累的体征；⑤吞咽运动和面部、舌运动进行性丧失；⑥有时出现与用力无关的肌肉痉挛，并且发生在不寻常的部位（如颌下区肌肉痉挛）。

有研究报道，78% 的 ALS 患者在就诊前 24 小时内出现疼痛，疼痛严重程度评分平均为 3 分（0 分，无疼痛；10 分，疼痛剧烈，难以忍受）[4]。33% 的病例有中到重度疼痛。疼痛出现的频率和强度与神经功能损害和病情持续时间有关[5]。50%存在腰背痛的患者无神经根受累[4]。其他常见的疼痛部位包括肩部和髋部，提示因为肌萎缩使关节失去肌肉保护，从而导致关节过度负重是一种致痛因素（表7.2）[4, 5]。

脊髓性肌萎缩症

脊髓性肌萎缩症（SMA）是一种运动神经元的常染色体隐性遗传病。由于失去位于脊髓前角的下运动神经元和脑神经核，患者表现为进行性肌无力。在遗传学上，运动神经元存活基因（MNS）位于5号染色体的长臂上（Sq11.13.3），转码的蛋白质以此命名。每个人都有两个MNS基因——MNS1和MNS2，MNS1基因的突变、丢失或重排会有95%的概率诱发SMA[6]。

SMA有很多类型，可以根据其主要病变的位置分类，近侧肌肉萎缩更为常见。SMA还可以根据症状出现的时间分类：重症型，Werdnig-Hoffman（Ⅰ型）；中间过渡型（Ⅱ型，图7.1）；青少年型，Kugelberg-Wellander（Ⅲ型）；以及成年发病型（Ⅳ型）。

这些类型的临床表现有一些共同之处：进行性肌无力，深反射消失，肌张力减退，感觉存在，无中枢神经系统症状。Ⅰ型SMA症状出现很早，通常在出生前、出生时或出生后的3~6个月。在这些病例中，呼吸和吞咽功能的临床表现因人而异，患者预期寿命不超过2年。Ⅱ型SMA的症状出现于出生后6~18个月，并且伴有进行性的运动功能减退。这些患者可在有或没有外力支持下坐立，通常在外界支持下也可以站立；患者不能行走，并且表现为延髓性肌无力和吞咽困难。随着时间的延长，其他异常主要是呼吸功能改变、畸形和脊柱侧弯。在Ⅲ型SMA中，症状出现于出生18个月后、3岁之前（Ⅲa型），或者在3岁和3岁之后（Ⅲb型）。Ⅲa型的患者一般在20岁之后不能行走，而Ⅲb型的患者在某种情况下会在20岁后的某个

表7.2 神经肌肉疾病及其相关疼痛的描述

疾病	疼痛病因	疼痛的部位	疼痛发生概率
肌萎缩性脊髓侧索硬化症	肌肉萎缩后关节负重改变	肩关节、髋关节和背部	50%
脊髓性肌萎缩症	肌肉萎缩后关节负重改变，骨质疏松性骨折	肩关节、髋关节和背部	92%
格林—巴利综合征	肌肉萎缩后关节负重改变，炎性神经根病变	背部和下肢	55%~72%
急性/亚急性肌肉疾病	肌肉萎缩后关节负重改变	肩关节、髋关节和背部	50%~60%
慢性肌肉疾病	肌肉萎缩后关节负重改变	肩关节、髋关节和背部	66%~76%
帕金森病	肌张力过高、异常屈曲姿势和椎间盘病变加速	肩部、骨盆、膝关节和踝关节	74%

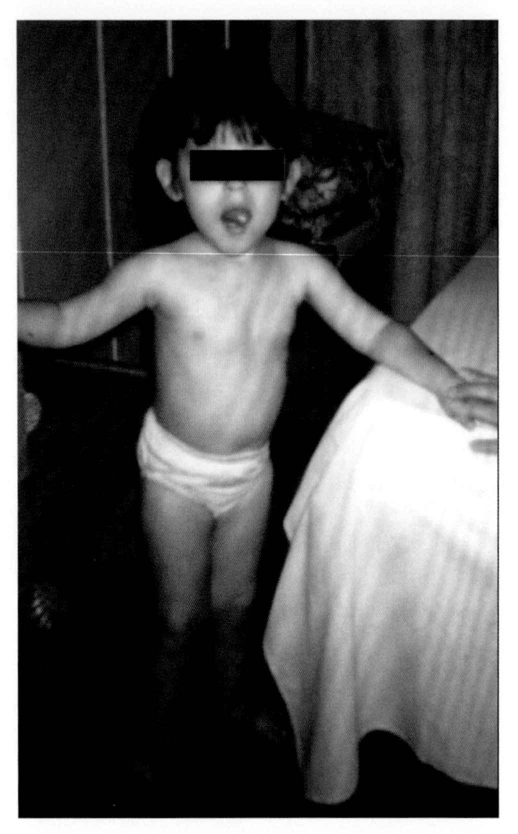
图 7.1　SMA Ⅱ型患者，站立位需要外界支撑

时间开始不能行走，甚至是在使用辅具的情况下。Ⅳ型 SMA 肌无力的症状和深反射消失始于 20~40 岁。

最初的临床表现和实验室检查结果会使人怀疑其他疾病，特别是肌病，因为肌酸磷酸激酶（肌肉的标志物）会比正常值高 5 倍。神经肌电图提示神经源性疾病。SMA 的诊断基于临床表现、实验室检查结果、电生理学检查结果，以及分子生物学检测提示 SMN1 外显子 7 缺失。

在一项研究中，71% 的患有Ⅱ型或Ⅲ型 SMA 的青少年在过去 3 个月内都有持续性或复发性慢性疼痛；其中，92% 的患者的疼痛时间持续超过 3 个月，46% 的患者疼痛持续小于 1 小时，36% 的患者疼痛持续在 1~12 小时之间。92% 的患者常见的疼痛部位在颈部或背部，并且活动受限的患者症状更严重（表 7.2）。

在接受脊柱手术治疗后，Ⅱ型 SMA 青少年患者术后均不能活动，而 57% 的Ⅲ型 SMA 患者术后可以活动。手术治疗后仍有很多患者依然存在颈部及背部疼痛导致。导致疼痛的一个可能原因是骨质疏松性骨折[7]。62% 的患者在被抬举和移动时疼痛加重，46% 的患者取坐位时疼痛加重，39% 的患者在其他活动过程中疼痛加重。疼痛缓解不一定必须依赖药物，62% 的患者通过休息和改变姿势就可以获得疼痛缓解。对于那些不能活动的患者，改变姿势是一种可以最大限度缓解疼痛的方法。

多发性神经根性神经病

格林—巴利综合征（GBS）是一种急性炎性多发性神经根性神经病，表现为肌无力和深反射的减弱或消失。GBS 有几种亚型：急性炎性脱髓鞘性多发性神经根性神经病（AIDP），急性运动轴索型神经病（AMAN），急性感觉运动轴索型神经病（ASMAN），以及 M–F 综合征。

GBS 起初被认为是一种神经脱髓鞘疾病，但其他相似的病例被认为存在轴索和郎飞结的病变。GBS 具有免疫介导疾病的特点，通常伴有感染，后者诱发机体产生特异性抗体攻击神经根根和神经结构，特别是髓鞘结构，如神经节苷脂和糖脂结构（如 GM1 和 GD1b）。

多数患者在症状出现前 2~4 周内有轻度的呼吸道或胃肠道感染等前驱表现。临床表现通常包括感觉异常同时伴进行性肌无力，一般是从下肢到上肢再到躯干，并且症状可以在数小时或数天内发展为脑神经和支配呼吸肌神经的功能失调。临床症状恶化通常在 30 天内达到顶点，但恢复可能需要数天、数月或数年。正常情况下，70% 的患者在 12 个月内恢复，82% 的患者在 24 个月内恢复。不幸的是，部分患者可能遗留终身的后遗症，甚至死于呼吸衰竭以及自主调节功能紊乱，如低血压和心律失常。

临床有轻瘫（弛缓性瘫痪）、较轻的小范围感觉改变，以及反射消失等表现时，应怀疑 GBS。1 周后的脑脊液检查会在 80%~90% 的患者中发现蛋白增加而白细胞数正常的蛋白—细胞分离现象。肌电图检查提示脱髓鞘改变从第三、第四天开始，但通常在疾病出现后的第一周，特别是第二周后会出现特征性体征。因为髓鞘可以加快信号在神经上的传导速度，髓鞘脱失时在肌电图上可以看到神经传导速度的减慢，伴或不伴有潜伏期延长、暂时性弥散、局部或整体传导阻滞（通常是运动神经），以及延迟波（F 波）。当轴索损害更严重时，肌电图上会出现活化的去神经支配，表现为纤维性颤动和正向波。GBS 的患者可以行血浆置换或输入人免疫球蛋白等治疗。可以通过机械通气预防呼吸衰竭。由于心搏骤停和低血压的风险，心肌收缩改善后，有可能发生心律失常。

中到重度疼痛一般出现在身体的几个部位，通常在背部。一般来说，疼痛始于腰背部或者腰骶部，并且有时会放射到下肢，类似坐骨神经痛，后者一般是由炎性神经根病引起。约 55% 的患者会出现背部疼痛，72% 的患者表示疼痛持续存在[8]。单独存在的、与下肢放射痛不相关的背部疼痛，不是 GBS 发病的征象；必须同时存在其他症状，如肌肉松弛、肌肉无力、皮肤感觉麻木或反射消失，方可进一步证明 GBS 诊断的假设（表 7.1，表 7.2）[9]。

在 10 岁以下的儿童中，20% 的患者最初表现为腰背痛[10]。然而，83% 的 6 岁以下患儿最早表现为腰背痛和下肢痛。在急性期，腰背痛和强化 MRI 上的神经根肥厚存在一定关系，这是由炎症和神经根的压迫所致[10, 11]。

对急性或亚急性期腰背痛进行临床评估，伴或不伴有下肢放射痛以及自主神经功能障碍，如膀胱功能障碍超过 24 小时，可能不是 GBS，更可能是脊髓病变（如脊髓炎），后者不会表现感觉平面，或者无法评估。

肌肉病变

肌肉病变是一大类疾病，包括肌纤维及其结构、通道或代谢的改变，肌间隙的受累，最终导致肌无力。

肌肉病变可以是先天遗传性的，也可是后天获得性的。先天性肌肉疾病通常慢性进展；后天性肌肉疾病在最初症状出现前没有肌肉受损。从解剖病理学上来看，可能会存在肌纤维坏死或者坏死的肌纤维被炎性浸润的脂肪组织所替代，并且结缔组织含量增加。这些发现说明病变的肌纤维存在营养障碍。在肌肉病变中，肌纤维的结构被破坏；对于炎性肌病，可以看到明显的炎性浸润。

肌肉病变的典型临床表现是对称性近端肌无力，不伴有感觉功能障碍。相反，周围神经病变主要表现为远端对称性感觉障碍（表 7.1，表 7.2）。

肌肉病变可以是急性、亚急性或慢性的。急性和亚急性肌病包括多发性肌炎的炎性肌病、皮肌炎和存在包涵体的病毒性肌炎、药物性（如他汀类药物引起的）肌炎和感染性肌炎。慢性和先天性肌肉疾病包括肌肉萎缩症、营养不良型或其他类型的肌强直、肌细胞离子通道病变以及先天性肌病和线粒体肌病。这一部分的讨论主要集中于由炎性肌病、他汀类药物性肌病以及营养不良性肌病，如杜氏肌营养不良症、贝氏肌肉萎缩症、强直性肌营养不良以及面肩肱型肌营养不良性肌萎缩症。

多发性肌炎和皮肌炎

多发性肌炎和皮肌炎是肌肉非化脓性自发性炎性疾病。在多发性肌炎中，只有肌肉受累；而在皮肌炎中，皮肤和肌肉均受累。

临床通常表现为近端对称性肌无力，数周或数个月后会出现疼痛。在多发性肌炎中可以看到“垂头”征，这是因为颈部后方肌肉无力，并且会出现吞咽困难。在皮肌炎中，皮肤改变通常表现为皮肤水肿和眼睑红疹、指关节背侧红疹（Gottron 征），以及在指甲边缘存在黑红色的斑点（甲周血管瘤）。CPK 水平升高，肌电图显示肌源性去神经样改变。

多肌炎的肌肉组织活检显示肌肉坏死、变性和肌纤维中纤维组织增生，伴有周围炎性浸润，没有坏死。这种炎性浸润是由 CD8 + T 细胞介导的，提示由 T 细胞介导的对肌细胞抗原细胞毒性攻击，但其机制尚未完全明确。相反，皮肌炎中的血管炎是一种主要由 B 细胞和 CD4 + 辅助 T 细胞介导的炎性浸润，是通过体液调节进行的。除了肌纤维变性、增生、坏死外，肌束周围萎缩是一种特殊病变，是由微血管栓塞造成的。

肌肉炎症可能会产生轻度或中度疼痛，这种疼痛可分布于整个躯体，包括背部。

他汀类药物造成的肌肉病变

他汀类药物用于治疗血脂异常，可以抑制 β – 羟基 – β – 甲戊二酸单酰辅酶 A（HMG–CoA）还原酶，有助于降低心血管疾病和脑血管阻塞的发病风险。副作用之一就是对肌肉的损伤。在长期服用他汀类药物的患者中，50% 或以上有可能会有骨骼肌疼痛，50%~60% 有背部和腿部疼痛[12]。

临床表现可以从不影响正常生活的肌肉疲劳到严重的横纹肌溶解。美国心脏病学会（ACC）/ 美国心脏协会（AHA）/ 国家心肺血液研究所（NHLBI）将以下几条定义为他汀类药物所致的肌肉症状[13]：不伴有 CPK 升高的肌肉疼痛；发生于任何肌肉的病变；肌炎是伴有 CPK 升高的肌肉症状；横纹肌溶解的肌肉症状伴有 CPK 较正常上限高出 10 倍或以上，血肌酐水平升高，以及偶尔出现的肌红蛋白尿。

肌痛症临床上表现为肌肉无力，近端肌肉疼痛，有 / 无腰背痛。肌痛在服用他汀类药物后出现的时间仍在研究中，但通常发生在服药后 1 个月。肌痛的表现似乎和他汀类药物的剂量有关，和胆固醇水平下降无关[14]。

临床病例

一位 52 岁的吸烟男性，伴有心肌梗死，长期服用他汀类药物。在用药 3 个月后，他开始出现严重的腰背痛，伴有右侧大腿外侧和前面的轻度放射痛，无肌力减退和感觉异常。患者进行了一系列有关髋部和泌尿系统检查，以查明放射痛的可能病因，并且回顾了患者的药物治疗史。最后未能解释患者的不适症状。在停用他汀类药物 5~10 天后，患者不适症状得以缓解。

因为他汀类药物诱发的肌肉异常很常见，临床医生应严格权衡肌肉症状的风险和他汀类药物对心脑血管疾病预防的益处。

肌营养不良

抗肌萎缩蛋白是一种必不可少的肌肉组织蛋白。这种蛋白质位于肌膜下，连接肌动蛋白和肌纤维膜。编码抗肌萎缩蛋白的基因位于 X 染色体短臂上（Xp21），是人体最大的基因，有 79 个外显子。该基因的突变会造成这种蛋白部分或全部功能的缺陷，从而形成两种重要的肌萎缩症——DMD 和 BMD。

DMD 和 BMD 都只发生于男孩，因为男性只有 1 条 X 染色体。DMD 发病较早且症状较重，BMD 发病较晚且症状较轻。DMD 发病最早可以起于出生后 18 个月，但是通常在 4 岁时才被注意到。主要表现为近端肌肉无力，特别是下肢；小腿假性肌肉肥大，鹅样步态以及 Gower 征。Gower 征指的是患者需要通过双手支撑膝部和髋部才能从坐位转为直立位（“自身艰苦攀登”）。这些发现反映了肌肉的受累情况，并不是肌营养不良症的病理特征。随着时间的延长，临床症状逐渐加重，到 9~13 岁时患者多不能行走，最后还会出现上肢活动困难，同时伴有脊柱侧弯，尤其是坐轮椅的患者。

血液中 CPK 的水平比正常上限高出 10 倍或以上，有时可高出上限 50~100 倍。因为转氨酶升高，很多儿童接受了肝脏检查，包括肝组织活检。需要特别注意的是，转氨酶同样也存在于肌肉中。在更严重的病例中，血清肌酶反而可以正常，原因很简单——没有更多的肌肉组织可以溶解。肌电图呈肌病样表现，神经传导正常，并且针刺试验显示短时间和小范围的诱发电位，通常是多相的，并且矛盾复位增多。肌肉组织活检呈肌营养不良的表现，免疫组化检查证实在病变肌纤维内几乎没有抗肌萎缩蛋白（图 7.2）。采用 PCR 扩增技术的分子检测显示，60%~70% 的病例存在异常，并且分子检测有助于辨别抗肌萎缩蛋白基因的异常序列。

DMD 表现为相对轻度的抗肌萎缩蛋白缺失。尽管这个蛋白有部分缺失，但其仍有部分功能。临床表现与 DMD 相似，但症状出现较晚，一般在 5~7 岁后，有时会到青少年时期才发病（图 7.3a）。酶水平的变化较小，CPK 较正常值上限升高不足 10 倍，甚至在正常水平。肌电图的改变与 DMD 相似。肌肉组织活检可出现同样的肌营养不良表现，但是免疫组化检查可以看到有部分抗肌萎缩蛋白的存在（图 7.3b，c）。采用 PCR 扩增的分子检测基本正常。

在一项研究中，41% 的 DMD/BMD 患者在之前的 3 个月内会有疼痛表现；在这些疼痛的患者中，76% 表现为颈部和腰背部疼痛。SMA 患者的表现类似，不能行走的患者疼痛会更严重，尤其是腰背痛。最常见的能使疼痛加重的因素是坐姿（52%）和日常活动（44%）；能使疼痛缓解的因素是休息（88%），姿势变换（80%）和按摩治疗（64%）。无论患者是否可以行走，导致疼痛的原因同 SMA。

一项研究表明，支持治疗，尤其是机械通气，提高了患者的生存率，85% 的患者可以活到 30 岁[15]。超过 20 岁无法步行和正在行机械通气的 DMD 患者，疼痛的发生率为 73.5%；24.1% 的患者存在腰背痛，11.4% 存在颈痛[16]。在生活质量不佳的患者中，80% 经历过疼痛和疲乏；然而在生活质量良好的患者中，疼痛的发生率为 70%。

强直性肌营养不良症

强直性肌营养不良症（MMD）是一种常见的神经肌肉疾病。该疾病为遗传性疾病，临床表现多样，很多患者并不会出现该病所有的表现。MMD 分为Ⅰ型和Ⅱ型：Ⅰ型 MMD 的基因异常见于 19 号染色体长臂上的肌强直蛋白激酶（DMPK）基因，Ⅱ型 MMD 中被改变基因是位于 3 号染色体长臂的 CBBP（ZNF9）。正常人体内这两种基因均产生 3~37 个 CTG 三核苷酸重复序列，但在 MMD 患者体内存在更多的该序列。此类改变主要影响肌肉组织的氯离子通道，导致肌无力[17]。该病为常染色体显性遗传，特征表现称为预期现象，即每一代的发病时间早于上一代。例如，一代在 60 岁发病，其后代一代接一代发病，可能最后会出现一出生就发病。

Ⅰ型 MMD 的特征性表现是肌肉收缩后出现肌强直或放松困难。其他表现还包括肌无力、肢体优势性萎缩、足下

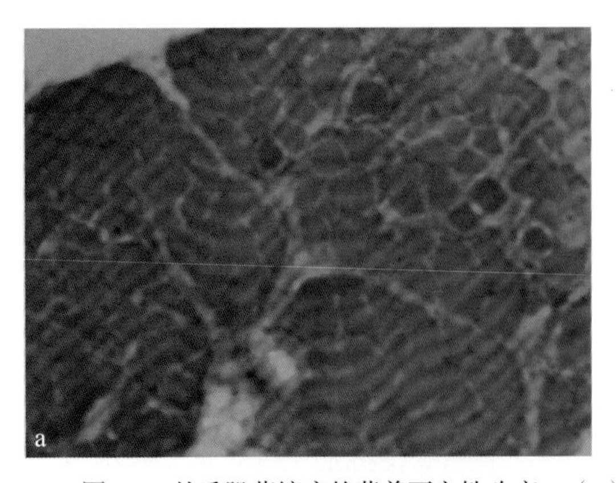

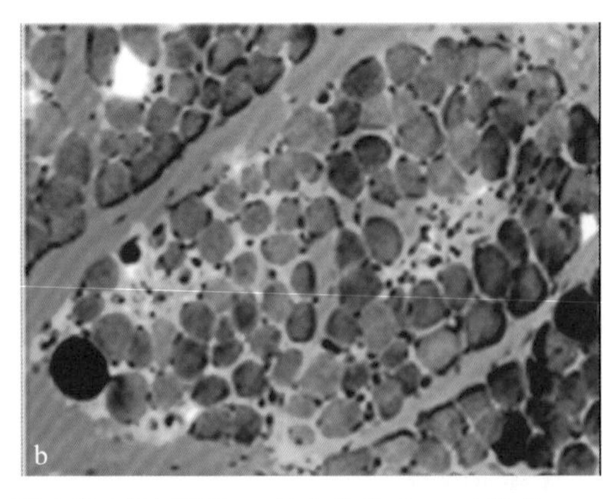

图 7.2　杜氏肌萎缩症的营养不良性改变。（a）苏木紫 / 伊红染色。（b）改良 Gomori 染色

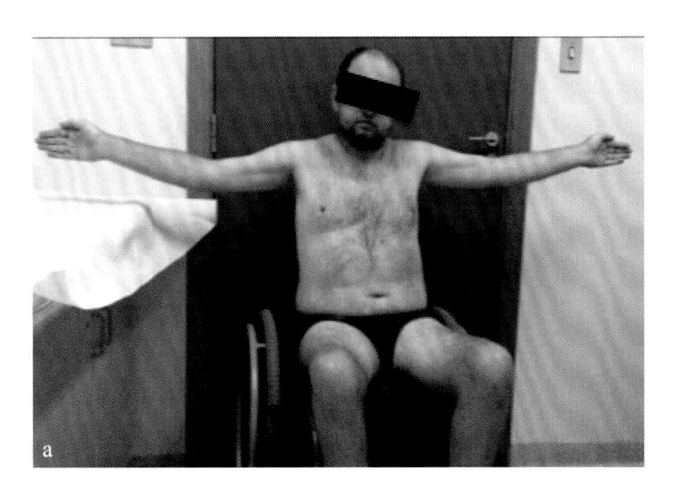
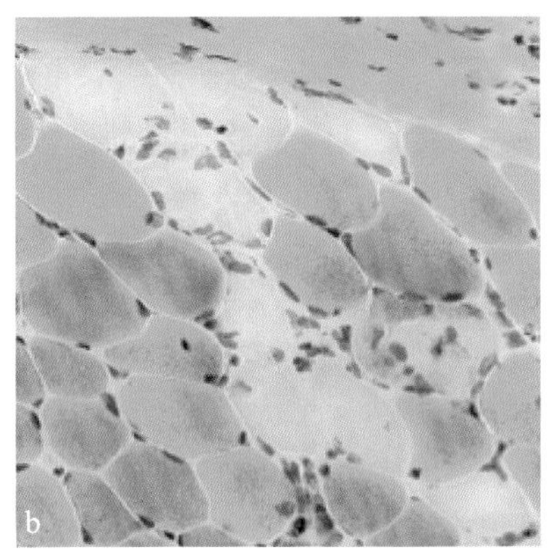
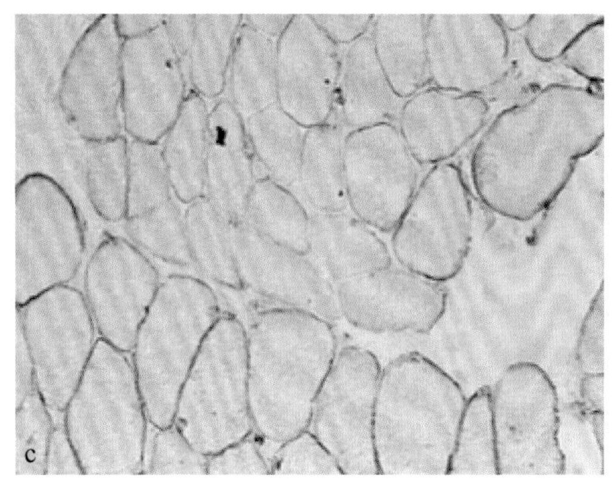

图 7.3 （a）贝氏肌营养不良症患者出现上肢近端肌无力和双侧股四头肌萎缩。（b）肌营养不良伴纤维坏死的组织学形态（改良 Gomori 染色）。（c）外周肌纤维未免疫固定的肌营养不良表现（MPO 染色）

垂和拍打步态。强直肌肉营养障碍产生的无力发生于肢体远端，而肌病则表现为近端肌肉受累。可出现面肌无力（图 7.4）伴短暂性肌肉萎缩、早产和额秃、内分泌受累（性腺功能低下症，糖尿病）、视觉改变（白内障）、心脏疾病（冠脉分支阻塞），部分患者可出现智力改变（智力迟钝）和其他症状。患病时间越长，肌肉和其他器官的临床症状越重。Ⅱ型 MMD 的近端肌肉无力、疼痛和僵硬不同于Ⅰ型 MMD。

MMD 的诊断依赖神经肌电图和肌病模式，可以通过特征性的摩托车加减速声确定肌强直放电。该病的确诊需要进行分子生物学分析，Ⅰ型表现为 CTGs 大量扩增；Ⅱ型表现为 CTGs 大量扩增和突变，并出现四核苷酸重复序列。

疼痛是降低 MMD 患者生存质量的一个因素。在一项研究中，69% 的患者报告在之前一周发生过疼痛，66% 为腰背痛[18]。

背痛的可能原因在下个部分中讨论。

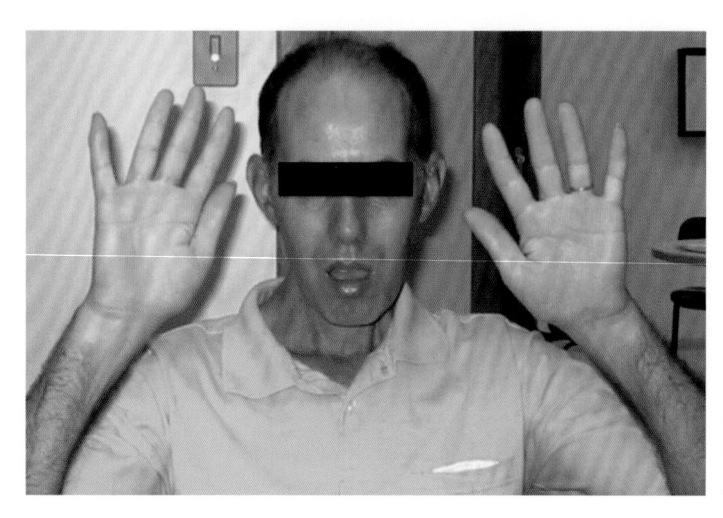

图 7.4 强直性肌营养不良症 I 型（Steinert 病），表现为面肌无力、额秃和手部肌肉萎缩

面肩肱型营养不良性肌萎缩症

这是一种常染色体显性遗传的神经肌肉性疾病，受影响的家族呈现高外显度和多种表型。其基因改变位于 4 号染色体长臂 35 号位点（4q35），有害突变发生在 DNA 片段 D4Z4。

面肩肱型营养不良性肌萎缩症（FSHD）于青春期或成年早期发病，早期表现为面部肌肉无力，随后出现肩胛部肌肉的无力并出现翼状肩胛。随着病情进展，腿部和下腹部肌肉出现无力。疾病通常隐匿进展，晚期患者需要轮椅辅助行动。部分患者没有临床症状，没有意识到他们患有该病。该病的诊断基于该病的临床症状以及神经肌电图显示近端肌肉出现肌病改变，肌酶水平常正常。

尽管疼痛没有被列入 FSHD 的症状，但其是患者常见的主诉之一[19]。有研究显示，82%~89% 的患者报告一周前有疼痛，其中 75%~78% 为腰背痛[19]。行动受限或使用轮椅、拐杖、手杖的患者的疼痛更严重，尤其是腰背痛。

MMD 和 FSHD 患者常诉腰背痛，提示躯干和颈部肌肉的明显无力[18]。另外，屈肌无力强于伸肌，这与脊柱后凸和侧弯的发生相符。脊柱早期的退变也与疼痛的发生相符[19]。

帕金森病（PD）和肌张力障碍

帕金森病（PD）是一种主要发生于 50 岁以上人群的神经源性慢性进展性疾病，病因是纹状体束缺乏多巴胺。临床表现包括：运动性症状，如震颤、僵硬和姿势改变；非运动性症状，如自发性、先天性和姿势性症状，包括睡眠障碍。68%~85% 的患者会出现疼痛（表 7.1）。

Ford[17]报道了 PD 的疼痛五种类型：

1. 肌肉骨骼痛：因帕金森僵硬，风湿类疾病或骨骼畸形导致。
2. 根性神经痛：因神经根损伤、周围神经病或局灶性神经病变导致。

3. 肌张力异常痛：因服用抗帕金森病药物导致。
4. 中枢神经痛：因服用抗帕金森病药物导致。
5. 静坐不能：因服用药物或帕金森病间歇期诱发。

肌肉骨骼痛与疾病存在相关性，因为 70% 的患者会发生肌肉骨骼痛，姿势改变、关节受累和肌肉抽搐会导致该种疼痛（表 7.2）[20]。颈部、椎旁和小腿肌肉最易受累，而受累最严重的的关节为肩关节、骨盆、膝关节和踝关节，患病率为 45%~74%[21]。

根性神经痛的患病率为 5%~20%，常伴神经支配区域的感觉异常和无力[17,22]。腰背痛的发病率为 74%，根性痛的发病率为 38%[22]。

肌张力异常和脊柱活动性下降，共同导致了非放射性背部骨骼、肌肉和软组织疼痛。椎间盘病变的加重会使由异常姿势改变、肌张力障碍、慌张步态（起步后小步快速向前的步态）和脊柱后凸导致的疼痛加重[23]。

对由帕金森僵硬和多巴胺能药物治疗导致的骨骼肌肉痛，应进行物理治疗和锻炼。腰背痛的强度与疾病持续时间，患者年龄，疾病分期，疾病间歇期或下丘脑刺激没有直接相关性[20]。

神经肌肉疾病和运动障碍患者常有腰背痛并影响其生活质量。当没有其他疾病的明显相关表现和症状时，腰背痛常被忽视。

本章小结

由于疾病作用，神经肌肉性疾病、帕金森病或强直性肌病患者会经历腰背痛。通常，患者最先报告全身疼痛，随后才会报告腰背痛。明确患者的疾病病理变化很重要，以便将临床表现和病情联系起来用于治疗。帕金森僵硬、风湿类疾病或骨骼畸形、神经根损伤、周围神经病或局灶性神经病变是造成肌肉骨骼痛的主要原因。肌肉骨骼疾病造成躯干失稳和伸肌无力，会导致疼痛和脊柱退变。

要点

- 根据神经肌肉性疾病的诊断，如是帕金森病或肌强直性疾病，以及其临床表现来评估和治疗患者；不要仅治疗腰背痛。
- 对于行动不便的患者，腰背痛是造成生活质量下降的重要因素。长时间保持坐姿会加重腰背痛，改变姿势和放松肌肉可以缓解。
- 腰背痛、腰骶部疼痛和腿痛可能是 GBS 最早的症状，对于确定是否有近期感染、基础肺疾病、胃肠疾病或对称性反射缺失对诊断很重要。MRI 可以区分症状是由炎症还是神经根受压引起的。
- 对于腰背痛伴排尿困难，必须鉴别是否存在髓质或多发性神经根病变。
- 对腰背痛患者，应明确是否使用他汀类药物；对其他肌肉疼痛、肌肉抽搐和 CPK 升高应进行评估。

难点

- 肌肉疼痛不伴其他神经系统表现。
- 除了 GBS 患者，这些患者的肌痛通常非常剧烈或是急性疼痛。
- 神经肌肉疾病、PD 和强直性肌病的腰背痛可单独出现。

参考文献

5 篇“必读”文献

1. Almeida TF, Roizenblatt S, Tufik S. Afferent pain pathways: a neuroanatomical review. Brain Res 2004;1000:40-56
2. Manchikanti L. Epidemiology of low back pain. Pain Physician 2000;3:167-192
3. Falavigna A, de Braga GL, Monteiro GM, et al. The epidemiological profile of a middle-aged population with low back pain in southern Brazil. Spine 2015;40: E359-E365
4. Hanisch F, Skudlarek A, Berndt J, Kornhuber ME. Characteristics of pain in amyotrophic lateral sclerosis. Brain Behav 2015;5:e00296
5. Chiò A, Canosa A, Gallo S, et al. Pain in amyotrophic lateral sclerosis: a population-based controlled study. Eur J Neurol 2012;19:551-555
6. Bürglen L, Lefebvre S, Clermont O, et al. Structure and organization of the human survival motor neurone(SMN) gene. Genomics 1996;32:479-482
7. Lager C, Kroksmark AK. Pain in adolescents with spinal muscular atrophy and Duchenne and Becker muscular dystrophy. Eur J Paediatr Neurol 2015; 19:537-546
8. Ropper AH, Shahani BT. Pain in Guillain-Barré syndrome. Arch Neurol 1984;41:511-514
9. Grant R. Backache and the Guillain-Barre syndrome. Br Med J (Clin Res Ed) 1986;293:506
10. Jones HR. Childhood Guillain-Barré syndrome: clinical presentation, diagnosis, and therapy. J Child Neurol 1996;11:4-12
11. Micó SI, Aliaga CP, Martín PP Pérez-Gramunt MA, eds. Dolor lumbar y de miembros inferiores con rechazo de la deambulación como modo de presentación de síndrome de Guillain-Barré. An Pediatr(Barc) 2007;66:87-106
12. Buettner C, Davis RB, Leveille SG, Mittleman MA, Mukamal KJ. Prevalence of musculoskeletal pain and statin use. J Gen Intern Med 2008; 23:1182-1186
13. Pasternak RC, Smith SC Jr, Bairey-Merz CN, Grundy SM, Cleeman JI, Lenfant C; American College of Cardiology; American Heart Association; National Heart, Lung and Blood Institute. ACC/AHA/NHLBI clinical advisory on the use and safety of statins. J Am Coil Cardiol 2002;40:567-572
14. Scandinavian Simvastatin Survival Study Group. Randomised trial of cholesterol lowering in 4444 patients with coronary heart disease: the Scandinavian Simvastatin Survival Study (4S). Lancet 1994; 344:1383-1389
15. Passamano L, Taglia A, Palladino A, et al. Improvement of survival in Duchenne muscular dystrophy: retrospective analysis of 835 patients. Acta Myologica 2012;31:121-125
16. Pangalila RF, van den Bos GA, Bartels B, Bergen M, Stam HJ, Roebroeck ME. Prevalence of fatigue, pain, and affective disorders in adults with Duchenne muscular dystrophy and their associations with quality of life. Arch Phys Med Rehabil 2015;96:1242-1247
17. Ford B. Pain in Parkinson's disease. Mov Disord 2010;25(Suppl 1):S98-103
18. Jensen MP, Hoffman AJ, Stoelb BL, Abresch RT, Carter GT, McDonald CM. Chronic pain in persons with myotonic dystrophy and facioscapulohumeral dystrophy. Arch Phys Med Rehabil 2008; 89:320-328
19. Bushby KM, Pollitt C, Johnson MA, Rogers MT, Chinnery PF. Muscle pain as a prominent feature of facioscapulohumeral muscular

dystrophy (FSHD): four illustrative case reports. Neuromuscul Disord 1998; 8:574-579
20. Beiske AG, Loge JH, Rønningen A, Svensson E. Pain in Parkinson's disease: prevalence and characteristics. Pain 2009;141:173-177
21. Fil A, Cano-de-la-Cuerda R, Muñoz-Hellín E, Vela L, Ramiro-González M, Fernández-de-Las-Peñas C. Pain in Parkinson disease: a review of the literature. Parkinsonism Relat Disord 2013;19:285-294, discussion 285
22. Broetz D, Eichner M, Gasser T, Weller M, Steinbach JP. Radicular and nonradicular back pain in Parkinson's disease: a controlled study. Mov Disord 2007;22: 853-856
23. Adams MA, Freeman BJC, Morrison HP, Nelson IW, Dolan P. Mechanical initiation of intervertebral disc degeneration. Spine 2000; 25:1625-1636

8

儿童和青少年的腰背痛

原著 Katherine M.Schroeder, Erica E.Gonzalez, John P. Dormans
译者 王云生 审校 海 涌

引言

儿童和青少年腰背痛过去曾被认为是很少见且很严重的疾病。然而，这种症状在近些年变得越来越常见[1, 2]。虽然导致腰背痛的病因常可自发缓解，并且多为良性疾病，但医疗人员应对是否有更严重的病变保持警惕。这一章主要回顾了儿童和青少年腰背痛的流行病学、临床评估、鉴别诊断和初步治疗。

流行病学

腰背痛在儿童中的发生率要比过去的认识更高[1, 2]，有文献报道腰背痛在儿童中的发生率从 7% 增长到 58%[3]。10%~30% 的健康儿童被认为在进入青春期前会经历腰背痛。有报道指出，导致儿童腰背痛的危险因素包括：逐渐增长的年龄，家族腰背痛病史，逐渐增加的体育活动或者参加竞技体育，体力劳动以及过度负重[3]。

临床评估

在评估儿童或青少年腰背痛时，详细的病史采集和体格检查是很有必要的。疼痛持续时间、严重程度、发生频率以及诱发因素需要被确定，任何有关创伤、近期疾病或感染的病史都应被记录。对于潜在的警示征象应保持警惕，包括原发的症状，如幼龄患儿夜间盗汗或体重减轻、周期性或进行性加重的腰背痛、夜间疼痛、跛行或步态改变，以及背痛等，尤其对 5 岁以下的儿童（表 8.1）[2]。体格检查应全面而详细，包括对小儿脊柱的视诊，以发现中线处的病损，因为这可能意味着椎管内病变；脊柱触诊是否存在压痛、包块，或从上到下依次触诊后方的组织；脊柱活动范围，有无明显后 / 前凸或侧弯，以及步态等都需要评估，Adams 前屈试验也需要检查。完整的神经系统检查包括对运动和感觉的检查，以及深腱反射、腹壁反射、上运动神经元病变体征等[1]。2010 年，Fujimori 等[5]报道，脊髓空洞症患者腹壁浅反射检查异常在初步诊断特发性脊椎侧弯患者中的敏感

表 8.1 背痛患儿初步评估中的“警示征象”

病史中的警示信息	体格检查中的警示征象
严重的、逐渐恶化的或反复出现的疼痛	神经系统症状
夜间疼痛	跛行 / 步态异常
发热、体重减轻、食欲下降	发热、心动过速
大小便失禁	进行性加重的脊柱畸形
拒绝负重	皮肤异常瘀血或出血
幼龄儿童腰背痛（年龄小于 5 岁）	淋巴结肿大或腹部包块
发育标志的消失或出现延迟	

性为 89%，特异性 95%。弓形足可以作为椎管内病变的一个征象。同样，全面检查髋关节、评估骨盆的倾斜度，以及测量双下肢长度通常也很有帮助，可与患者腰背痛的主诉联系在一起考虑。初步评估时，应行全面的鉴别诊断（信息框 8.1）。评估儿童腰背痛时，应当对小儿脊柱、骨盆的肿瘤和感染保持高度警惕，疼痛通常也是这些疾病的主诉。

多数病例都应当摄取后前位和侧位脊柱全长摄片，进一步的影像学检查应包括 MRI、CT 和骨扫描。这些检查在脊柱影像诊断中都有各自的作用。MRI 被认为是诊断多数脊柱疾病的金标准，在一些复杂疾病如脊柱肿瘤或感染中更是如此。需要牢记的是，幼龄患儿在行 MRI 检查前需要进行镇静，所以此类操作可能需要在儿童医院或带有麻醉装置的磁共振检查仪中完成。单光子发射计算机化断层显像（SPECT）和 CT 多用于诊断脊椎滑脱，但疑有骨折时，这两种检查同样也可用于急性创伤的情况。骨扫描的应用近年来有所减少，但它依然

信息框 8.1 幼儿或青少年腰背痛的鉴别诊断

- 非特异性 / 机械性腰背痛
- 峡部裂 / 脊柱滑脱
- 休门脊柱后凸畸形
- 脊柱侧弯
- 腰椎间盘突出
- 创伤
- 感染：椎间盘炎、椎骨骨髓炎、骶髂关节炎、硬膜外脓肿
- 良性肿瘤：郎格汉斯细胞增生症、动脉瘤样骨囊肿、成骨细胞瘤、骨样骨瘤、骨软骨瘤
- 恶性肿瘤：尤文肉瘤、骨肉瘤、软骨肉瘤、白血病
- 转移性肿瘤：横纹肌肉瘤、成神经细胞瘤、肾母细胞瘤、淋巴瘤
- 椎管内肿瘤：星形细胞瘤、室管膜细胞瘤
- 全身性病因：骨质疏松症、青少年特发性骨关节炎
- 腰背痛相关：肾脏功能异常、肾盂肾炎、腹膜后病变、骨盆炎性疾病

用于椎弓根峡部应激反应的诊断。患者主诉涉及多个部位，或疑有多病灶病变如白血病、郎格汉斯细胞增多症（LCH）、慢性复发性多病灶性骨髓炎（CRMO）或代谢性骨病时，骨扫描对诊断是有帮助的。回顾患者之前的相关影像而不是仅关注影像报告单，因为成人影像学专家对于小儿脊柱影像可能不熟悉。

实验室检查也是很有用的，尤其是疑有感染或肿瘤时。外周血涂片的全血细胞计数有助于白血病的诊断。多数感染患者可见白细胞计数增高、C反应蛋白和红细胞沉降率的上升，虽然不具特异性，但上述变化同样可在恶性疾病患者中见到。对于椎间盘炎或椎体骨髓炎患者，血培养有助于识别致病微生物[6]。

需要牢记的是，腰背痛可以是一种牵涉痛、一个症状或体征，也可以是由肾脏、泌尿系统、腹部或妇科疾病引起的。淋巴瘤和白血病同样可以出现腰背痛。如果影像学检查结果不清楚，或疑有上述其他系统的病变时，咨询患者的初级保健医师或其他专科医生很重要。

非特异性腰背痛

非特异性腰背痛可以定义为没有明确病因的腰背部疼痛。疼痛的来源可以是肌肉的拉伤、过度使用、挫伤，不良的姿势或肌肉的去适应作用。跑步、举重或频繁起坐通常都会带来疼痛。人们普遍认为，多数儿童和青少年的腰背痛都存在可诊断的病变；但近来的报道发现，75%的青少年腰背痛是由机械性或非特异性因素引起的[7, 8]。通常在详细询问病史和查体后，器质性病变都是一个排除性诊断。一线治疗方法是物理治疗和运动调整，特别是怀疑过度使用性损伤时。

即使患者的初始影像学检查是阴性的并且怀疑腰背痛是非特异性的，医师也应对其进行随访，确定疼痛是否加重。疼痛或症状加重可能提示其他病变，从而需要进一步的检查。

峡部裂和脊椎滑脱

峡部裂和脊椎滑脱是导致10岁以上儿童下腰痛的常见病因，很少见于5岁以下儿童[3, 9]。峡部裂是一种椎弓峡部缺损，最常累及第五腰椎。峡部型腰椎峡部裂是由椎弓压力性骨折引起的，被认为是病变节段的反复微创伤造成的。椎骨滑脱通常发生在双侧椎弓峡部连接异常的情况下，此时下位椎体相对于上位椎体向前移动，会压迫出口神经根，在部分病例中还可见神经功能受损。在儿童和青少年患者中，脊椎滑脱常见于L5–S1节段[2]。峡部的发育缺陷继发于峡部延长，这被认为是先天性缺陷的结果，并且是脊椎滑脱的不常见病因[1]。

峡部裂通常见于那些喜欢参加需要反复进行腰部屈伸或旋转运动的男孩[1, 3, 8]。典型症状包括腰背痛，一般在腰部背伸时诱发，偶尔会放射到同侧臀部和大腿后面。通常患者会告知医生，开始时腰背痛是隐匿性的而不是急性的。体格检查会发现，患者可能存在腰椎棘突或椎旁肌的压痛，并且常在腰部背伸时出现疼痛。

影像学检查应当首先拍摄后前位和侧位腰椎X线片。斜位片虽然经常用到，但是在诊断的准确度上不比标准的后前位及侧位片更高，尤其是对腰椎峡部裂[7,10]。SPECT、骨扫描和 MRI 经常用于诊断腰椎峡部裂。Miller 等[7]报道，与低辐射的骨扫描相比，CT 和 X 线片对峡部裂的敏感性更高（图 8.1）。近来，MRI 同样被证实对腰椎峡部裂比 CT 扫描更敏感；在峡部早期急性应激损伤的诊断上，MRI 更具有优势，而 CT 扫描则无法发现[11]。此外，MRI 对软组织病变的诊断更有优势，同时没有放射性。脊椎滑脱在站立位侧位片上最容易发现。在滑脱程度的确定上，站立位 X 线片是必不可少的，因为在仰卧位脊椎滑脱程度会减小。

峡部裂的保守治疗包括腰部支撑、运动调整、物理治疗和服用非甾体类抗炎药（NSAIDs）。2009 年的一项腰椎峡部裂和 Ⅰ 度腰椎滑脱的荟萃分析发现，非手术治疗 1 年的成功率达 83.9%[12]。在该研究中，病损部位需要背带支撑和病损愈合都未归入成功。对于腰椎峡部裂患者，一般认为病变部位的康复不等同于成功的预后，并且在最初讨论治疗目标时应向患者及其家属交代清楚。对于腰椎峡部裂和低级别腰椎滑脱患者，保守治疗超过 6 个月而症状持续加重，通常可以采用手术治疗。

Scheuermann 脊柱后凸

在年长一些的青少年中，Scheuermann 脊柱后凸也可导致脊柱疼痛。Scheuermann 脊柱后凸是一种好发于胸椎和胸腰段的结构性脊柱后凸畸形，在脊柱背伸时不能矫正后凸畸形，这一点可以与姿势性脊柱后凸相区别。患者通常出现代偿性的颈椎和腰椎前凸，并且

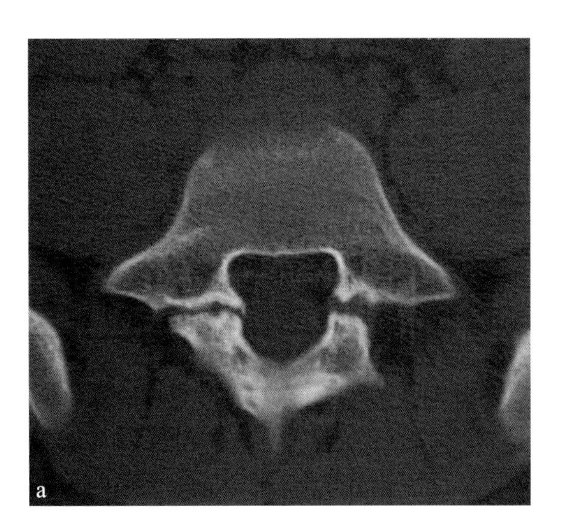

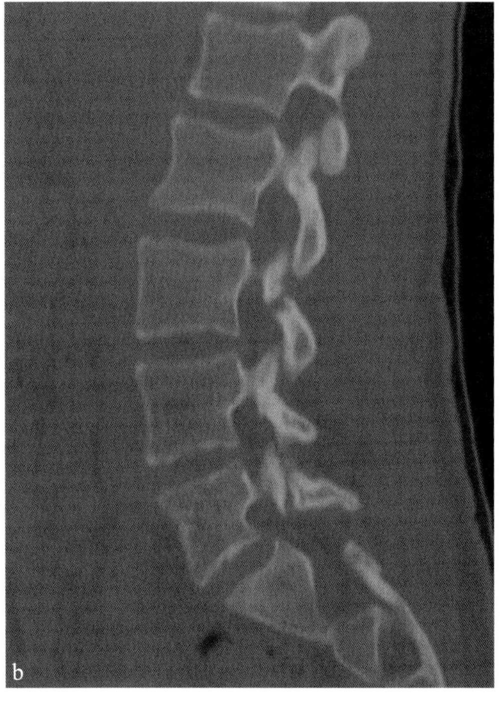

图 8.1 轴位和矢状位 CT 扫描，可见 L5 椎体两侧峡部缺陷造成的峡部裂

有时患者会告诉医生，疼痛部位在胸椎后凸的顶点或腰椎过度前凸处。脊柱侧位片上可以看到至少 3 个相邻椎体向前楔形成角大于 5°，局部后凸畸形大于 45°；同时还可见 Schmorl 结节、终板结构紊乱和椎间隙狭窄。应在正侧位片上测量后凸角以排除其他病变，如腰椎峡部裂或腰椎滑脱。

保守治疗如背带支持通常用于正在生长发育的幼儿，同时背带应当制定在后凸畸形的顶点上。如果 Scheuermann 畸形的顶点头侧近 T7，则需要行 Milwaukee 支撑。下胸椎和胸腰段的畸形可以采用腋下支撑[1]。物理治疗同样很有帮助，主要集中于姿势的维持、躯干加强和肌腱拉伸。Scheuermann 脊柱后凸的手术治疗一般适用于尽管骨骼发育已成熟而后凸仍进行性加重，或者在接受保守物理治疗后疼痛仍然存在的患者。

青少年特发性脊柱侧弯

特发性脊柱侧弯患者通常表现为双肩不等高或肋骨突出，通常多由儿科医生或校医发现，这些患者偶尔也会出现腰背痛。一项对 2 442 位疑为特发性脊柱侧弯患儿的回顾性研究发现，23% 的患者开始就有背痛，而另外 9% 的患者的腰背痛在观察期间逐渐出现[13]；9% 存在腰背痛和侧弯的患儿同时伴有潜在的疾病。最常见的是腰椎峡部裂和脊柱滑脱，其他诊断包括 Scheuermann 后凸畸形、脊髓空洞、椎间盘突出、脊髓栓系和椎管内肿瘤。

对所有脊柱侧弯患者都应当进行全面的神经系统检查和详细的病史采集，并摄取脊柱的标准后前位和侧位 X 线片。对侧弯曲线不典型（如左胸弯）、弯曲进行性加重或神经系统检查异常者，应当行 MRI 检查，进一步确定是否存在其他潜在病变。

创伤

腰椎间盘突出在儿童中没有成人常见[2]，30%~60% 有症状的腰椎间盘突出患儿在疼痛出现之前有创伤史[1, 14]。腰椎间盘突出患儿的症状与成人患者相似，并且同样有放射痛或腰部背伸诱发疼痛的特点。一项研究提出患儿更容易出现神经根牵拉，并且 90% 的患儿直腿抬高试验阳性[14]。如有鞍区感觉异常或直肠、膀胱功能障碍，应当注意马尾神经综合征的可能。应行 X 线检查，但有椎间盘突出时应选择腰椎 MRI 检查。2008 年的一项研究发现，28% 的青少年腰椎间盘突出与骨突环分离有关[15]。轴位 CT 扫描常用于确认骨突环分离（图 8.2）。

虽然患儿的保守治疗成功率要低于成年患者[1]，但多数椎间盘突出患儿应当首先选择非手术治疗，包括卧床休息、限制活动、抗炎治疗，以及物理治疗。手术治疗的适应证包括保守治疗失败、神经功能减退进行性加重以及马尾综合征的出现。此外，存在骨突环碎片的患儿需要手术治疗的概率要高于那些单纯椎间盘突出的患儿[15]。骨突环骨折的治疗与椎间盘突出类似，需要将椎间盘和骨突环碎片一起移除，尤其是对有神经功能障碍的患儿[1]。

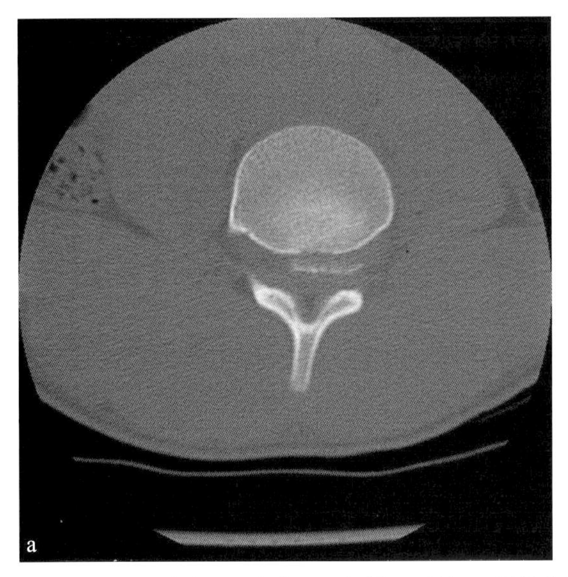

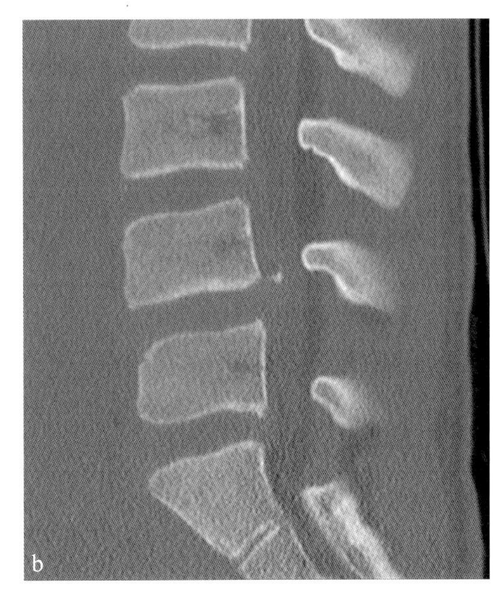

图 8.2 轴位和矢状位 CT 扫描，可见 L4 椎体终板后缘游离的骨碎片，提示后方终板骨折

感染

腰背痛患儿有发热、神经症状、步态异常、夜间痛或持续性腰背痛的病史时，要对感染保持高度警惕。在儿童中，感染导致背部疼痛的疾病包括椎间盘炎、椎骨骨髓炎、硬膜外脓肿以及骶髂关节感染[8, 16]。

椎间盘炎指的是椎间隙内的感染。虽然可以见于任何节段，但多发生于脊柱的腰段和腰骶段。椎间盘炎好发于学步时期的儿童，最常见的症状是步态异常、跛行和腰背痛[1, 2, 17]。在病变早期，通常不能通过 X 线片进行诊断，但是可以发现椎间隙狭窄或腰椎生理性前凸消失。MRI 可证实椎间隙变窄，被认为是早期椎间盘炎最好的诊断工具。T2 加权像上骨髓和椎间盘呈高信号。MRI 同样有助于探查软组织脓肿、骨破坏和神经组织压迫[17]。实验室检查可见 C 反应蛋白、血沉和白细胞计数的增高。此外，还应进行血培养，可以诊断伴发的菌血症并确定致病微生物。初期治疗包括经验性静脉应用抗生素 1~2 周，之后口服抗生素 2~4 周。脊柱制动可以用于缓解疼痛和进行支持[6]。如果行经验性治疗后临床症状没有好转、症状加重或有非典型感染迹象，则需要进行穿刺活检。

与儿童椎间盘炎相比，椎体骨髓炎患儿通常发病年龄稍大（多为 6~9 岁），常表现为疼痛、肌肉痉挛和发热[18]。建议行 MRI 检查，可以显示椎体受累的范围和脓肿形成的部位[2, 6]。同样，血培养有助于确定致病微生物。儿童椎体骨髓炎的治疗包括应用对致病微生物有特异性作用的抗生素和脊柱制动。对于椎体骨髓炎而言，抗生素治疗持续的时间通常要长于椎间盘炎，一般为 4~6 周。炎性标志物的监测有助于判断疗效，抗生素治疗有效时炎性标志物的水平应逐渐下降。

儿童的骶髂关节炎常与发热有关，并且疼痛一般位于腰背部、臀部、髋关节或腹部[5]。侧方压迫骨盆或直接叩击骶髂关节诱发疼痛时，应怀疑骶髂关节炎[6]。实验室检查同样可见 C 反应蛋白和白细胞计数的增高，血沉加快。骨扫描可见局部放射性药物摄取增多，从而证明骶髂关节区域存在感染。骶髂关节炎的治疗包括应用抗生素与休息。

儿童的椎间盘炎、椎体骨髓炎和骶髂关节炎很少需要手术治疗。

硬膜外脓肿是罕见的中枢神经系统感染，通常需要手术干预。其他手术适应证包括保守治疗无效、因脊髓或神经根受压导致神经功能受损、较大的椎体破坏或脊柱失稳[1]。少数病例需要置入脊柱内固定物。

良性肿瘤

在骨骼和肌肉系统肿瘤中，脊柱肿瘤占 2%~8%，肿瘤既可以来源于椎骨也可来源于脊髓[8, 16]。在幼儿中，步态异常可作为脊柱肿瘤的首发征象[1]，如有持续性腰背痛（≥ 4 周）、夜间痛、神经系统症状、系统或全身症状出现，应高度怀疑脊柱肿瘤。MRI 最常用于软组织病变的诊断，同时也可以显示脊柱肿瘤的存在。肿瘤的位置很重要，这一点有助于鉴别诊断，因为不同的肿瘤对于生长位置有不同倾向，有的多发于脊柱前部结构，有的则多见于脊柱后部结构。良性骨肿瘤通常见于脊柱后部结构，主要累及椎板和椎弓根[1, 8]。相反，恶性肿瘤则多见于脊柱前部结构（表 8.2）[16]。

骨样骨瘤和成骨细胞瘤很相似，通过病史和影像学检查可确诊。骨样骨瘤是一种良性肿瘤，在所有脊柱肿瘤中占 1%，在 10~25 岁患者的所有原发性良性肿瘤中占 11%[8]。患儿常表现为夜间背痛，服用非甾体类抗炎药物后可缓解[8]。骨样骨瘤没有局部侵袭性，直径一般小于 2 cm。很难通过 X 线片诊断骨样骨瘤，表现为病灶处有硬化的低密度灶[16]。其他诊断技术如 CT 和骨扫描，有助于辨别病灶的部位（图 8.3）。一般来说，骨样骨瘤产生骨破坏需要很多年。

约 40% 的成骨细胞瘤发生于脊柱[1]。成骨细胞瘤体积较大，并且可能会造成神经系统症状。不像骨样骨瘤，非甾体类抗炎药物不能缓解成骨细胞瘤造成的

表 8.2　脊柱良、恶性肿瘤生长部位

	恶性肿瘤	良性肿瘤
后部结构		动脉瘤样骨囊肿 成骨细胞瘤 骨样骨瘤
前部结构	尤文肉瘤 白血病 骨转移瘤	嗜酸性粒细胞肉芽肿 郎格汉斯细胞增多症 椎体血管瘤 骨巨细胞瘤

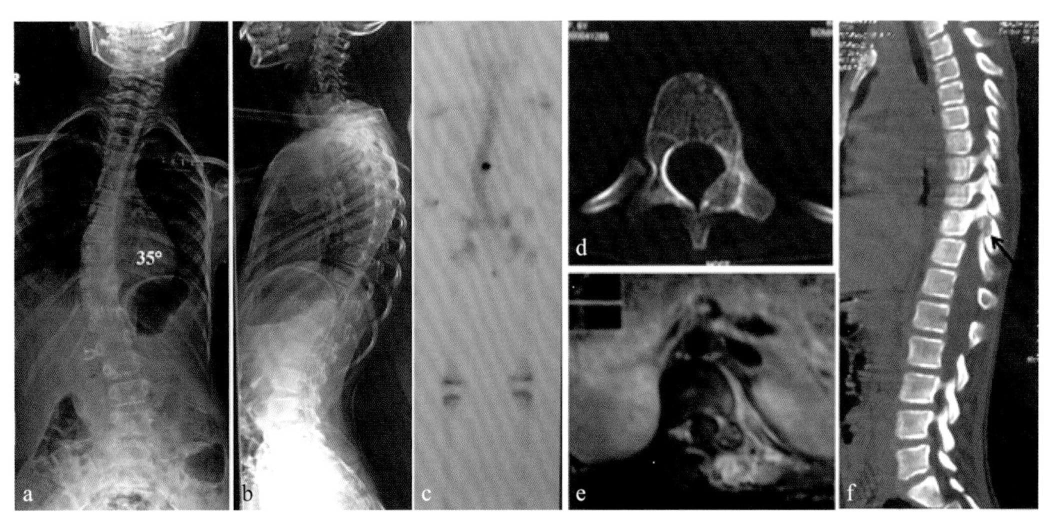

图 8.3 表现为痛性脊柱侧弯的 12 岁女孩。（a）前后位 X 线片。（b）侧位片。（c）骨扫描。（d）轴位 CT。（e）轴位 MRI。（f）矢状位 CT，可见在脊柱侧弯凹侧有一包块（黑箭头），提示骨样骨瘤可能

疼痛。成骨细胞瘤更易于局部扩张和破坏骨质[1, 8, 19]。CT 检查有助于确定肿瘤的大小和病损的部位，以便规划手术。因为成骨细胞瘤有侵袭性表现，所以一旦诊断，需要早期手术刮除病灶处的肿瘤组织。

骨样骨瘤和成骨细胞瘤都与脊柱侧弯有关，高达 65% 的骨样骨瘤患者和 52% 的成骨细胞瘤患者伴有脊柱侧弯[6]。肿瘤位于侧弯顶点的凹侧，并且侧弯被认为是由肿瘤产生的炎症作用使凹侧肌肉痉挛所致[19]。为改善这两种病变所造成的侧弯，需要完全切除病损组织，特别是侧弯出现时间不足 15 个月的情况下[6, 19]。

动脉瘤样骨囊肿（ABCs）是良性但具有局部侵袭性的肿瘤，20% 位于脊柱[5]。肿瘤最易侵犯腰椎，通常是椎体后部结构。X 线片上可以看到特征性的扩张性病损。MRI 上可以看到伴有液—液平的多房性病灶，在 T1 像上呈低信号，在 T2 像上为高信号[1, 6]（图 8.4）。ABCs 贯穿椎间盘并累及超过一个椎体节段很少见[16]。ABCs 偶尔也可以伴有其他骨病变，包括成骨肉瘤、骨巨细胞瘤和骨嗜酸性肉芽肿[6, 16]。虽然良性肿瘤患儿很少出现神经系统症状，但是神经系统症状在动脉瘤样骨囊肿初期的发生率 >25%[16]。因为 ABCs 有侵袭性的特点，治疗包括手术刮除病灶，保持脊柱稳定性。为了在切除重建前确诊，术中应当行冰冻切片活检[1, 6]。

多数脊柱良性病变虽然都好发于脊椎后部结构，但骨嗜酸性肉芽肿（LCH）通常位于脊柱的前部结构[8]。10%~15% 的 LCH 位于脊柱，最常见于颈椎，其次是胸椎和腰椎[1, 20]。患者常表现为受累区域背部疼痛。影像学上，嗜酸性肉芽肿患者常有椎体扁平疣或钱币征的影像学表现[1, 6, 16]。椎体塌陷通常发生在残留椎间隙的上方和下方，可以是局部的，

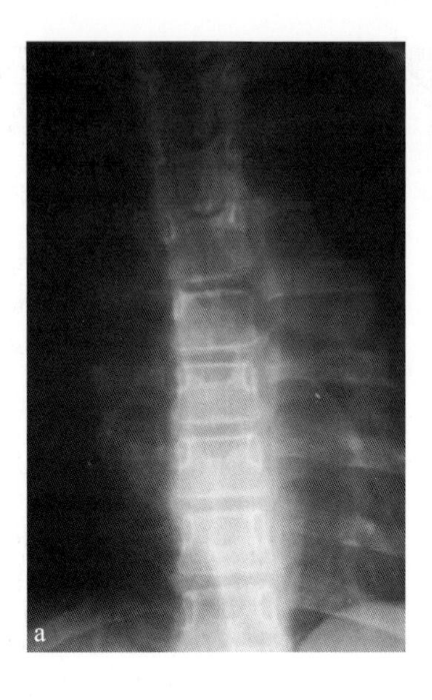

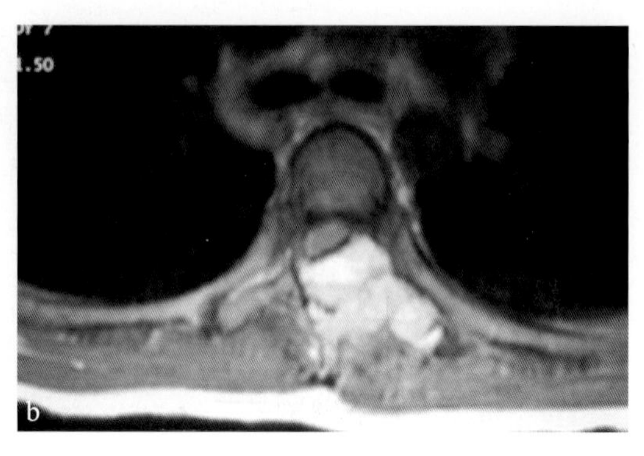

图 8.4 （a）后前位 X 线片上可见椎弓根缺失的征象，提示椎弓根受累。（b）轴位 MRI 可见动脉瘤样骨囊肿的典型表现，位于椎体后部

也可是完全的[6, 16]。MRI 常用于鉴别骨嗜酸性肉芽肿与恶性骨肿瘤、感染，因为软组织病变一般与骨嗜酸性肉芽肿的椎体病变无关[1, 6]。50% 的 LCH 为多灶性的，骨扫描可以发现其他受累部位[1, 20]。组织活检常被用于确诊 LCH。多数小儿 LCH 病变有自愈性，一般没有长期并发症。很少进行手术治疗，一般只用于保守治疗无效，以及患者出现脊柱不稳或神经功能损害时[1, 8]。

恶性骨肿瘤

在儿童中，最常见的脊柱恶性肿瘤包括尤文肉瘤、淋巴瘤和白血病，骨肉瘤和转移性骨肿瘤也可以看到[2]。恶性骨肿瘤多伴有短期内逐渐加重的疼痛、全身症状或步态异常，通常与感染的表现类似。因为这类疾病比较复杂，多学科团队在恶性骨肿瘤的治疗中是很重要的。

尤文肉瘤是最常见的小儿原发性恶性骨肿瘤，约 10% 来源于脊柱[1, 6]。这些肿瘤常见于骶骨，其次是腰椎和胸椎，颈椎很少见[1, 6]。由于脊髓压迫，可以看到神经受累的表现[1, 8]。症状多渐渐出现且无特异性，可导致诊断的延误。在确诊时，25% 的尤文肉瘤患者表现转移症状[1, 6]。X 线片上可见椎体塌陷并有软组织团块。MRI 可以更好地评估软组织和椎管受累情况。组织活检常作为确诊的依据。脊柱尤文肉瘤的治疗包括新辅助化疗、局部放疗或手术切除病损组织并术后化疗[1]。手术切除病损组织后，通常需要行内固定和椎间融合，以维持脊柱的稳定性。

白血病是最常见的致痛性脊柱恶性肿瘤，25% 的白血病患者有骨性疼痛[1, 6]。白血病是小儿癌症最常见的形式，并且通常伴有疼痛、昏睡、发热、皮肤苍白、无法解释的皮肤出血或瘀血。特征性表现包括全血细胞计数、白细胞计数的升高，血沉加快，血小板计数降低[6]。确诊通常需要进行骨髓穿刺。影像学表现不具有特异性，可见骨质减少、椎体压缩、骨质硬化、骨质溶解或骨膜反应[1, 6]。白血病的治疗主要是放疗和化疗。随时间延长塌陷椎体逐渐恢复时，脊柱支撑有助于缓解疼痛[4]。

小儿转移性骨肿瘤可能是由横纹肌肉瘤、神经母细胞瘤或肾母细胞瘤引起的[1, 6]。大部分小儿表现为病理性骨折，也可能有脊髓压迫的症状。应行 MRI 检查，活组织检查是确诊所必需的[6]。

虽然很少见，在小儿中，脊髓肿瘤也可以导致疼痛。最常见的脊髓肿瘤是星形细胞瘤和室管膜细胞瘤，并且这两种肿瘤多原发于颈髓[2, 8]。腰背痛是最常见的症状，同时伴有虚弱、步态异常、斜颈和神经功能损害[2]。体格检查可以发现患者脊柱有压痛[6]。脊柱 X 线片可以发现肿瘤，但是为进一步评价肿瘤一般需要行 MRI 检查。

本章小结

近年来，表现为腰背痛的患儿数量逐渐增加。很多患者，特别是青少年患者，其腰背痛无特异性。但是对任何表现为背部疼痛的患儿，都应当对更严重病变保持高度的警惕。初步评估应当全面采集患者病史和进行全面的体格检查，要注意任何警示征象以排除更严重的病变。大部分导致腰背痛的病因都是良性的，特别是在青少年群体中，但全面的鉴别诊断仍是必需的。伴有全身症状如发热或体重减轻时，应重点考虑肿瘤或感染。肌肉症状或与活动相关的疼痛，多提示腰椎间盘突出或椎体滑脱。多数腰背痛患者都应行 X 线片检查，CT 扫描、骨扫描和 MRI 作为额外影像检查的诊断价值很高。实验室检查在疑有感染或恶性肿瘤时有助于确诊。

了解小儿腰背痛常见病因的临床和影像学特征，从而尽早诊断并行有效治疗是十分必要的。

要点

- 对腰背痛患儿进行初步评估时，全面的病史采集和体格检查是不可替代的。
- 对腰背痛患儿进行初步评估时，应对各种警示征象保持高度警惕。
- 儿童的腰背痛有可能是牵涉痛而不是脊柱或脊周肌源性疼痛。如果检查结果意义不清或怀疑疼痛来源于内脏、盆腔或腹膜后病变，可咨询患儿的初级保健医生。

难点

- 不应仅凭过去的影像学检查结果进行诊断，应获取目前的影像学检查结果。获取病史并行体格检查后，进行鉴别诊断时应使用目前的影像学资料。
- 脊柱肿瘤患者的临床表现无特异性，有可能会造成诊断的延误。
- 即使在青春期女孩中，脊柱侧弯也并非均为原发性的。在诊断原发性脊柱侧弯前，应排除其他可能的疾病。

参考文献

5篇"必读"文献

1. Shah SA, Saller J. Evaluation and diagnosis of back pain in children and adolescents. J Am Acad Orthop Surg 2016;24:37-45
2. Davis Pj, Williams HJ. The investigation and management of back pain in children. Arch Dis Child Educ Pract Ed 2008;93:73-83
3. Altaf F, Heran MK, Wilson LF. Back pain in children and adolescents. Bone Joint J 2014;96-B:717-723
4. Burton AK, Clarke RD, McClune TD, Tillotson KM. The natural history of low back pain in adolescents. Spine 1996;21:2323-2328
5. Fujimori T, Iwasaki M, Nagamoto Y, Sakaura H, Oshima K, Yoshikawa H. The utility of superficial abdominal reflex in the initial diagnosis of scoliosis: a retrospective review of clinical characteristics of scoliosis with syringomyelia. Scoliosis 2010;5:17
6. Dormans JP, Moroz L. Infection and tumors of the spine in children. J Bone Joint Surg Am 2007 ;89(Suppl 1):79-97
7. Miller R, Beck NA, Sampson NR, Zhu X, Flynn JM, Drummond D. Imaging modalities for low back pain in children: a review of spondylolysis and undiagnosed mechanical back pain. J Pediatr Orthop 2013; 33:282-288
8. Kandwal P, Vijayaraghavan G, Goswami A, Jayaswal A. Back pain in children: how sinister? Indian J Pediatr 2015_Sep 28 ［Epub ahead of print］
9. Turner PG, Green JH, Galasko CS. Back pain in childhood. Spine 1989;14:812-814
10. Beck NA, Miller R, Baldwin K, et al. Do oblique views add value in the diagnosis of spondylolysis in adolescents? J Bone Joint Surg Am 2013;95:e65
11. Rush JK, Astur N, Scott S, Kelly DM, Sawyer JR, Warner WC Jr. Use of magnetic resonance imaging in the evaluation of spondylolysis. J Pediatr Orthop 2015; 35:271-275
12. Klein G, Mehlman CT, McCarty M. Nonoperative treatment of spondylolysis and grade I spondylolisthesis in children and young adults: a meta-analysis of observational studies. J Pediatr Orthop 2009;29: 146-156
13. Ramirez N, Johnston CE, Browne RH. The prevalence of back pain in children who have idiopathic scoliosis. J Bone Joint Surg Am 1997;79:364-368
14. Dang L, Liu Z. A review of current treatment for lumbar disc herniation in children and adolescents. Eur Spine J 2010;19:205-214
15. Chang CH, Lee ZL, Chen WJ, Tan CF, Chen LH. Clinical significance of ring apophysis fracture in adolescent lumbar disc herniation. Spine 2008;33:1750-1754
16. Garg S, Dormans JP. Tumors and tumor-like conditions of the spine in children. J Am Acad Orthop Surg 2005;13:372-381
17. Early SD, Kay RM, Tolo VT. Childhood diskitis. J Am Acad Orthop Surg 2003; 11:413-420
18. Fernandez M, Carrol CL, Baker CJ. Discitis and vertebral osteomyelitis in children: an 18-year review. Pediatrics 2000; 105:1299-1304
19. Kan P, Schmidt MH. Osteoid osteoma and osteoblastoma of the spine. Neurosurg Clin N Am 2008;19: 65-70
20. Garg S, Mehta S, Dormans JP. Langerhans cell histiocytosis of the spine in children. Long-term follow-up. J Bone Joint Surg Am 2004;86-A: 1740-1750

9

成人腰背痛

原著　Max Aebi
译者　邝冠明　审校　郑召民　王华锋

引言

由于卫生水平的提高、预期寿命的增加和出生率的明显下降，发达国家不可避免地出现了人口老龄化[1]。世界人口的特征也由原来的高出生率和高死亡率，转化为现在的低出生率和寿命延长[1, 2]。在欧洲，65岁以上的人口的比例，1950年为10.8%，1970为14%；而到1995年则占到19.1%。据预测，到2025年，65岁以上的人口比例将达30.1%，而到2050年将高达42.2%[3]。此外，年龄超过75岁的人口比例，1950年为2.7%，1995年则为5.2%，预期到2025年将达9.1%，2050年将高达14.6%[3]。不仅在发达国家，发展中国家也存在人口老龄化这一趋势。据预测，在发展中国家，年龄超过65岁的人口所占的比例由59%增加到71%。这种扭曲的人口年龄分布，给全球的医疗卫生的发展和花费带来沉重的负担[4]。例如，在超过65岁的美国居民中，59%患有骨关节炎，这也是导致颈腰背痛和功能受限的最主要原因。实际上，在任何年龄段的人群中，骨关节炎均是最常见的疾病；而由于脊柱解剖结构的特殊性，使对脊柱骨关节炎的研究和治疗变得尤为困难。

脊柱老年化退变主要包括两个平行且独立的主要过程，从而导致了不同的临床表现：

1. 骨矿密度减少，导致骨量减少；
2. 椎间盘韧带复合体（椎间盘，韧带，小关节及其关节囊）退变导致脊柱不稳、畸形以及椎管和神经根出口处狭窄（椎管和神经根管狭窄），进而引起神经源性问题，如脊髓型颈椎病、马尾神经综合征、根性症状以及功能受限。

因此，无论是单纯性脊柱退变，还是合并由骨质疏松或转移瘤引起的骨量减少，均可导致多种不同程度的脊柱病损，进而引起不同程度的疼痛和功能障碍。

骨质疏松性椎体压缩骨折

骨质疏松性椎体压缩骨折是由与年龄相关的骨量减少导致的。由于西方人口老龄化，严重骨质疏松的患者数量逐年增加，尤其是女性患者，进而导致骨质疏松性椎体压缩骨折的发病率也逐年增高。最新研究发现，骨质疏松性椎体压缩骨折导致患者死亡风险增加和生活质量降低[5,6]。在 65 岁以上人群中，骨质疏松性椎体压缩骨折的发病率高达 39%[4,7]。

脊柱结构的退变

脊柱的退变涉及多个结构：骨、椎间盘、小关节和韧带。部分退变将导致神经受压，如椎间盘突出和椎管狭窄。

当椎间盘基质的新陈代谢平衡被打破后，椎间盘将发生退变。在微观水平，退变的椎间盘内蛋白多糖短链断裂，不能与水分结合，使椎间盘内水分减少[8,9]。此外，还存在胶原纤维排列紊乱，尤其是纤维环，以及蛋白水解酶水平增加等现象。在 20 多岁的人群中，16% 合并椎间盘退变；而在 70 岁以上人群中，98% 合并椎间盘退变[10,11]（图 9.1）。

相同程度的椎间盘退变，女性比男性约晚 10 年（图 9.1）。由于椎间盘反复受力，椎间盘细胞的生存能力（内源性 = 基因性）和活力随着脊柱的退变而逐渐降低[9,12,13]。这将导致细胞外基质丢失，蛋白多糖变性及其亲水能力下降。纤维蛋白排列紊乱，导致椎间盘高度丢失，继而出现小关节、韧带和肌肉组织的退变。在退变过程中，椎间盘的纤维环和髓核边界变得不清，髓核的胶原含量增加，蛋白多糖含量减少。随后，髓核内出现放射状裂隙，椎间盘的承重能力减弱。这一连串的退变通常始于三四十岁。在退变过程中，尽管存在很大的差异，但这些变化显然会对运动节段的生物力学特征产生影响[12]。

血管化在椎间盘退变过程中起着非常重要的作用。由于邻近终板通透性下降，椎间盘细胞的营养供应减少，血供减少，导致髓核组织结构不完整、髓核细胞对应力刺激过敏；应力作用于髓核细胞，会导致基质蛋白变性[13~15]。蛋白多糖和水分的含量与年龄呈一定的线性相关：蛋白多糖退变越严重，水分的丢失就越多，椎间盘碎裂的可能性就越高（图 9.2）。

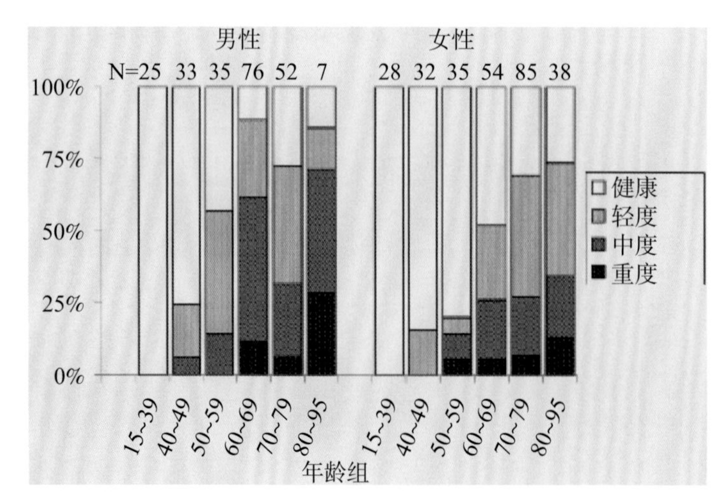

图 9.1 依据年龄分别对男女椎间盘退变情况进行大样本尸检，发现达到相同椎间盘退变程度，女性比男性晚十年（数据源自 Ref. 10）

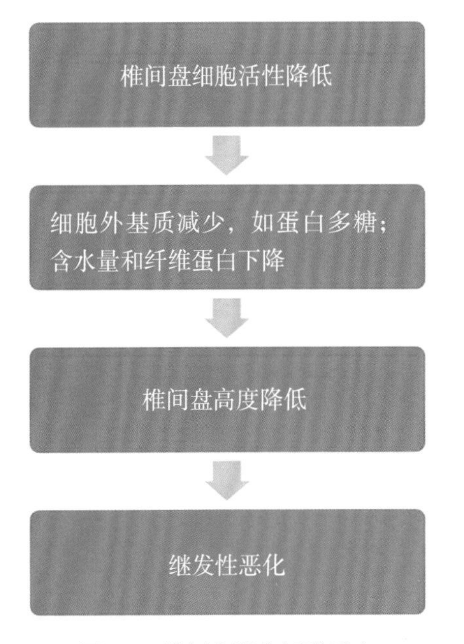

图 9.2 椎间盘退变级联反应

因此，骨外科医师、骨肌肉系统相关的专科医师，以及对脊柱外科有热忱的专业人士，将面临大量的肌肉骨骼系统退变病患。

典型的脊柱退变性疾病

脊柱退变性疾病常表现为颈痛或腰背痛，伴或不伴神经系统症状与体征。典型的疾病包括：

- 椎间盘退变性疾病，骨软骨炎及椎间盘脱出 / 突出。
- 椎间盘高度丢失和小关节炎导致的小关节退变性疾病，以及继发性不稳和畸形。
- 退变性脊椎滑脱，伴或不伴椎管狭窄和不稳。
- 椎管狭窄：由黄韧带肥厚、关节囊增生，以及关节突关节自身的病理改变引起的椎管结构狭窄，进而导致中央椎管、侧隐窝和椎间孔狭窄。
- 脊柱畸形：侧弯、后凸，以及合并继发性不稳和神经受损。
- 椎体骨质疏松性压缩骨折，合并或不合并退变性骨缺损导致的继发性畸形。
- 转移瘤导致的椎体病理性骨折。
- 脊柱感染性疾病，感染性脊柱炎和椎间盘炎。

椎间盘退变，骨软骨炎和椎间盘突出

腰椎和颈椎均可发生孤立的或多节段的症状性椎间盘退变[16]。与临床症状相关性最大的是合并软骨下水肿的椎间盘退变，常见于腰椎，其发生频率由高到低依次是 L3–L4、L2–L3、L4–5 和 L1–2，可导致脊椎滑脱、侧方移位和旋转脱位，继而出现脊柱畸形。不对称的椎间盘退变会造成椎间盘组织（纤维环和髓核）大部分或整体脱出，进而产生神经系统症状，如神经根或马尾受压会导致明显的根性痛或感觉运动受损。

下腰椎术后的融合或固定节段由于活动度减少，可导致邻近节段出现负荷过度和应力集中，椎间盘退变加速，进而可能出现节段不稳、椎管狭窄，甚至急性椎间盘脱出。上述情况往往需要节段减压和固定来治疗[17~19]（图 9.3）。

不对称的椎间盘退变可能会加速邻近节段的退变，最终形成需要手术干预的进展性退变性脊柱侧弯[5]（见后）。长期的不对称性腰骶交界区异常或下腰椎早发的椎间盘病变，也可能导致退变

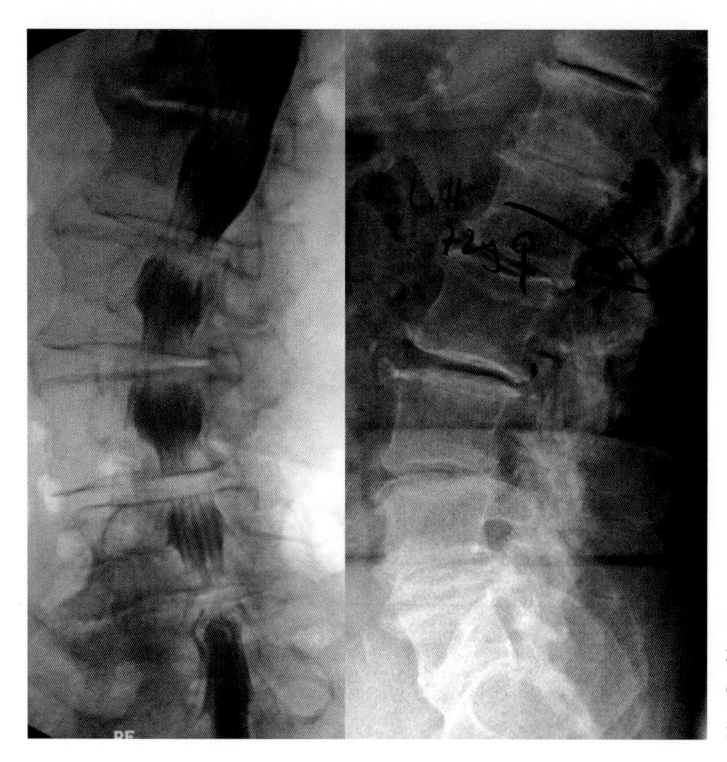

图 9.3　72 岁老年女性，多节段椎间盘退变。最大活动度检查，箭头示 L2–L3 和 L12 的异常活动

性脊柱侧弯（图 9.3）。

有时很难区分骨质疏松性椎体压缩骨折与软骨下骨破坏。除了详细的病史、体格检查，MRI 短时反转恢复序列（STIR）、CT 以及骨扫描等影像学检查都有助于诊断。

颈腰椎均可出现单节段或多节段的症状性椎间盘退变。在老年人中，即使没有脊柱畸形和脊柱不稳，椎间盘退变也可能合并骨软骨炎，有时可能合并明显的软骨下水肿，往往提示存在炎症。另外，椎间盘退变也可以合并明显的椎间盘突出。这种退变也可以在年轻时即出现，患者可能无症状，或有长达数十年的时有时无的腰背痛[16]。

主要由于力学因素的影响，椎间盘退变可以逐渐加重，导致严重的症状，尤其是伴有节段不稳和骨软骨炎的患者（图 9.4）。椎间盘经过多年的严重退变和水分丢失，突出的组织大部分为与纤维环边界不清的纤维化髓核。椎间盘退变可继发单个或者多个椎体出现横向移位、旋转，导致脊柱侧弯和侧后凸畸形[5, 16]。椎间盘退变和关节突关节炎也可能会导致退变性脊椎滑脱[20~22]。如果退变局限于单个节段或不超过 3 个节段，没有严重的脊柱畸形，那么患者会出现典型的轴性“不稳”疼痛，在睡眠或做旋转、起坐、翻身等动作时诱发症状。如果患者经保守治疗如腹部肌群和椎旁肌群的等容训练后症状不缓解，则需要手术治疗[21, 23~26]。

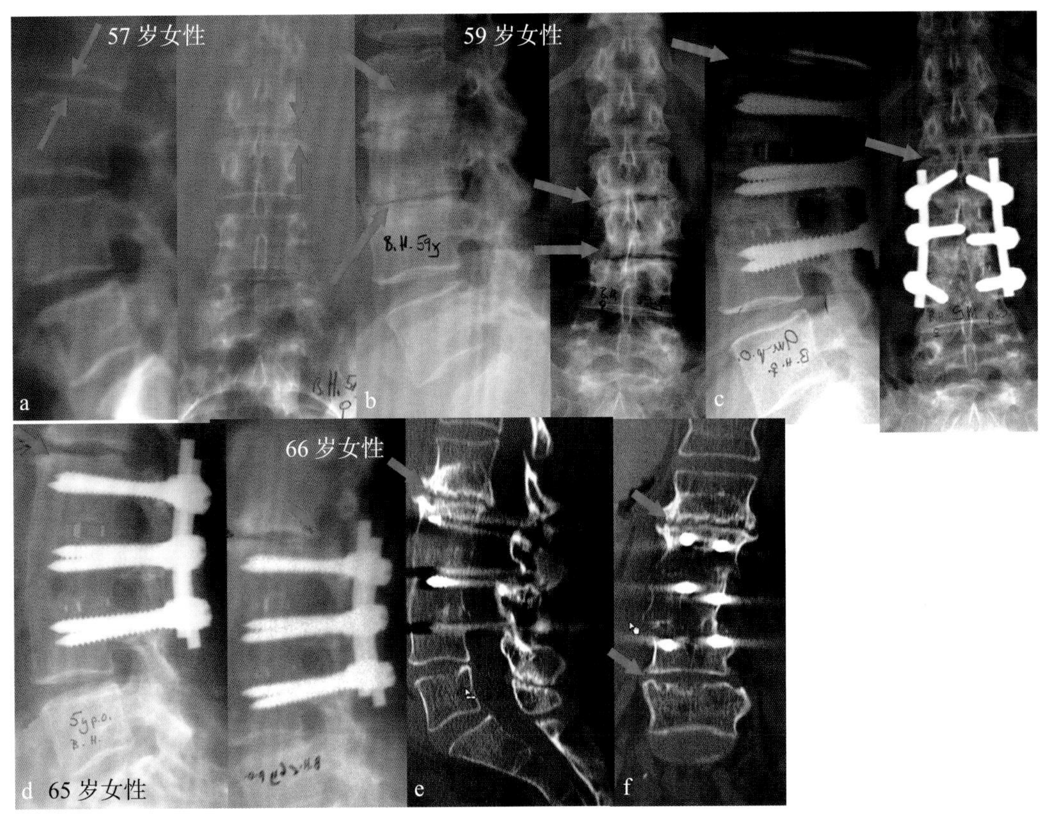

图 9.4　邻近节段病变。（a）57 岁女性严重腰背痛患者，没有腿痛。L2–L3 节段骨软骨病伴退变性腰椎侧凸。接受非手术治疗。（b）59 岁女性严重腰背痛患者，有新发的腿痛和间歇性跛行。明确进展性退变性脊柱侧凸。（c）通过椎弓根螺钉系统和 L2–L3、L3–L4 节段椎间孔腰椎椎体间融合（TLIF）进行减压、矫正和融合。（d）患者目前 65 岁，5 年内几乎无疼痛，除在上腰椎有疼痛。（e）患者目前 66 岁，术后 6 年以上，该患者出现腰背痛和向右侧腹股沟放射比左侧更严重的放射痛。（f）L1–L2 和 L4–L5 严重的邻椎病

进行手术治疗时，有多种微创手术方法可供选择，包括前路经腹膜后入路手术、后路手术、极外侧入路手术（极外侧椎间融合术，XLIF，图 9.5），或联合应用上述手术方法。对非肥胖患者来说，前路手术使用单个椎间融合器（前路侧方椎间融合术，ALIF）配合螺钉固定较为合适，适用于 L3–L4、L4–L5 和 L5–S1 等下腰椎节段。对肥胖或骨质疏松的患者，或既往有腹部手术的患者，单纯的前路手术（ALIF 或 XLIF）并不适宜，需要联合后路手术行椎弓根钉固定和后路椎间融合术（PLIF），或后路经椎间孔入路椎间融合术（TLIF），或行单纯的后路手术。这一原则尤其适合以椎管减压为主要目的的手术。

对年老体弱的患者，当所有的保守治疗措施均无效，手术是唯一选择的时候，微创技术，如极外侧入路椎间融合术（XLIF）[27~30]，由于其出血少、创伤

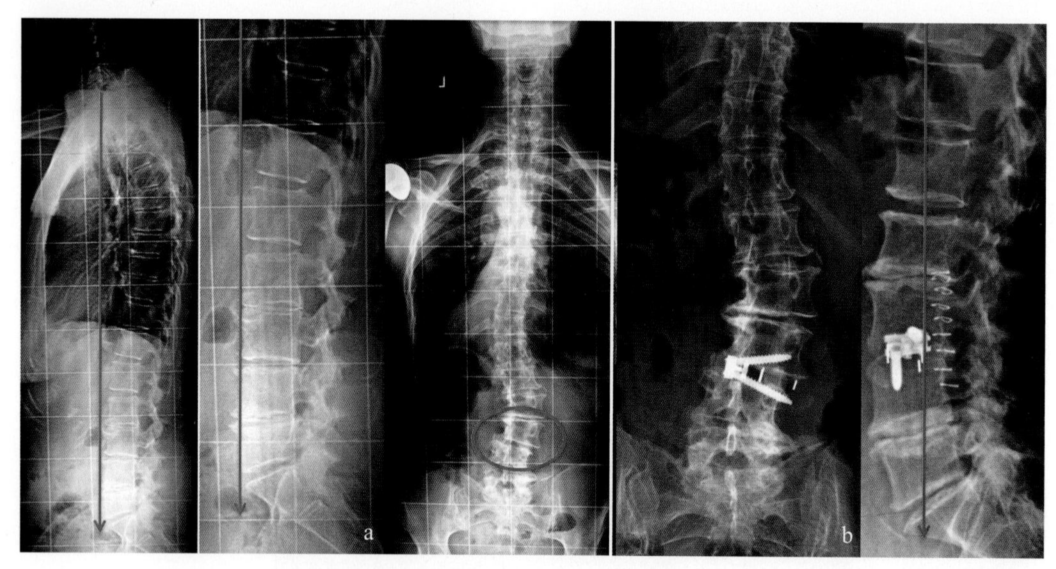

图 9.5　68 岁老年女性，具有严重的活动性左腿疼痛。（a）退变性左凸性腰椎侧弯，除 L3–L4（圆圈示）节段外，其他节段均有明显的骨赘形成。此处示平移旋转不稳定（圆圈示），是运动性疼痛最有可能的原因。因此，极外侧椎体间融合（XLIF）内固定只固定这个“责任节段”。（b）术后即刻表现为疼痛缓解和矢状面对线改善

小、麻醉时间短，尤为适合。但是，为了避免后路手术，使用单个椎间融合器时需要辅以接骨板固定，或直接使用成套的接骨板—椎间融合器（图 9.5）。这种手术能获得椎间孔和侧隐窝的间接减压。但是，这种技术对骨质疏松（融合器移位）和中央管狭窄的效果有限，仅适用于中央管动态狭窄（机械性节段不稳）的患者[29, 31]。对上述患者，有时需要辅以骨水泥强化的后路椎弓根螺钉固定，甚至有时需要切除椎间盘后在椎间隙填充骨水泥，这就是所谓的椎间盘骨水泥成形术。对椎间隙高度严重丢失、关节突关节退变严重的患者，可使用微创技术进行椎板间减压，切除黄韧带、关节囊和部分小关节，然后使用经椎板关节突螺钉进行固定（图 9.6）。这种技术创伤小、出血少，适合全身合并症多、预期寿命有限的年老患者。手术主要目的之一是缓解疼痛，需要做到充分减压，对每个小关节进行固定。

老年性椎管狭窄

椎管狭窄在老年人中非常常见，重要的是需要区分中央管狭窄、侧隐窝狭窄与根管狭窄。某些患者可能合并两种类型的狭窄，或某一类型的狭窄合并退变性脊椎滑脱。其他疾病也会导致椎管狭窄，如 Paget 病。这是一种退变性疾病，会导致椎管狭窄，伴或不伴有神经症状。另外，脊柱骨折会造成继发性椎管狭窄，其中大部分是骨质疏松性骨折；脊柱肿瘤的局部压迫也会导致椎管狭窄，其中主要是转移瘤；最后是医源性椎管狭窄，

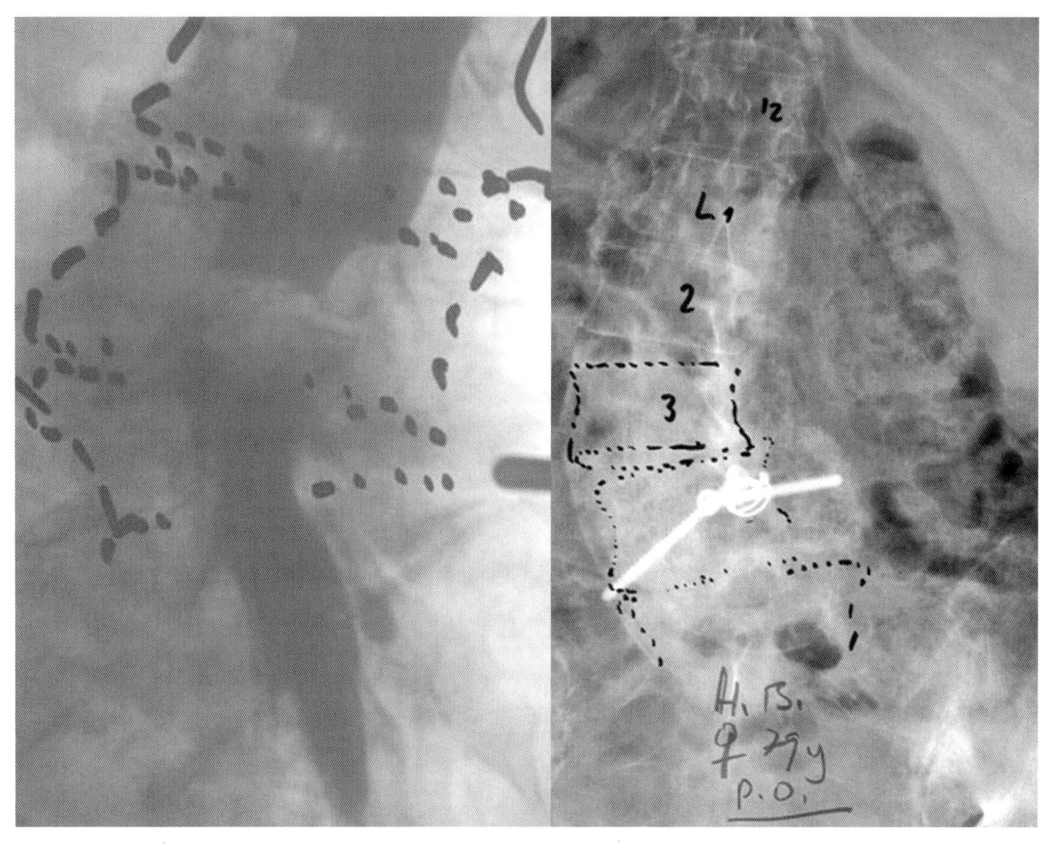

图 9.6 对 79 岁多发性关节炎患者行微创减压和经椎板螺钉固定。这些标记勾勒出椎体模糊轮廓

是脊柱手术后的晚期并发症。这种情况可能发生于脊柱融合术后的邻近节段，也可能退变性畸形（侧弯和后凸）临床表现的一部分[32]。

多数椎管狭窄是由退变引起的，或是在脊柱退变前已经存在狭窄。椎管狭窄可引起症状，但许多个体也可能无任何症状，即所谓的影像学狭窄。目前，临床症状、脊柱退变性改变和影像学狭窄三者之间的关系尚未完全清楚。腰椎管狭窄伴跛行是行手术减压和融合的主要原因。术前应对狭窄的症状进行仔细而全面的评估，必要时采取合适的辅助诊断技术，如局部注射技术（椎间孔外神经根封闭，硬膜外封闭，关节突封闭，椎间盘造影，骶管封闭），以及功能位 X 线检查（患者取仰卧位、过屈 / 过伸侧位和牵引位），包括血管检查。这些至关重要，尤其是对于只有手术才能获得良好疗效的患者[33]。

单纯减压是椎管狭窄的手术治疗方法之一。有多种减压技术，如传统的全椎板切除、椎板切开成形、部分椎板切除、黄韧带和瘢痕组织切除，或单纯椎间孔减压等。近年来，部分学者推荐在某些病例中使用所谓的棘突间撑开技术，可以撑开椎间孔，使椎管扩大，进而获得间接减压[23, 33]。棘突间撑开技术还能降低椎间盘和小关节的负荷。该技术最合适的适应证是腰椎后伸会使症状加重。目前，对于减压后是否需要进一步固定融合仍然存在争议[23, 33]。如果椎体前柱有骨赘形成，小关节出现退变性关节炎，椎体间没有滑脱不稳的情况，单纯减压是足够的，没有必要进行器械固定和融合；如果需要广泛切除增生的关节突关节，以减压硬膜囊和出口神经根，则需要行节段固定，方法包括经椎板 / 经关节突关节螺钉固定，或椎弓根螺钉固定。与椎弓根螺钉固定相比，经椎板 / 经关节突关节螺钉固定提供的刚度较小。对不伴有脊柱畸形或明显不稳的椎管狭窄病例，椎弓根螺钉固定的风险在于其固定刚度较高，会对邻近节段椎间盘和椎体等解剖结构产生负面影响[17, 18, 34~36]，也增加了邻椎的疲劳骨折和后柱韧带复合体退变而出现破裂的风险（图 9.7）。

颈椎严重退变伴椎管狭窄会导致脊髓受压，进而出现脊髓型或神经根型颈椎病症状。颈椎管狭窄常合并后凸畸形，有时还伴有轻微的侧弯畸形。如果颈椎管狭窄合并畸形，可以用牵引来评估畸形能够被纠正的程度以及颈椎力线能够恢复的程度。如果可能的话，手术可以在牵引复位下进行，此时术中无须手法复位，仅需要减压，必要时进行内固定。

颈椎管减压的方法有多种。前路手术可切除单个或多个椎间盘，或切除邻近椎体的后方、上方和下方的骨赘，以达到减压的目的。对于有多个椎间盘突出并压迫颈髓的患者，也可以使用这种技术分节段进行椎间盘切除减压，以保留大部分的椎体。另外，这种技术便于放置椎间融合器，恢复颈椎生理性前凸。对骨赘压迫较为严重、压迫超过了椎间盘的位置，或合并后纵韧带钙化（OPLL）的患者，需要进行一个甚至两个节段的椎体次全切除，然后使用融合器（可延长或形状固定）或进行结构性植骨（腓骨或者髂嵴）来进行前路重建和接骨板内固定。如果固定效果不满意，不能恢复颈椎生理性前凸，则需要考虑后路张力带固定。另一选择就是后路多节段椎板切除或椎板成形术。在一些生理性前凸变浅（实际上往往已经后凸）的患者，颈椎减压后需要行内固定，常用的固定方法是使用侧块螺钉系统，常用的融合方法是后外侧融合，可选择骨替代物或自体髂骨松质骨进行植骨。由于颈椎手术较腰椎手术创伤小、出血少，即使合并全身其他器官疾病的老年患者，也可以在神经电位监测下进行前路手术；手术主要是“局部”创伤，不影响全身血液循环。相反，腰椎后路手术患者需要俯卧位，而且手术时间比较长。

退变性脊椎滑脱

退变性脊椎滑脱好发于L4–L5水平，其次是L3–L4和L5–S1。通常情况下，退变性脊椎滑脱合并椎管狭窄。脊椎滑脱是椎间盘退变和小关节不能维持脊柱稳定所导致。这类患者的小关节往往有积液，椎间盘和小关节内可见空气征。脊椎滑脱还可以伴有小关节滑膜囊肿，增加了滑脱对局部组织的挤压，导致继发性椎管狭窄的出现。目前，对脊椎滑脱在减压后是否需要融合仍然有争议[20, 21, 37]。如果腰椎存在不稳且伴有腰背痛和下肢根性痛，则有内固定的指征（图9.7）。判断腰椎不稳时，可以让患者仰卧于支点上，进行过伸 / 过屈位 X 线片检查。另外，对于单纯椎弓根内固定还是辅以 PLIF 或 TLIF 目前仍然存在争议，后者需要进一步考虑相关的手术风险和失败率（图 9.4）[11, 20, 21, 24, 26]。

根据北美脊柱协会（NASS）的指南[29]，目前尚没有足够的证据证明脊柱滑脱的手术应该是单纯减压，还是联合器械（椎间融合器或螺钉）或非器械的融合，或是否需要复位。

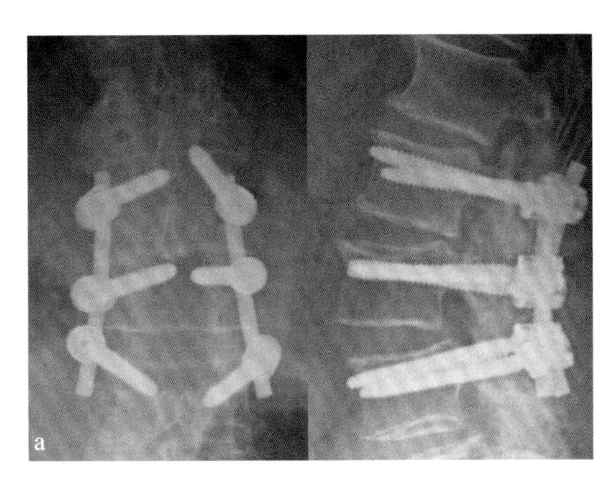

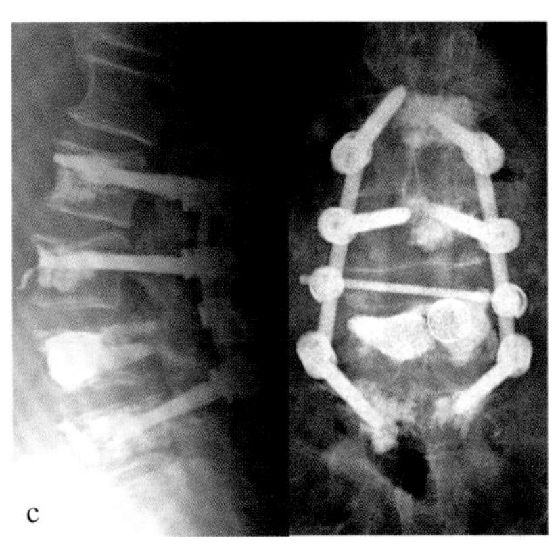

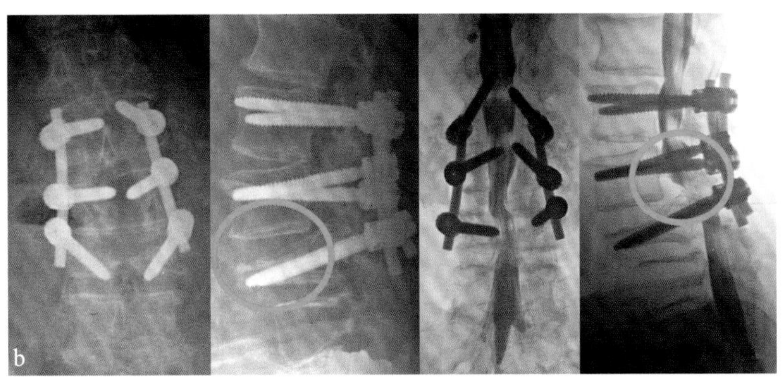

图 9.7　一位体重为 120 kg 的 75 岁妇女，出现严重的跛行症状以及位置和运动相关的腰背痛。她在家里完全不能活动。X 线影像发现 L3–L4 和 L2–L3 节段腰椎管狭窄和腰椎滑脱，伴有骨质疏松。对这两个节段进行减压，通过椎弓根螺钉系统对 L2~L4 进行固定。为了不造成脊柱过于僵硬，未使用椎间钛笼。（a）术后 3 周，患者开始活动。疼痛明显减轻。（b）术后 5 周。在康复期间，突然出现再次疼痛和不能行走。X 线影像发现 L4 椎体压缩骨折，继发不稳定并动态压迫硬膜囊。（c）翻修术后。进一步固定到 L5，在每个椎骨中用骨水泥对螺钉固定进行增强，并行 L4 椎体后凸成形术

退变性脊柱畸形(脊柱侧弯和后凸)

退变性脊柱畸形是一种典型的老年退变性疾病，女性患者多见，好发于腰椎和胸腰段脊柱。从本质上来说，该病是椎间盘退变的表现：椎间盘退变是疾病的始发因素，通常是单侧或是非对称性退变并逐渐加重，伴小关节半脱位，椎体出现旋转。在正位片上可见椎体横向移位，好发于L2–L3或L3–L4[5]。冠状面的侧弯畸形常伴有腰椎后凸，并且常合并侧隐窝或椎间孔狭窄。有时可能会出现所谓的动态狭窄，临床表现为患者在站立位、坐位或躺下时的某些姿势下症状会出现(退变性脊柱侧弯)[5](图9.4)。退变性脊柱畸形的临床表现为疼痛，主要是腰背痛，常伴下肢放射痛，也就是所谓的假性/真性神经根性痛和间歇性跛行。因此，临床评估需要详细描述畸形的进展，单个或多个节段是否存在不稳，椎管内神经是否受压，以及是中央型狭窄还是侧方狭窄，是否伴有骨质疏松。这些患者常处于失衡状态，除了冠状面失衡外，更重要的是合并矢状面失衡。非手术治疗对这类患者往往无效[38]。有时可以尝试支具治疗，可以酌情使用助行器和手杖等，对维持平衡有一定的帮助。

由于水的浮力，患者在水里步行往往能有一定程度的改善。唯一有效的治疗方法就是手术，但有相关的风险和并发症。

如果畸形逐渐加重，或患者出现与中央管狭窄、侧隐窝狭窄或椎间孔狭窄等相关的放射痛或神经体征，则需要手术治疗。多数患者不仅有节段性不稳，同时还伴有脊柱的整体失稳，也就是说脊柱的矢状面畸形，在站立位时畸形加重，在俯卧位时减轻[5]，而在牵引位时畸形程度会进一步减轻。

通常，手术对患者和医师双方来说均是一种挑战，因为多数患者年龄超过65岁，通常伴有多系统疾病和相关危险因素。手术需要详细的计划，应与患者和家属进行全面沟通，明确解释手术风险和并发症。患者和家属均需要充分理解手术可能会是致命性的。近年来，各种技术的发展使老年患者的手术风险相对减低，手术能顺利完成，如血液回收、术中控制性降压等技术减少了术中出血。另外，通过分段切开进行后路手术也可以减少术中失血[24]；该方法就是分阶段暴露，然后置入内固定物进行矫形，最后完成所有固定步骤。这种方法能缩小手术的显露范围，因而减少了术中出血。多数退变性畸形的手术需要使用椎弓根螺钉来矫形，尤其是矢状位畸形的矫形。近年来发现，选择合适的固定范围颇具挑战。不少患者术后出现继发性病变，如邻近节段病变(图9.4)、近端和远端交界性后凸/失败，以及固定节段头端邻椎或更近端椎体出现骨质疏松性压缩骨折等。

对伴有骨质疏松的老年患者，是否使用椎间融合器目前仍然有争议[5]。只要生理性前凸能获得正确重建，C7–S1的垂线能通过S1的终板，或距离骶骨前缘和髋关节后不超过6 cm，应力能够经椎体后柱传递，则可能不需要使用椎间融合器进行前路支撑。在老年患者中，避免行椎间融合术是减少术中出血和相关手术并发症的关键策略，尤其是可避免出现脊柱固定刚度过高的风险。手术方法的选择应该全面权衡患者的主要问题，以及患者的生理需求和共存疾病（图9.6）。近年来，采用极外侧经腰大肌入路，对病变最严重的节段（“策略”节段）进行选择性矫形融合，能减轻年老体弱患者的手术创伤[27, 36, 39, 40]（图9.5）。

椎体压缩骨折

尽管目前治疗老年人椎体压缩骨折的方法多种多样，但这些方法均存在一定的争议。针对骨质疏松性椎体压缩骨折的椎体强化技术有多种（图9.8），最简单的就是所谓的椎体成形术，也就是通过椎弓根穿刺将骨水泥注入椎体来稳定伤椎。但是，这种技术不能实现骨折复位，除非让患者采取特别的体位来复位。另外，除了手术风险，随机临床实验研究发现该技术与保守方法相比并无优势[41, 42]。

手术最大的风险是骨水泥渗漏，尤其是经椎体后壁渗入椎管。骨水泥渗漏也可以出现椎体侧方和前方，如果渗漏量不大，通常不会出现严重问题。另外一个风险就是骨水泥进入椎体静脉窦，随后进入人体的静脉系统，导致肺栓塞[43]。近年来，随着骨水泥制作工艺的进步，这类风险已经降低。

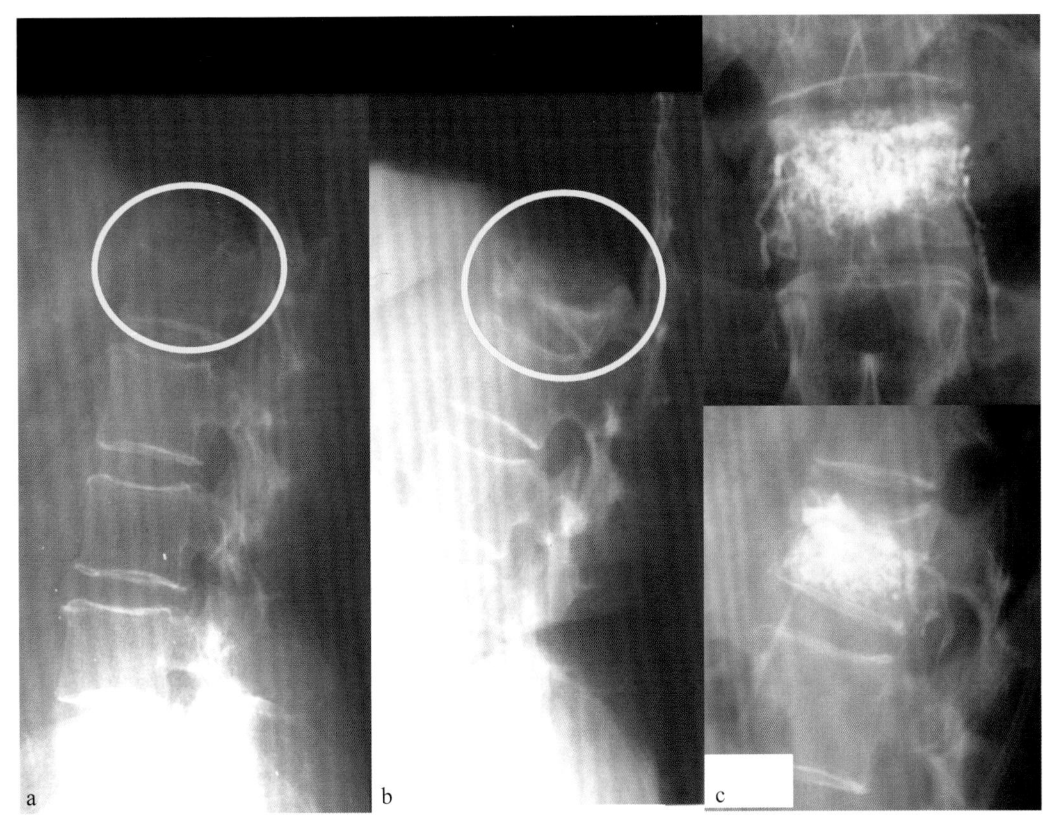

图9.8　有椎体压缩骨折（VCF）和骨质疏松的76岁女性。（a）骨折2周后出现腰背痛（圆圈示）。（b）4周后：椎板（圆圈示）。（c）球囊后凸成形术恢复了椎体的高度和完整性

椎体成形术通常采用经过椎弓根穿刺入路，穿刺过程存在风险，如穿刺针进入椎管，或偏外刺入侧方椎旁组织而导致血管损伤。但是，在 X 线引导下，只要严格按照标准操作，通常能顺利完成穿刺过程，这与椎弓根螺钉技术类似。

正位透视下椎弓根轮廓应该非常清楚，导针（克氏针）一定要位于椎弓根轮廓以内，可以稍微偏向中线。侧位透视下见导针的针尖已经进入椎体，正位下导针的针尖可以超过椎弓根的内壁。因此，重要的是穿刺过程中应及时复查正侧位影像，确认导针与椎弓根的位置关系和导针刺入椎体的深度。穿刺可以用 Jamshidi 针来替代克氏针，这样能简化操作步骤。

刺入克氏针后，将 Jamshidi 针或其他相类似的器械沿克氏针置入椎体。在椎体后三分之一建立工作通道以后，用配套的骨钻在椎体内建立骨隧道，其空间能容纳球囊或骨水泥注射管（单纯椎体成形术）。术中可以通过该通道进行活检。对需要行后凸成形术的患者，可通过工作通道将球囊置入椎体。球囊可配有支架，后者随球囊扩张而扩张，扩张过程对压缩的椎体有一定程度的复位。如果是单纯的椎体成形术，骨水泥注射并不会有复位的效果。在骨折的早期，无论球囊是否有配套支架，通过球囊扩张有助于塌陷终板的复位。球囊后凸成形术能提高手术的安全性。部分荟萃分析发现，后凸成形术的并发症和死亡率比单纯的椎体成形术要低，而且骨水泥的并发症也较少[44]。目前，部分随机临床研究并没有发现骨水泥强化手术比保守方法更具优势[28, 41]。但是，目前这些前瞻性临床研究存在缺陷，也就是说，这些研究没有重复真实的临床过程[6]。

前瞻性病例系列研究已经证明，骨水泥强化手术对于椎体压缩骨折导致严重疼痛的患者有良好的临床疗效[44]。手术的适应证是新鲜骨折导致的疼痛，也就是说，骨折没有愈合，MRI 短时反转恢复序列（STIR）提示椎体有白色信号。通常的做法是，对于骨质疏松性椎体压缩骨折，首先应采取保守治疗；如果保守治疗失败，对于骨折时间在 6 周以内的患者，可以采取骨水泥强化手术（图 9.9）。

骨水泥强化手术的另一个好处就是能恢复椎体高度，从而对后凸畸形进行间接矫形，但该效果目前缺乏文献支持。但是，如果多个椎体同时出现严重骨折和塌陷，将导致明显的后凸畸形，脊柱的矢状位平衡被严重破坏，给老年患者带来远期危害。对此类患者，行骨水泥强化手术将避免后凸畸形进一步加重，远期的临床效果良好（图 9.8）。

老年人的其他脊柱疾病

由于肿瘤治疗技术的进步、患者生存期的延长，伴发脊柱转移瘤的老年患者也逐渐增加。多数转移瘤可以通过化疗后配合局部放疗等非手术方法来治疗。但是，部分患者因为脊柱病理性骨折而出现严重的疼痛，或因为肿瘤侵犯导致椎管受压，需要手术干预。女性最常见的脊柱转移瘤是乳腺癌，而在男性则是前列腺癌和多发骨髓瘤[45]。

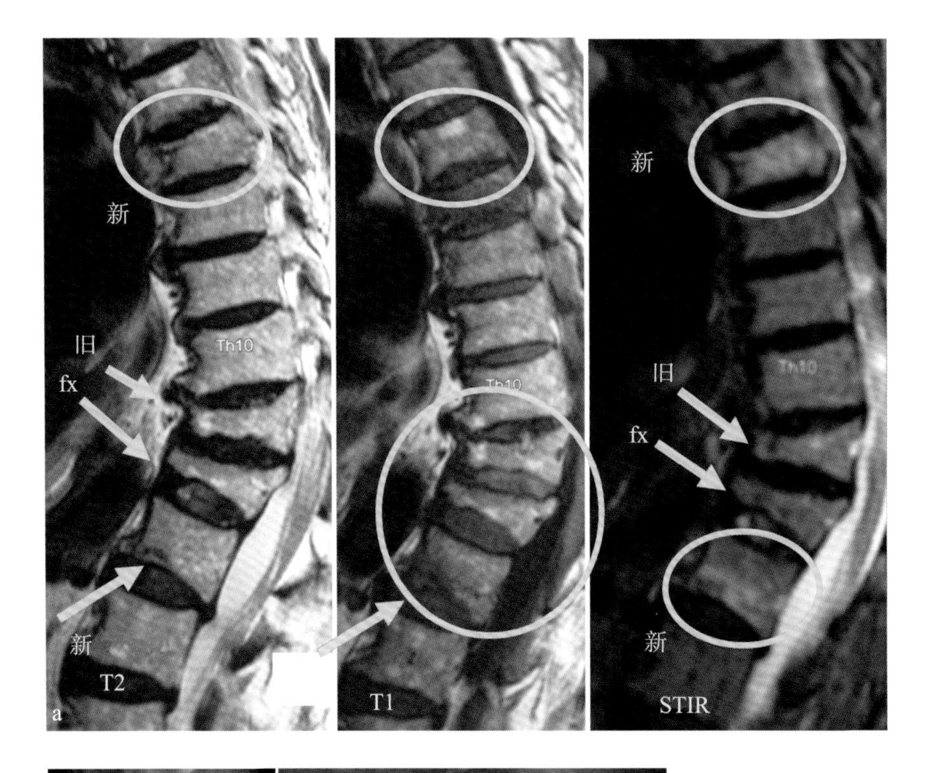

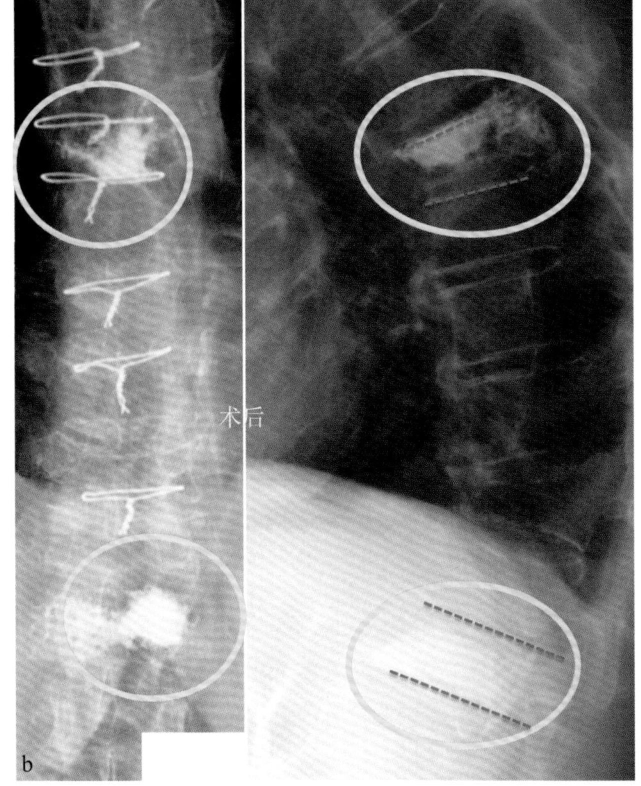

图 9.9　多发性椎体压缩骨折合并继发性驼背的骨质疏松症，陈旧性骨折伴楔形椎体。MRI T2 和 STIR 像上无白线，而新鲜骨折在 MRI T2 和 STIR 像上表现为白线

由于微创技术的发展，伴有脊柱转移瘤的老年患者可以采用骨水泥强化联合微创固定手术行姑息治疗。

老年人脊椎感染很常见。椎间盘炎和脊椎炎有一定的组织破坏性，破坏前柱可导致继发性后凸畸形。早期的椎间盘炎可以通过抗生素和局部制动来治疗。手术指征包括：药物不能控制的疼痛，血液炎症指标（C-反应蛋白，红细胞沉降率，白细胞）持续位于高水平，继发性畸形和神经症状逐渐加重。手术步骤与脊柱肿瘤手术类似。老年患者的脊柱感染往往来源于其他部位的感染灶（如膀胱、肺、下肢、皮肤），术后出现感染并发症的风险较高，因此手术应该严格遵循上述的手术适应证。

本章小结

由于老年人体质虚弱而且常合并多种疾病，因此老年人的脊柱疾病已经成为脊柱外科的治疗难点，不仅对手术技术要求高，而且术后继发问题也多。这类患者需要多学科团队协同处理。在全身疾病综合治疗的背景下，外科医生应该针对脊柱疾病的特殊需要提供专科治疗方案。因此，复杂的老年脊柱疾病，应该在大型医疗中心进行治疗，需要有经验的多学科团队协同处理。

对有严重腰背痛的老年人来说，生活质量会大受影响。疼痛不严重的老年患者，可以通过药物治疗、改变生活方式或其他方法来进行治疗，而且社会医疗保险或其他健康保险计划可以报销上述治疗花费。但是，腰背痛严重者常合并多种基础疾病，而他们又需要接受手术治疗，是医疗保健领域的一大挑战。

要点

- 世界人口的特征已由原来的高出生率和高死亡率转化为现在的低出生率和寿命延长，导致老年人的数量逐步增加。
- 医疗保健花费的一个重要的部分就是用于保障老年人的生活质量和维持老年人独立生活的能力。
- 脊柱退变性疾病导致的腰背痛和骨量丢失是老年人的常见疾病。
- 老年典型的脊柱疾病包括：骨软骨炎、椎间盘脱出/突出、小关节关节炎、退变性脊椎滑脱、椎管狭窄、退变性脊柱畸形、骨质疏松性椎体压缩骨折、转移瘤导致的脊柱病理性骨折。
- 除了老年人典型的脊柱疾病，如椎管狭窄、退变性脊柱滑脱和脊髓型颈椎病外，退变性脊柱畸形是脊柱外科最大的挑战之一。对于该疾病，除了手术治疗之外，几乎无其他治疗手段。
- 一些新手术技术的发展，使得伴有多种基础疾病的老年体弱患者的手术风险有所降低。

难点

- 由于老年人的脊柱对失衡和畸形的代偿能力有限，使得手术治疗，尤其是坚强内固定，成为一个巨大的挑战。

- 邻椎病是老年脊柱坚强内固定术后所出现的特有问题，这是由脊柱失衡以及骨和软组织质量差所导致的。
- 骨量丢失是老年人脊柱骨折的主要原因。
- 由于老年患者常合并多种疾病，以及脊柱本身质量差，使得脊柱手术的风险高，并发症发生率高。因此，手术需要全面的准备和计划，以降低这些固有的风险。

参考文献

5篇“必读”文献

1. Szpalski M, Gunzburg R, Mélot C, Aebi M. The aging of the population: a growing concern for spine care in the twenty-first century. Eur Spine J 2003; 12(Suppl 2):S81-S83
2. Kinsella K, Velkoff V. An Aging World. U.S. Census Bureau. Washington, DC: U.S. Government Printing Office, series p95/01-1; 2001
3. International Institute for Applied Systems/ Environmental Resources and Development. Analysis database, 2002. Laxenburg, Austria: International Institute for Applied Systems Analysis; 2003
4. National Center for Chronic Disease Prevention and Health Promotion. Chronic Disease Notes and Reports, Special Focus Healthy Aging. Atlanta: Centers for Disease Control and Prevention; 1999
5. Aebi M. The adult scoliosis. Eur Spine J 2005; 14:925-948
6. Aebi M. Vertebroplasty: about sense and nonsense of uncontrolled “controlled randomized prospective trials”. Eur Spine J 2009;18:1247-1248
7. Pluijm SM, Tromp AM, Smit JH, Deeg DJ, Lips P. Consequences of vertebral deformities in older men and women. J Bone Miner Res 2000;15:1564-1572
8. Ohshima H, Urban JP. The effect of lactate and pH on proteoglycan and protein synthesis rates in the intervertebral disc. Spine 1992; 17:1079-1082
9. Roughley PJ. Biology of intervertebral disc aging and degeneration: involvement of the extracellular matrix. Spine 2004;29:2691-2699
10. Battié MC, Videman T, Parent E. Lumbar disc degeneration: epidemiology and genetic influences. Spine 2004;29:2679-2690
11. Battié MC, Videman T, Levälahti E, Gill K, Kaprio J. Genetic and environmental effects on disc degeneration by phenotype and spinal level: a multivariate twin study. Spine 2008;33:2801-2808
12. Adams MA, Roughley PJ. What is intervertebral discdegeneration, and what causes it? Spine 2006;31: 2151-2161
13. Horner HA, Urban JP. 2001 Volvo Award Winner in Basic Science Studies: effect of nutrient supply on the viability of cells from the nucleus pulposus of the intervertebral disc. Spine 2001 ;26:2543-2549
14. Bibby SR, Jones DA, Ripley RM, Urban JP. Metabolism of the intervertebral disc: effects of low levels of oxygen, glucose, and pH on rates of energy metabolism of bovine nucleus pulposus cells. Spine 2005 ;30:487-496
15. Urban JP, Smith S, Fairbank JC. Nutrition of the intervertebral disc. Spine 2004;29:2700-2709
16. Cheung KM, Samartzis D, Karppinen J, Luk KD. Are “patterns” of lumbar disc degeneration associated with low back pain?: new insights based on skipped level disc pathology. Spine 2012;37:E430-E438
17. Anandjiwala J, Seo JY, Ha KY, Oh IS, Shin DC. Adjacent segment degeneration after instrumented posterolateral lumbar fusion: a prospective cohort study with a minimum five-

year follow-up. Eur Spine J 2011; 20: 1951-1960
18. Ekman P, Möller H, Shalabi A, Yu YX, Hedlund R. A prospective randomised study on the long-term effect of lumbar fusion on adjacent disc degeneration. Eur Spine J 2009;18:1175-1186
19. Lee CS, Hwang CJ, Lee SW, et al. Risk factors for adjacent segment disease after lumbar fusion. Eur Spine J 2009; 18:1637-1643
20. North American Spine Society. Evidence-based clinical guidelines on diagnosis and treatment of degenerative lumbar spondylolisthesis, 2008. https://www.spine.org/Documents/ResearchClinicalCare/Guidelines/Spondylolisthesis.pdf
21. Resnick DK, Choudhri TF, Dailey AT, et al; American Association of Neurological Surgeons/Congress of Neurological Surgeons. Guidelines for the performance of fusion procedures for degenerative disease of the lumbar spine. Part 9: fusion in patients with stenosis and spondylolisthesis. J Neurosurg Spine 2005;2:679-685
22. Sengupta DK, Herkowitz HN. Degenerative spondylolisthesis: review of current trends and controversies. Spine 2005;30(6, Suppl): S71-S81
23. Resnick DK, Choudhri TF, Dailey AT, et al; American Association of Neurological Surgeons/Congress of Neurological Surgeons. Guidelines for the performance of fusion procedures for degenerative disease of the lumbar spine. Part 10: fusion following decompression in patients with stenosis without spondylolisthesis. J Neurosurg Spine 2005;2:686-691
24. Schwarzenbach O, Rohrbach N, Berlemann U. Segment-by-segment stabilization for degenerative discdisease: a hybrid technique. Eur Spine J 2010;19: 1010-1020
25. Suratwala SJ, Pinto MR, Gilbert TJ, Winter RB, Wroblewski JM. Functional and radiological outcomes of 360 degrees fusion of three or more motion levels in the lumbar spine for degenerative disc disease. Spine 2009;34:E351-E358
26. Tsahtsarlis A, Wood M. Minimally invasive transforaminal lumber interbody fusion and degenerative lumbar spine disease. Eur Spine J 2012;21: 2300-2305
27. Anand N, Baron EM. Minimally invasive approaches for the correction of adult spinal deformity. Eur Spine J 2012
28. Isaacs RE, Hyde J, Goodrich JA, Rodgers WB, Phillips FM. A prospective, nonrandomized, multicenter evaluation of extreme lateral interbody fusion for the treatment of adult degenerative scoliosis: perioperative outcomes and complications. Spine 2010;35(26, Suppl):S322-S330
29. Le TV, Baaj AA, Dakwar E, et al. Subsidence of polyetheretherketone intervertebral cages in minimally invasive lateral retroperitoneal transpsoas lumbar interbody fusion. Spine 2012;37:1268-1273
30. Rodgers WB, Gerber EJ, Patterson J. Intraoperative and early postoperative complications in extreme lateral interbody fusion: an analysis of 600 cases. Spine 2011; 36:26-32
31. Labrom RD, Tan JS, Reilly CW, Tredwell SJ, Fisher CG, Oxland TR. The effect of interbody cage positioning on lumbosacral vertebral endplate failure in compression. Spine 2005; 30:E556-E561
32. Szpalski M, Gunzburg R. Lumbar spinal stenosis in the elderly: an overview. Eur Spine J 2003;12(Suppl 2):S170-S175
33. North American Spine Society. Evidence-based clinical guidelines on diagnosis and treatment of spinal stenosis, 2009. https://www. spine.org/Documents/ResearchClinicalCare/Guidelines/SpinalStenosis.pdf
34. Chen BL, Wei FX, Ueyama K, Xie DH, Sannohe A, Liu SY. Adjacent segment

degeneration after singlesegment PLIF: the risk factor for degeneration and its impact on clinical outcomes. Eur Spine J 2011;20: 1946-1950
35. Everett CR, Patel RK. A systematic literature review of nonsurgical treatment in adult scoliosis. Spine 2007;32(19, Suppl):S130-S134
36. Schulte TL, Leistra F, Bullmann V, et al. Disc height reduction in adjacent segments and clinical outcome 10 years after lumbar 360° fusion. Eur Spine J 2007; 16:2152-2158
37. Abdu WA, Lurie JD, Spratt KF, et al. Degenerative spondylolisthesis: does fusion method influence outcome? Four-year results of the spine patient outcomes research trial. Spine 2009;34:2351-2360
38. Harding IJ, Charosky S, Vialle R, Chopin DH. Lumbardisc degeneration below a long arthrodesis (performed for scoliosis in adults) to L4 or L5. Eur Spine J 2008;17:250-254
39. Cho KJ, Suk SI, Park SR, et al. Arthrodesis to L5 versus S1 in long instrumentation and fusion for degenerative lumbar scoliosis. Eur Spine J 2009;18:531-537
40. Crawford CH III, Carreon LY, Bridwell KH, Glassman SD. Long fusions to the sacrum in elderly patients with spinal deformity. Eur Spine J 2012;21:2165- 2169
41. Buchbinder R, Osborne RH, Ebeling PR, et al. A randomized trial of vertebroplasty for painful osteoporotic vertebral fractures. N Engl J Med 2009;361: 557-568
42. Kallmes DF, Comstock BA, Heagerty PJ, et al. A randomized trial of vertebroplasty for osteoporotic spinal fractures. N Engl J Med 2009;361:569-579
43. Hulme PA, Krebs J, Ferguson SJ, Berlemann U. Vertebroplasty and kyphoplasty: a systematic review of 69 clinical studies. Spine 2006;31:1983-2001
44. Hübschle L, Borgström F, Olafsson G, et al; SWISSspine Registry Group. Real-life results of balloon kyphoplasty for vertebral compression fractures from the SWISSspine registry. SpineJ 2014;14:2063-2077
45. Aebi M. Spinal metastasis in the elderly. Eur Spine J 2003;12(Suppl 2):S202-S213

10

脊柱感染所致腰背痛

原著 Rishi Mugesh Kanna, Ajoy Prasad Shetty, Emiliano Vialle, Shanmuganathan Rajasekaran

译者 李泽民 李思贝 王华锋 审校 郑召民

引言：化脓性椎间盘炎

化脓性椎间盘炎是常见的化脓性脊柱炎。超过 95% 的化脓性脊柱炎累及脊柱前柱（包括椎体和椎间盘）[1]。化脓性脊柱炎占所有骨关节化脓性感染的3%~16%，并呈每年上升趋势[2, 3]。欠发达国家和发展中国家由于营养不良、免疫缺陷状态如感染人类免疫缺陷病毒（HIV）、误诊和缺乏医疗保障等原因，化脓性脊柱炎的发病率较高。在发达国家，化脓性脊柱炎发病率的上升主要是由于诊疗技术和防范意识的提高，以及脊柱手术量和高危人群量的增加。糖尿病、营养不良、药物滥用、HIV 感染、恶性肿瘤、长期慢性肾功能不全、肝硬化、脓毒血症和既往脊柱手术史是常见的危险因素。蛋白质营养缺乏、细胞免疫缺陷和激素介导免疫抑制状态也应得到重视。随着脊柱手术量的增加，脊柱术后医源性椎间盘炎的发生率占各种化脓性椎间盘炎的 30%[4]。

化脓性脊柱炎的感染年龄呈双峰分布，第一个峰值分布在儿童及青少年，而第二个峰值分布在 40~60 岁。男性的感染率约为女性的 2 倍，而具体原因尚不明确[5]。由于该疾病的罕见性和隐蔽性，常导致诊断延迟，进而发展至脓肿形成并压迫神经，最终引起神经功能受损、脓毒血症，甚至有 2%~4% 的患者死亡[6]。

病因学

大部分化脓性脊柱炎继发于远处感染病灶的血行传播，常见原发病灶位于皮肤、呼吸道及泌尿生殖系统，但有 30%~70% 的患者无法确定原发病灶[7]。早期阶段，结核分枝杆菌曾被认为是最常见的病原体，但最近的研究发现，化脓性脊柱炎的病原体为常见菌群，如超过 50% 的病原体为金黄色葡萄球菌和溶血性链球菌。在泌尿系统感染和药物滥用患者中，主要病原体为革兰阴性菌，如大肠埃希菌和变形杆菌。在医源性感染患者中，主要为肺炎克雷伯菌和铜绿假单胞菌。对于糖尿病和脊柱贯穿伤患者，常见病原体为厌氧菌和低毒性细菌。尽管采取患者血液、尿液和局部组织进行积极的细菌病原学分离培养，仍有三分之一的病例无法确定病原体[8]。

病理生理学

细菌通常在发生菌血症时通过动脉系统到达椎体。90%~95% 的化脓性脊柱炎累及椎体和椎间盘，而累及脊柱后柱结构的概率并不高。这是由于椎体松质骨的血运和髓质细胞丰富。当血流停滞于椎体终板下方的干骺端动脉环时，循环系统中的细菌在终板下软骨聚集并克隆增殖。由于椎间盘的乏血管化和椎间盘两端软骨终板的特殊动脉解剖结构，感染首先累及软骨终板，继而波及椎间盘。椎旁滋养静脉丛可将病变椎间盘的细菌带至其他椎间盘。由于腰椎血运丰富，因此脊柱感染常发生于腰椎。儿童椎间盘仍有穿动脉通过，因此细菌可直接进入椎间盘并引起椎间盘原发感染，继而波及椎体。

Batson 静脉丛逆行播散在脊柱感染的发生中也发挥了重要作用。当腹腔或胸腔压力增高时，腹腔或盆腔静脉血倒流至缺乏静脉瓣的椎旁静脉。因此，腹腔或盆腔的病原体可通过静脉播散至脊柱。在一些罕见病例中，邻近感染病灶的直接播散也可引起脊柱感染，如肾脓肿、动脉内置物和椎旁淋巴结感染。

化脓性脊柱炎常是局灶性的，但在免疫力低下患者中可出现多部位病灶。随着脊柱破坏的发展，脓肿或感染性肉芽肿组织可压迫椎管引起神经症状，而细菌的系统性播散则可引起菌血症。进一步的椎体破坏可引起椎体塌陷、后凸畸形、脊柱不稳。与结核性脓肿发展缓慢的特点不同，化脓性脊柱炎的脓肿形成迅速，常导致严重感染和早发性神经功能损害。

临床表现

化脓性脊柱炎通常隐匿性发病，急性起病的化脓性感染较为罕见。腰背痛比较常见，一般在 1~2 周内加重。疼痛起初常局限于感染部位，但椎旁区域疼痛也很常见。随着病情进展，疼痛即使在静息状态也极为剧烈，而轻微的脊柱活动亦可使疼痛明显加重。严重疼痛的出现提示椎体或后柱结构破坏（特别是小关节的破坏），将导致脊柱不稳。当脓肿和肉芽组织压迫神经根时，患者可出现相应的根性疼痛症状。

由于腰背痛症状常见且无特异性，因此化脓性脊柱炎的早期诊断常需要医生对此保持高度警惕。当出现以下警示临床征象（“红旗征”）时，需要立即进行实验室或影像学检查：患者为儿童或年龄大于 65 岁，有长期激素使用史、肿瘤化疗病史，肾脏疾病，糖尿病，HIV 感染和高热。

尽管在成年患者中仅有不到三分之一会出现发热，但椎体骨髓炎患儿则可表现为突发高热和乏力。患儿可能不直接主诉腰背痛，但常有纳差、腰背部僵直和僵硬步态等表现。

当椎体塌陷出现后凸畸形或巨大硬膜外脓肿形成时，患者会出现神经症状，通常表现为单侧或双侧下肢麻木乏力，甚至出现大小便功能障碍。当出现神经症状时，需要进行仔细的神经系统检查，包括通过直肠指检确定是否存在早期马尾综合征。早期手术干预对神经功能恢复至关重要。

辅助检查

实验室检查

常规检查包括白细胞计数及分类、血沉（ESR）、C反应蛋白（CRP）。其他检查包括血常规和肝肾功能等，在抗生素治疗前或手术前完善。

化脓性脊柱炎患者血中白细胞常升高，但并无特异性。血沉加快尽管同样不具有特异性，但是为最常见的异常实验室检查结果，可出现在90%以上患者中[9]。在不同的研究中，化脓性脊柱炎患者血沉多在43~87 mm/h之间[10, 11]。临床上出现不明原因的腰背痛，同时伴脊柱僵硬和血沉加快，应高度怀疑感染性脊柱炎。

C反应蛋白也是一项急性炎症指标，超过90%的脊柱感染患者会出现CRP升高，其特异性高于血沉[12]。由于ESR与CRP均为敏感性指标而特异性不强，因此需要结合临床症状和影像学变化综合判断。同时连续监测ESR与CRP，有助于诊断术后化脓性脊柱炎的病情变化，对治疗效果的评估[13, 14]。

ESR和CRP均对脊柱感染的疗效评估十分重要。Carragee等[15]的研究发现，化脓性脊柱炎患者经过1个月的治疗后，ESR下降25%者预后较好。但是，在治疗过程中，也有50%预后良好患者ESR并无变化。因此，对于临床观察治疗有效的患者，ESR上升无须特殊干预或延长疗程。

对怀疑原发灶为泌尿系统感染者，应行尿液培养检查。而对于所有患者来说，血培养是必需的，特别是在发热期间和使用抗生素前。尽管如此，尿培养和血培养并不敏感，仅有60%患者为阳性。

组织病理学

CT或其他图像增强器引导下行感染椎体或椎间盘穿刺活检，可获取病原学标本以助诊断。组织活检对于无神经压迫症状的患者尤为有益，可辅助制订恰当的治疗方案。套筒钳夹活检由于能获得更大的组织而优于细针穿刺活检。获得的组织需进行需氧菌培养、革兰染色、结核菌PCR基因检测、结核菌培养和组织病理检查等。尽管只有50%~60%患者需氧菌培养呈阳性，但组织学检查对于识别感染迹象及与结核、肿瘤及病理性骨折等疾病相鉴别有帮助。急性化脓性脊柱炎的病理改变包括中性粒细胞浸润、组织坏死和其他炎性改变。而对于结核感染，病理改变包括上皮细胞肉芽肿形成、淋巴细胞浸润及典型多核巨细胞（朗格汉斯巨细胞）的出现。血培养和经皮穿刺行病理活检未能明确诊断而经验性治疗又无效时，则应在手术清除脊柱病灶和重建稳定性时进行开放活检。

影像学检查

化脓性脊柱炎早期在X线片上常表现为正常，因此诊断意义不大。早期X线征象可出现在发病后2~3周，主要表现为终板软骨下骨小梁结构紊乱和终板破坏所致椎间隙变窄（图10.1）。随着病情的进展，将出现椎间隙完全塌陷、椎体破坏、非对称性脊柱后凸和椎体滑脱致脊柱不稳等情况（图10.2）。CT检查有助于评估椎体破坏程度，发现椎体内死腔形成，评估椎旁软组织情况（图10.3）。此外，CT还对经皮穿刺活检前

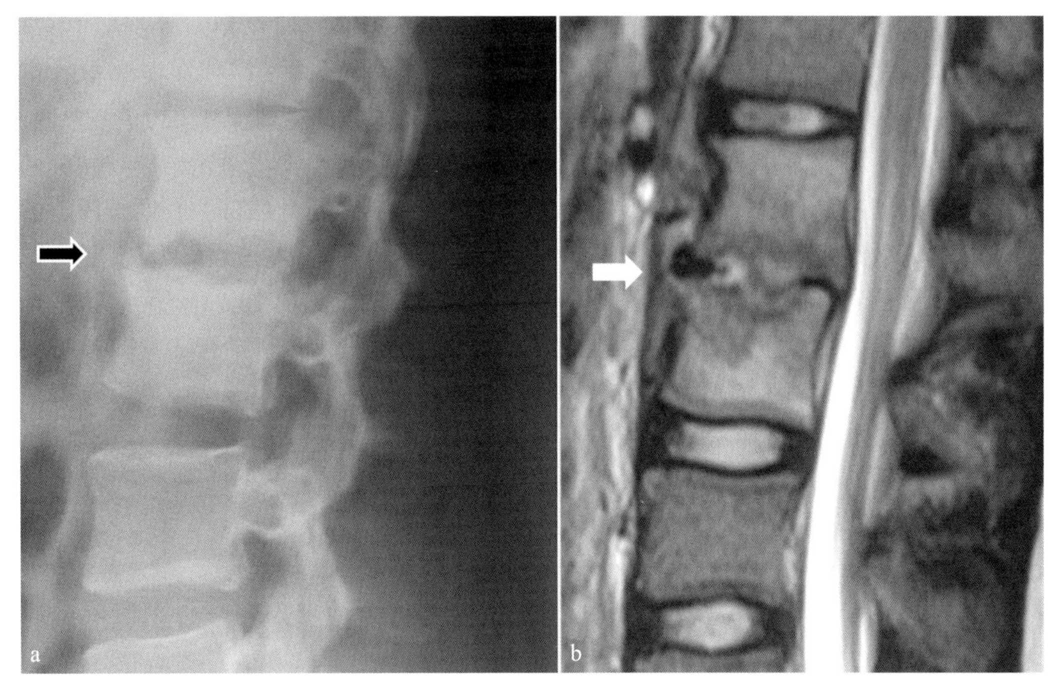

图 10.1 （a）椎间盘炎患者的胸椎侧位片。椎间盘的边缘因为软骨的模糊而变得不规则（黑色箭头）。（b）同一患者的矢状位 MRI 加权像示椎间盘缺失，椎间盘内高信号的改变等提示了存在椎间盘炎（白色箭头）

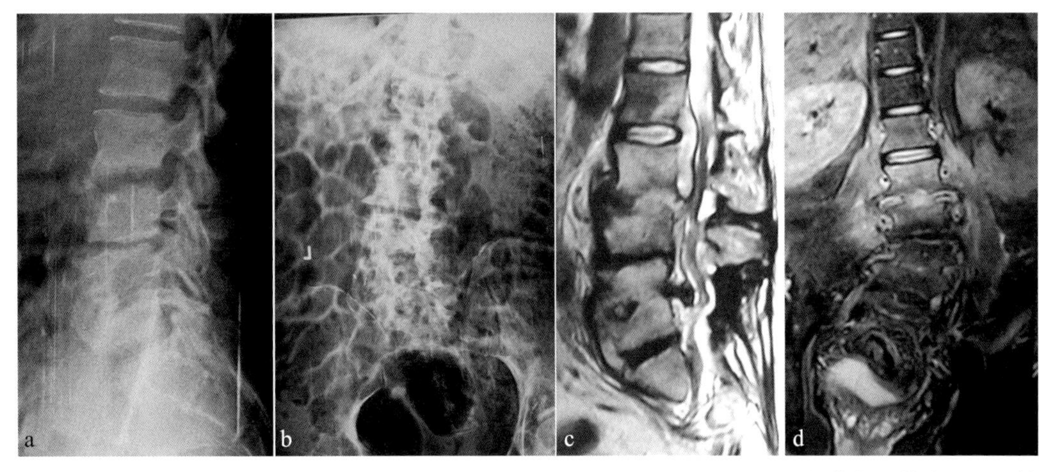

图 10.2 前后位（b）和侧位（a）腰椎 X 线片提示椎间隙变窄，骨性异常，椎体侵蚀等广泛的椎体破坏。同一患者矢状位和冠状位 MRI 提示多发性椎间盘炎和椎体炎，以及硬膜外和椎旁的脓肿形成

设计穿刺部位和穿刺方向有帮助。

MRI 由于可以早期发现病变，因此成为首选的影像学检查。对于脊柱感染，MRI 具有 96% 的敏感性、92% 的特异性和 94% 的诊断准确性[16]。事实上，由于 MRI 的高敏感性，MRI 所显示的椎体骨髓破坏范围大于椎体实际破坏程度。标准 MRI 图像包括 T1 序列、T2 序列、STIR 序列和强化 MRI（图 10.4）。由于水肿形成，椎体及椎间隙在 MRI–T1 序列上呈低信号，而在 MRI–T2 序列上呈高信号。抑脂 STIR 序列和强化 MRI 可更清晰地显示感染周围软组织累及范围。MRI 检查也可更清晰显示硬膜外脓肿的位置和范围、死骨的部位、椎管压迫的范围、脊髓压迫的程度，以及脊髓内任何的异常改变（图 10.5）。无症状多椎体跳跃性病变须进行全脊柱 MRI 以方便评估。

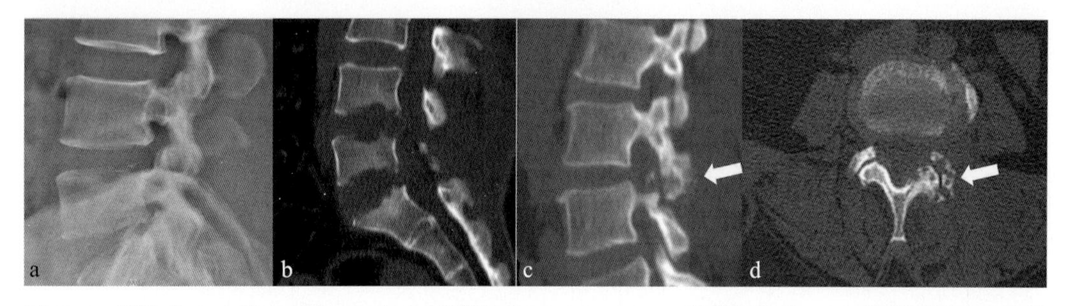

图 10.3　侧位片（a）和矢状位 CT（b）示该患者 L4–L5、L5–S1 的椎间盘炎。CT 能够更好地显示软骨下的侵蚀和空气征，这对于手术计划的制订非常重要。另一个患者矢状位（c）和轴位（d）的 CT 提示关节突关节的化脓性关节炎（左侧箭头）。与 X 线片相比，CT 能够更清楚地评估后侧附件的感染

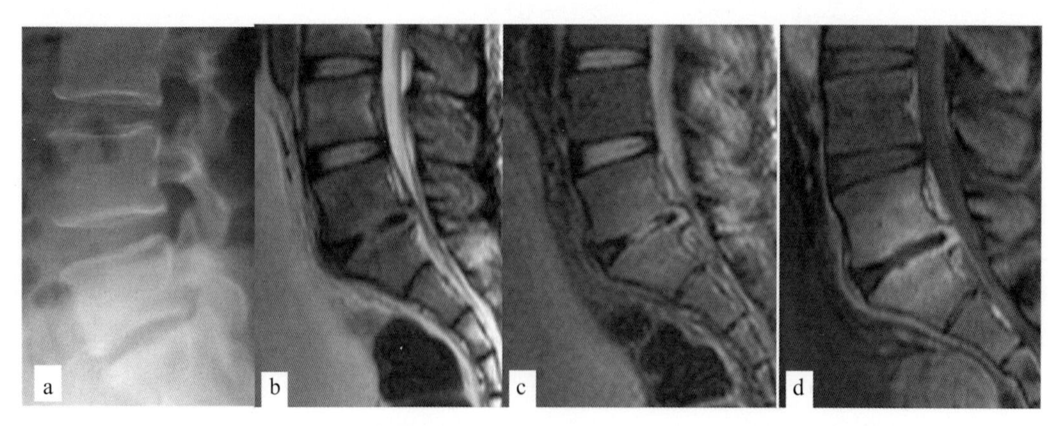

图 10.4　患者具有轴向的背痛和全身感染迹象，侧位片（a）示 L5–S1 的椎间隙高度减小。矢状位 T2（a）、STIR（b）和 T1 示 L5–S1 椎间盘炎，以及硬膜外脓肿和椎体水肿

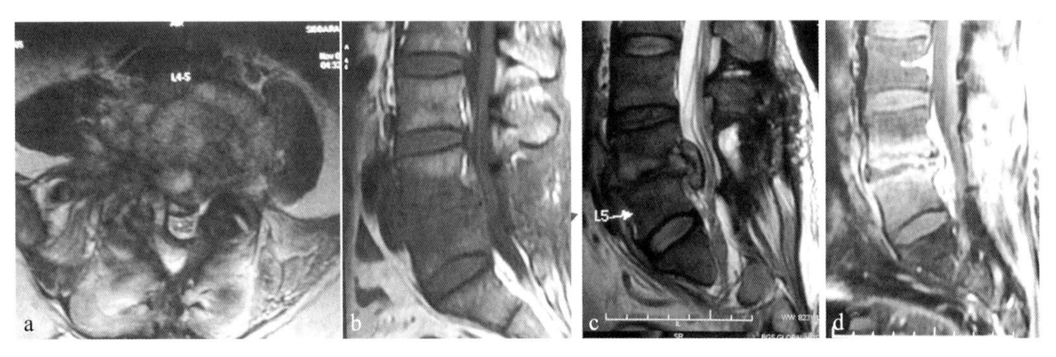

图 10.5 进展期椎间盘炎的 MRI 特征。T2 轴位片（a）示椎周和硬膜外的脓肿的形成和椎管变窄。矢状位 T1（b）、T2（c）和 STIR（d）示 L4–L5 椎间盘炎，椎间盘侵蚀，软骨损伤以及椎周和硬膜外脓肿形成

MRI 还有助于化脓性脊柱炎与 Modic 病变、脊柱结核、骨质疏松性压缩骨折和脊柱肿瘤等疾病相鉴别（表 10.1，图 10.6）。与脊柱肿瘤相比，脊柱感染更多累及椎间隙。2 型 Modic 病变可因疼痛与脊柱感染混淆，但 2 型 Modic 病变在 MRI–T1 和 MRI–T2 序列上均呈高信号。1 型 Modic 病变易与化脓性椎间盘炎混淆，但其在增强 MRI 中无强化，并且病变不涉及椎间盘。脊柱结核常有广泛骨破坏，早期即出现椎间隙狭窄、椎体信号异常改变、韧带下脓肿形成和椎旁巨大薄壁脓肿形成等征象。

此外，MRI 对疗效评估也有所帮助。MRI 可显示椎体骨髓水肿吸收、骨髓被脂肪组织替代（在 T1 和 T2 序列上均为高信号）以及椎旁病变完全吸收时，提示椎体病变痊愈（图 10.7）。然而，Kowaiski 等[17]认为，MRI 显示的椎体痊愈征象要落后于临床实际痊愈，因此临床医生不可仅以 MRI 为标准而采取不必要的有创性治疗。

^{99m}Tc 放射性骨扫描对化脓性脊柱炎的早期诊断敏感度较高（>90%）但特异性相对较低（80%）[18]。脊柱的炎症反应和退变均可引起放射性核素摄取增加，因此特异性不强。Ga 和 ^{111}In 标记白细胞扫描的特异性可达到 80%~85%，但敏感性较差，因此假阴性较多，目前不用于临床常规检查。

鉴别诊断

由于脊柱感染的症状常较模糊，临床医生应提高警惕，尤其是对于高危患者，以利于疾病的早期诊断。疾病早期的辅助检查常无异常，但若临床高度怀疑化脓性脊柱炎，则需要定期复查影像学检查（图 10.8）。化脓性脊柱炎须与脊柱转移瘤、骨质疏松性骨折和椎体退变相鉴别。术后椎间盘炎的临床表现和血液检查较影像学检查更重要，因为术后即刻的影像学信号改变与感染的征象很相似。

表 10.1　化脓性脊柱炎的典型 MRI 特征与表现

诊断	MRI 特征
化脓性脊柱炎	椎间盘间隙早期表现为 T1 低信号，T2 高信号
脊柱结核	广泛累及软骨下区域及邻近椎体；巨大的，多发的，薄壁脓肿
Modic 改变	信号改变限制在软骨下区域，不累及椎间盘；无信号增强，无脓肿
病理性骨折（代谢性骨病）	多节段不相邻的病变，不累及椎间盘，无脓肿形成

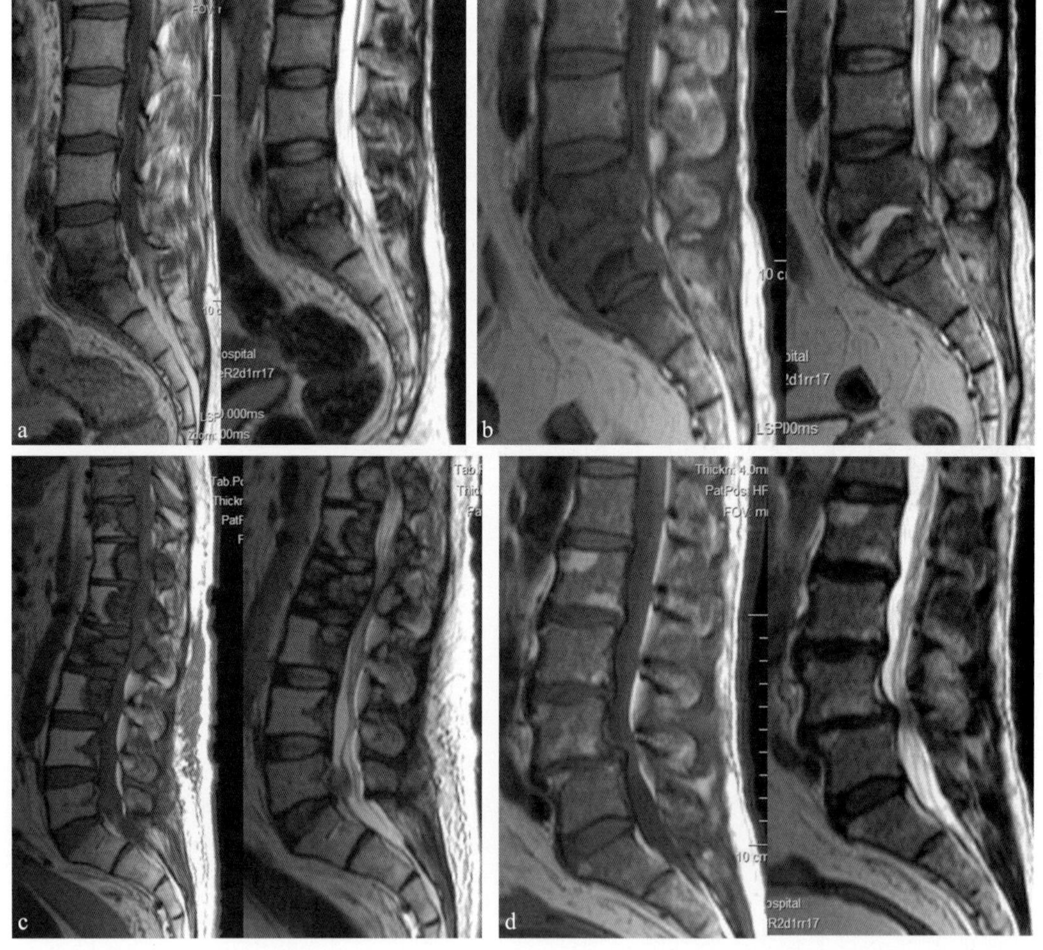

图 10.6　椎间盘炎的鉴别诊断。（a）L5–S1 椎间盘炎，矢状位 MRI 示典型的 T1 低信号和 T2 高信号。（b）结核性脊柱炎，可以观察到椎周和硬膜外的薄壁脓肿。（c）转移瘤涉及多个椎体、多种不同的信号改变，并无脓肿形成。（d）终板的 Modic 改变，提示另一侧的椎间盘的信号改变。椎间盘信号完整且无脓肿形成

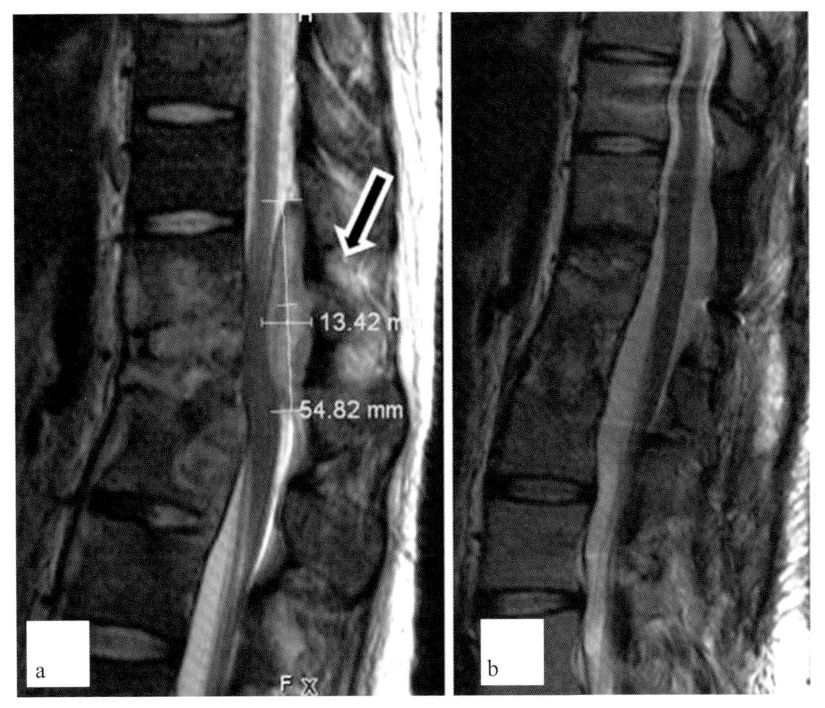

图 10.7 完整治疗可以有效减少脊髓感染。治疗前节段的矢状位 MRI（a）示硬膜外脓肿（箭头），椎体和间盘的高信号改变提示感染。完整治疗后，矢状位 MRI（b）示脓肿缩小和感染后的骨质愈合

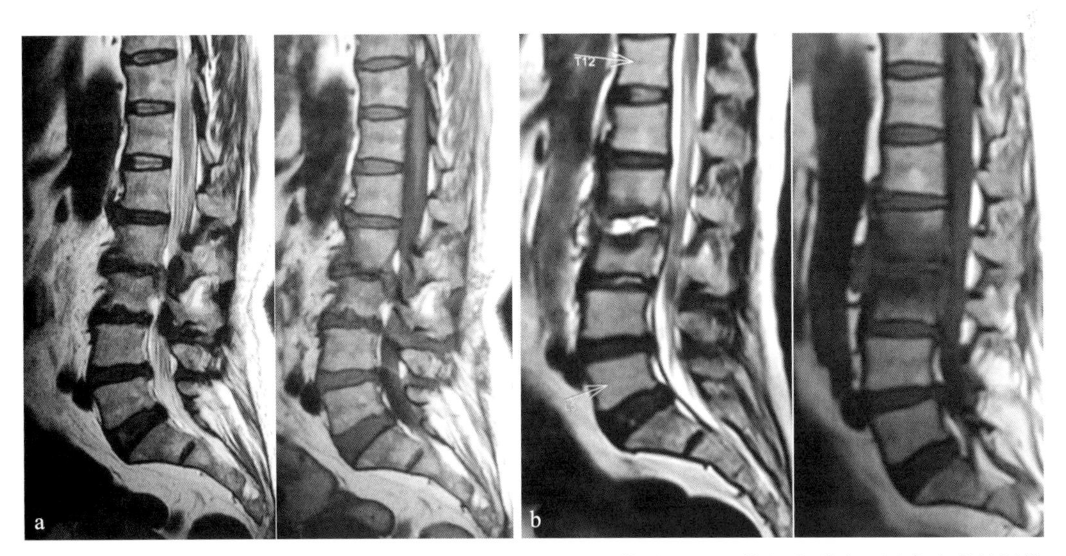

图 10.8 （a）腰背痛和放射痛患者的矢状位 MRI T1、T2 像示 L2–L3 椎间盘脱出。因为患者的腰椎间盘突出的症状并不典型，所以接受了保守治疗。后来患者的疼痛明显加重，并且在休息时仍然疼痛。（b）4 周后的 MRI 示 L2–L3 椎间盘炎。所以对高度怀疑感染性脊髓炎的患者，应行 MRI 检查

保守治疗

疾病的早期阶段，即在椎体严重破坏或出现神经症状前，若可明确感染病原体，使用敏感抗生素进行治疗，化脓性脊柱炎常可治愈；甚至在无法分离培养出感染病原体的情况下，经验性抗感染治疗也常常可获得良好效果（图10.9）。保守治疗中，卧床休息、佩戴支具和应用抗生素是关键。在治疗化脓性脊柱炎的同时，处理如糖尿病、贫血、营养不良等相关疾病同样重要。佩戴胸腰段硬质支具固定脊柱病变节段和卧床休息，在保守治疗中有着重要意义。

使用抗生素前应通过血液、尿液、穿刺活检等手段分离感染病原体。在取得组织标本后可开始经验性应用一代头孢菌素抗感染治疗，因为金黄色葡萄球菌是最常见的感染病原体。对于感染耐甲氧西林的金黄色葡萄球菌（MRSA）的患者，万古霉素是首选药物。对免疫抑制或药物滥用患者，需使用涵盖革兰阴性菌的三代头孢菌素。最近研究发现，利福平因为具有对抗细菌生物膜形成和与其他 β–内酰胺抗生素的协同效应而具有较好的疗效[19]。在针对革兰阳性菌静脉用药的同时，可予以利福平口服。

化脓性脊柱炎的抗生素使用疗程至今仍无一致结论，但一般采用 3~4 周静脉应用抗生素后改为口服抗生素 6 周的治疗方案。尽管部分研究推荐静脉用药 6~8 周，但大部分研究推荐 4 周[20~22]。使用静脉抗生素如少于 4 周，则感染的复发风险将明显增高。Roblot 等[23]回顾性分析了 120 例化脓性脊柱炎患者后发现，静脉应用抗生素大于 6 周并不会降低复发的风险。在治疗的过程中，密切观察临床症状变化的同时，定期复查血沉和 C 反应蛋白。在临床症状和血沉恢复正常后，仍推荐继续应用抗生素 1 个

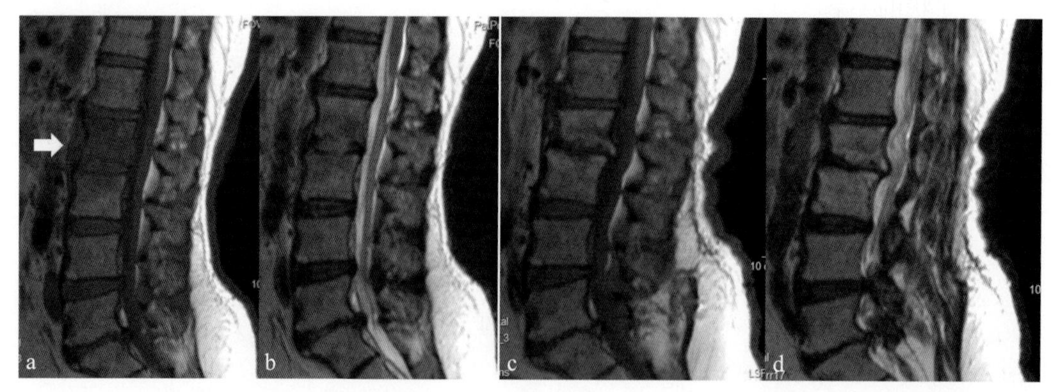

图 10.9 72 岁男性椎间盘炎患者的矢状位 MRI T1 像（a）和 T2 像（b）示 L1 椎体的 T1 低信号和 T2 的高信号。此患者接受了 12 周的抗生素治疗。之后的 MRI（c，d）示损伤缩小，以软骨下高信号的脂肪骨髓替代为明显特征

月。保守治疗失败的情况包括：临床症状不缓解、血沉或C反应蛋白等炎症指标持续不降、影像学上椎体破坏持续进展，以及影像学上可见硬膜外脓肿形成。保守治疗成功率为75%，治疗后1~2年后椎体间自发性融合，可以作为痊愈的影像学证据。

手术治疗

仅10%~15%的化脓性脊柱炎患者需要手术治疗。手术指征包括：持续、严重的临床症状；广泛椎体破坏，伴或不伴脊柱失稳；进展性后凸畸形；明显的神经功能受损；硬膜外脓肿形成；脓毒血症；诊断困难和无法分离出感染病原体。手术治疗的目的为：获取足够的标本行细菌学和组织学诊断，神经组织压迫的充分减压以及重建脊柱稳定性。手术方案应个体化，应在综合评估椎体受累的严重程度和患者的基础状态上拟定。Yoshimoto等[24]对45例老年化脓性脊柱炎病例进行了回顾性分析，尽管42%出现神经症状的患者由于一般情况差而选择保守治疗，但仍有74%的保守治疗患者获得神经症状改善。

手术方式包括：经皮脓肿引流术、单纯后路病灶清除术、后路病灶清除椎弓根螺钉内固定术、前路病灶清除内固定术，以及前后路联合病灶清除内固定术。没有任何一项随机研究表明何种术式更具优越性，因此术式的选择需基于病灶的位置、椎体破坏范围和手术医师的经验。无论采取何种术式，手术目的仍然是安全完成神经减压、病灶清除和脊柱稳定性重建。

经皮脓肿引流术

经皮椎间隙脓肿引流术已早有文献报道。Hadjipavlou等[25]对28例原发性血行播散性化脓性脊柱炎患者进行双侧经皮经椎弓根脓肿引流和清除术，疼痛即时缓解率达75%，而最终治愈率为68%。但椎板切除术后感染、脊柱失稳、骨破坏致脊柱后凸和出现神经症状病例，并不适合采用上述术式。该技术主要适用于早期单纯椎间盘炎和无法耐受侵袭性操作的患者。

前路手术

由于化脓性脊柱炎常累及椎体，因此推荐通过前路手术行病灶清除。前路手术可在直视下对病灶进行广泛清除，于缺损处直接置入结构性骨块或融合器以重建脊柱稳定性（图10.10）。植骨块常选择三面皮质髂骨块，但为避免取骨区域相关并发症，对部分病例也可选择同种异体骨块植入。对于腰椎病变，L1–L2至L4–L5可采用腹膜后入路，而L5–S1可采用经腹腔入路。Fang等[26]报告了一组39例因化脓性脊柱炎行前路病灶清除植骨融合内固定手术的病例，认为前路手术可达满意的早期和长期疗效，并且具有患者术后恢复快、并发症和死亡率低等优点。若前路手术无法在生物力学上达到坚强固定，则应辅以后路内固定。

Liljenqvist等[27]报道了20例行前路病灶清除、可撑开钛笼植骨融合结合后路内固定治疗化脓性脊柱炎的病例，结果显示融合率达到100%，治疗效果良好。近年来随着微创脊柱外科技术的发

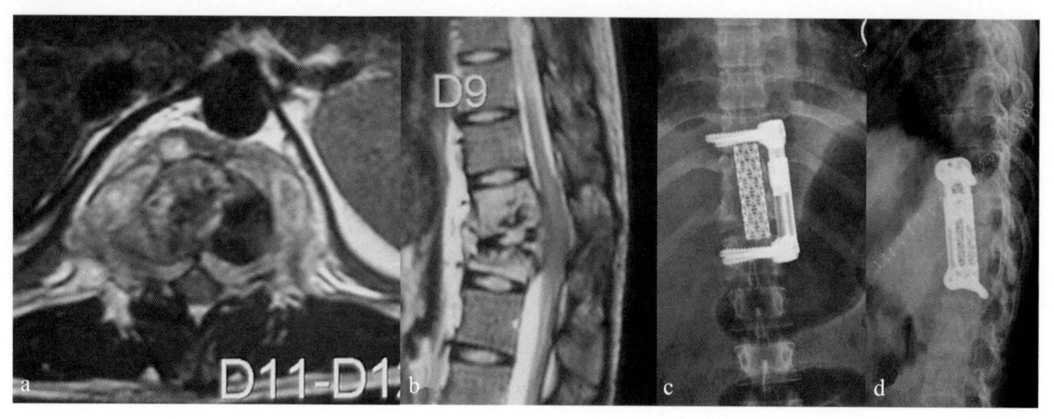

图10.10　前路手术治疗感染性脊髓炎。(a, b)患者的T11–T12节段有脓肿形成，脊髓压迫和椎体塌陷。(c，d)患者接受了前路减压，椎体次全切除并用Cage和接骨板进行融合

展，不少脊柱外科医师采用后路经皮椎弓根钉固定技术。Lin等[28]回顾性分析45例采用前后路联合手术治疗化脓性脊柱炎病例，发现前路病灶清除后，2期后路脊柱内固定中，经皮椎弓根钉固定较传统椎弓根螺钉内固定的患者具有较低疼痛VAS评分，出血量明显减少，而术后2年随访时的功能恢复在两组中无明显差异。

后路手术

近年来，脊柱后路手术越来越流行，并逐渐成为治疗腰椎化脓性椎间盘炎的标准术式。在标准后路手术中，可经椎间孔或椎弓根入路行前方椎体和椎间隙病灶清除术，并辅以后路椎弓根钉内固定。后路手术的目的在于通过多节段椎弓根钉内固定重建脊柱稳定性，对脊髓行环形减压，修复脊柱前柱缺损。由于腰椎管宽大，可安全适当牵拉硬膜囊，因此后路经椎间孔入路可安全重建脊柱前柱20~25 mm的缺损（图10.11，图10.12）。研究表明，钛合金椎弓根螺钉即使位于脓肿病灶区域也是安全的。Gonzalvo等[29]分析了9例行经后路病灶清除、椎弓根钉固定结合后外侧植骨融合术治疗单节段化脓性椎间盘炎的病例，发现全部9例患者术后神经功能均有所改善，均达到坚强骨性融合，术后12个月全部病例痊愈。

后路手术的优势是多数脊柱外科医生对此入路较为熟悉，可行脊髓360度全方位减压，便于多节段内固定，获得更好的畸形矫正效果，以及在不侵犯人体自然腔隙的情况下完成脊柱前柱重建。对于早期病变且无明显畸形的患者，后路经椎弓根减压结合椎弓根钉内固定手术，即可达到快速缓解患者疼痛、防止畸形进展和神经损害的效果（图10.13）。经椎弓根入路可有效完成椎体前方病灶的清除和脊髓减压。

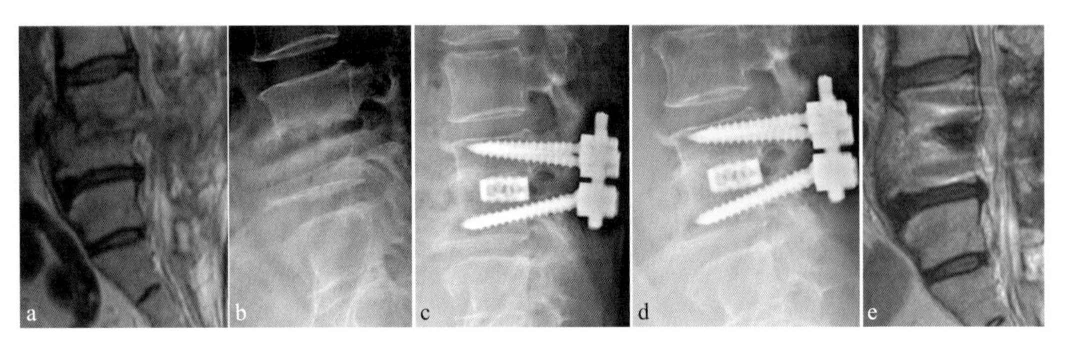

图 10.11 （a，b）L3–L4 脊髓炎患者的矢状位 MRI 和侧位 X 线片。（c，d）L3–L4 经椎间孔清创和椎弓根螺钉固定。（e）MRI 随访示脓肿缩小和骨质修复

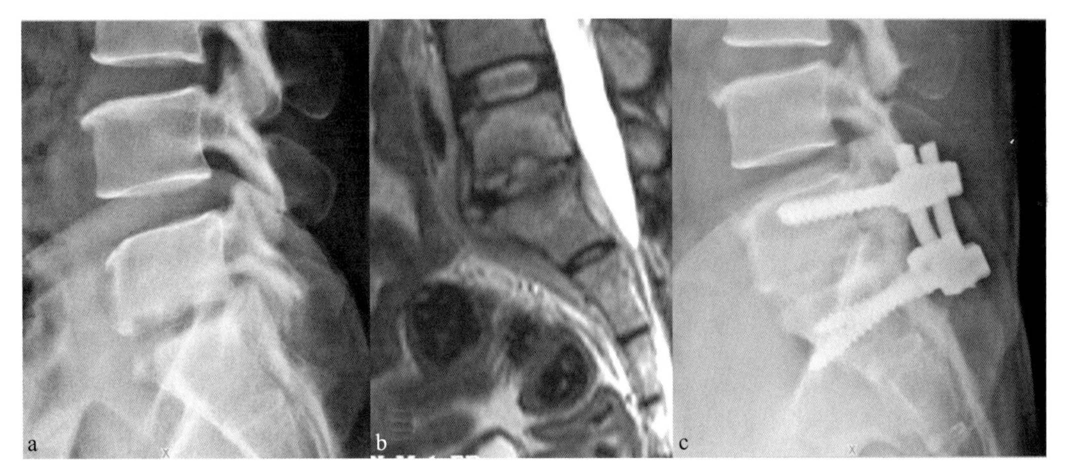

图 10.12 L5–S1 椎间盘炎患者的侧位 X 线片（a）和矢状位 MRI（b）示椎间隙的破坏。对患者行后路减压、固定和清创，使椎体间形成良好的骨性融合（c）

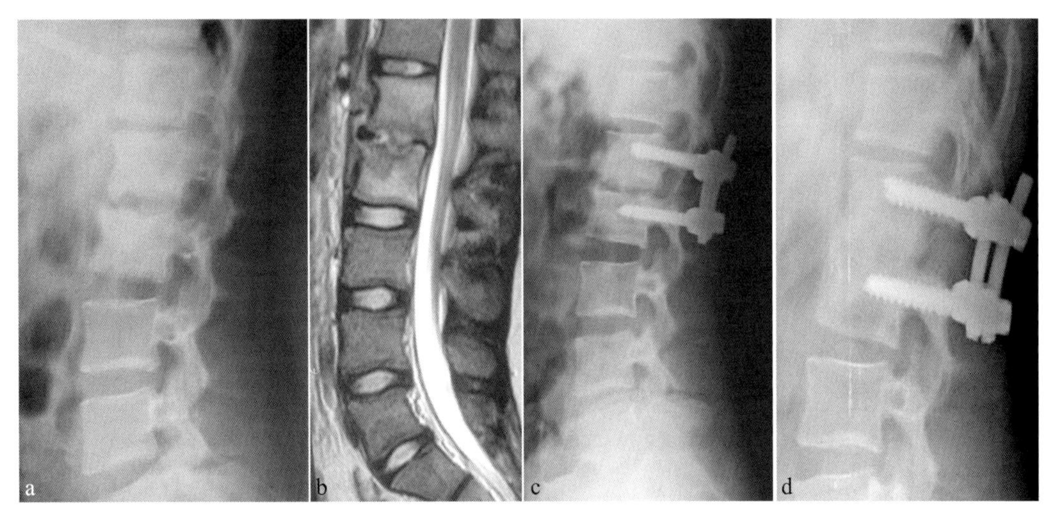

图 10.13 L1–L2 椎间盘炎患者的胸椎侧位 X 线片（a）和矢状位 MRI T2 像（b）。患者接受了后路减压、固定和清创（c）。术后 6 个月随访提示愈合良好

结 论

由于高危人群增多、脊柱手术数量增加和诊断水平的提高，化脓性脊柱炎的发病率逐年上升。临床上出现高度可疑症状时应及时行实验室检查和影像学检查以早期诊断。随着抗生素的发展、处理疾病能力和早期诊断水平的提高，多数患者可经支具固定、卧床休息和应用抗生素治愈。如为老年患者，或有诊断延误、糖尿病、肾病、肿瘤化疗、合并神经症状和脓毒血症等情况，预后较差。伴有神经功能损害、脓毒血症、脓肿形成和椎体破坏进展等情况时，可行手术清除病灶，结合具体情况考虑是否固定。近年来，更多脊柱外科医师倾向于行后路病灶清除、经椎间孔行椎间融合术治疗化脓性脊柱炎。

术后化脓性脊柱炎

任何涉及椎间隙的侵入性操作（如椎间盘造影、椎间盘切除及椎间融合）均有导致术后化脓性椎间盘炎的潜在可能，其发生率因具体术式和是否使用内固定而不同，为1%~7%不等[30]。由于椎间盘是无血管组织，因此即使少量的病原体侵入，亦可引起感染。一般情况下，单纯椎间盘手术后腰背痛将在术后2~3天缓解。若出现静息痛或脊柱轻微活动疼痛即明显加重等异常，则须警惕椎间盘感染的可能性，而手术切口部位的皮肤未必出现红、肿、热、痛等表现。患者常表现为端坐、转身、活动等的极度困难。神经系统查体可无异常。

术后出现脊柱感染时，白细胞计数、C反应蛋白水平明显升高，血沉也明显加快。如显著偏离术后炎症指标正常改变时，应怀疑术后脊柱感染。术后2~3周仍存在严重的腰背痛，白细胞峰值延长，以及ESR、CRP持续处于高水平等情况，提示有80%的可能发生了术后感染[13]。Rosahl等[14]研究指出，前路颈椎间盘切除融合术后，ESR于手术后第3天达到峰值并处于持续高水平直至术后第10天，而C反应蛋白在术后5天时较峰值下降50%以上。

直至术后第3周，X线片才会出现明显的椎体破坏征象。因此，临床高度怀疑感染时推荐行MRI检查。值得注意的是，MRI有时很难鉴别是术后正常改变还是椎间盘炎的表现。然而，当MRI T2序列表现为椎间隙和椎体高信号且可被强化，同时伴椎旁脓肿形成时，可以确诊（图10.14）。血培养和病灶活检有助于分离感染病原体，但阳性率仅为50%。

在早期临床症状、椎体破坏轻微，伴薄壁脓肿的情况下，通过术后卧床休息和适当静脉应用抗生素治疗可治愈。静脉抗生素须使用3~4周，再改为口服抗生素至8周。具体疗程取决于以下因素：感染的严重程度、感染病原体的毒性和种类、患者的免疫状态、并存疾病的情况，以及手术的大小。部分学者认为，椎板切除术后所致椎间盘炎难以通过保守治疗治愈，患者在保守治疗过程中将出现持续性脊柱不稳所致的腰背痛[25]。手术治疗的指征包括明显腰背痛、脓毒血症、脓肿形成、严重椎体破坏，以及

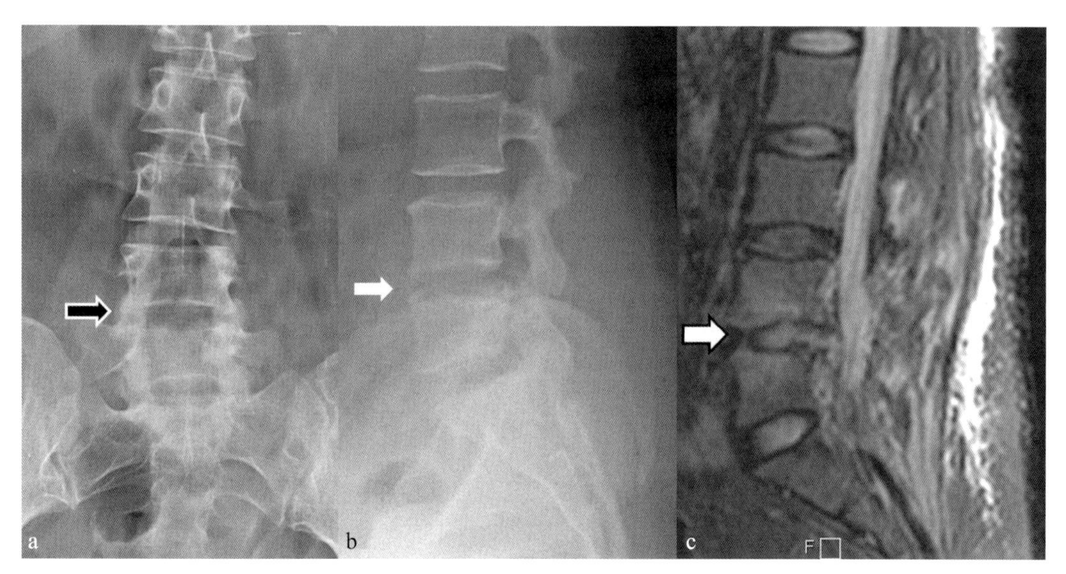

图 10.14 45 岁患者接受 L4–L5 椎间盘与椎板切除术后 1 个月，出现了显著的腰背痛和感染指标升高。在正位 X 线片（a）上可见椎板缺失（黑色箭头），在侧位 X 线片（b）上可见 L4–L5 椎间隙破坏（白色箭头）。矢状位 MRI（c）可见椎间隙的高信号进入椎体和硬膜外脓肿形成

出现神经症状。在脊柱术后感染早期，须行彻底病灶清除术；如果脊椎前柱严重破坏，则需置入融合器或植骨，辅以后路内固定以重建脊柱稳定性。

脊柱结核

在落后国家和发展中国家，脊柱结核的发病率高于化脓性椎间盘炎。脊柱结核是由结核分枝杆菌引起的，主要由原发病灶通过血行播散至脊柱所致，原发病灶多位于肺、肾、淋巴结或腹腔脏器。结核分枝杆菌可通过 Batson 椎旁静脉丛到达腰椎引起感染。常见病变类型是椎间盘邻近骨质感染，继而发展为椎间盘感染。脊柱后柱受累只占 10%，而跳跃性病灶则占 15%~20%。

脊柱结核常见临床特征为慢性隐匿性腰背痛伴脊柱活动障碍。40% 的脊柱结核患者有乏力、盗汗、午后潮热、食欲下降和体重减轻等全身症状。广泛的脓肿形成是结核的特征性表现。此类脓肿形成不伴有发热和炎性表现，因此被称为冷脓肿。随着病情的进一步发展，会出现椎体破坏，进而引起后凸畸形和神经症状。神经症状主要是由脓肿或肉芽肿组织直接压迫脊髓，或者后凸畸形和脊柱不稳造成的。疾病后期，神经症状可来自后凸畸形顶点的脊髓牵拉。因此，后凸畸形是脊柱结核的严重并发症。随着病情发展，椎体出现破坏、塌陷，导致局部后凸畸形，而后凸畸形程度则取决于受累椎体数目和椎体的破坏程度。除了后凸顶点直接压迫，顶椎也可能破

入椎管，导致神经损害。

成人脊柱结核后凸畸形仅在疾病活动期进展，而畸形程度取决于椎体破坏程度。儿童脊柱结核后凸畸形可在生长发育期进展，甚至在疾病完全治愈后仍持续进展。因此，儿童脊柱结核即使痊愈后仍须定期随访，直至骨骼发育完成。Rajasekaran[31, 32]描述了4种提示儿童脊柱结核后凸进展的影像学“危险脊柱征”。这些征象在疾病早期出现，对具有2种或以上“危险脊柱征”的患者，建议行预防性脊柱重建融合手术（图10.15）。

辅助检查

脊柱结核患者的血沉可显著加快（>70 mm/h），外周血中淋巴细胞可升高。在结核病流行区域做结核菌素皮试意义不大，因皮试阳性仅提示患者曾感染结核。而在结核病非流行区域，结核菌素皮试阳性具有一定的诊断意义。

影像学检查是诊断脊柱结核的主要手段。早期X线征象包括椎体骨质疏松、关节间隙变窄和椎体椎间盘边缘模糊。胸椎结核冷脓肿可形成纺锤形或球形密度影，称为鸟巢征。一个或多个椎体楔形变可导致后凸畸形（图10.16）。

CT检查可评估脊柱骨质破坏程度，并早期发现脊柱后部结构受累。CT检查也有助于早期发现隐匿性病灶，如颅颈或颈胸交界处、骶髂关节和骶骨等部位的病灶，并可引导穿刺活检。MRI则是判断软组织病变和脓肿扩散程度的金标准。MRI亦是判断神经压迫的最有效手段（图10.17）。增强MRI可鉴别其他非感染性椎体破坏性疾病。

组织学检查是诊断结核病的必不可少手段，主要有骨组织或脓肿抗酸染色、细菌分离培养和药敏试验。病灶结核菌

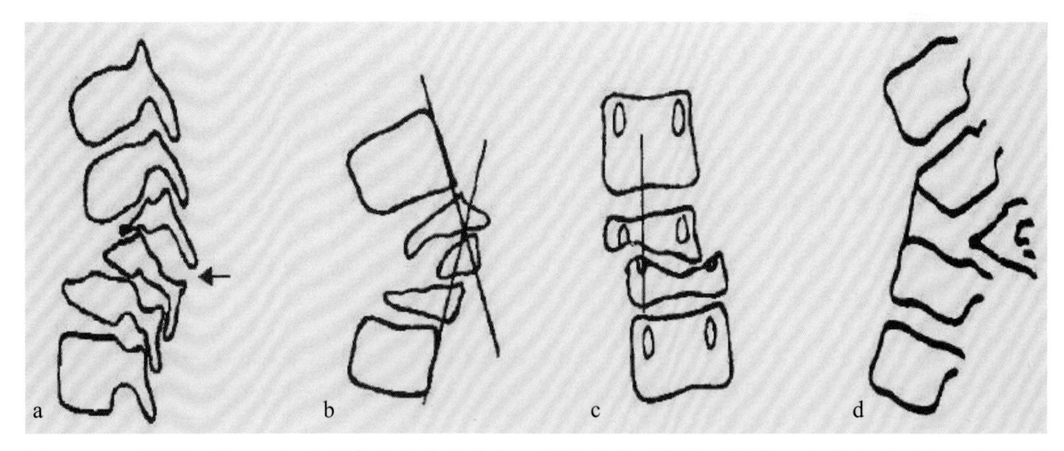

图10.15 脊柱危险征。（a）关节突关节的分离，关节突在顶椎附近脱位，造成序列不稳。（b）后凸的形成：可以通过在上、下正常椎体的后缘画两条线，相关椎体会在两线焦点之后。（c）侧方滑移，可以通过经正常下位椎体的椎弓根中点画一条垂线且不接触上位正常椎体的椎弓根来验证。（d）Toppling征，在倾斜的初始阶段，于下位正常椎体的前缘画一条线，与上位正常椎体的下缘相交。当焦点位于比上位正常椎体前缘中点更高时，会发生倾斜

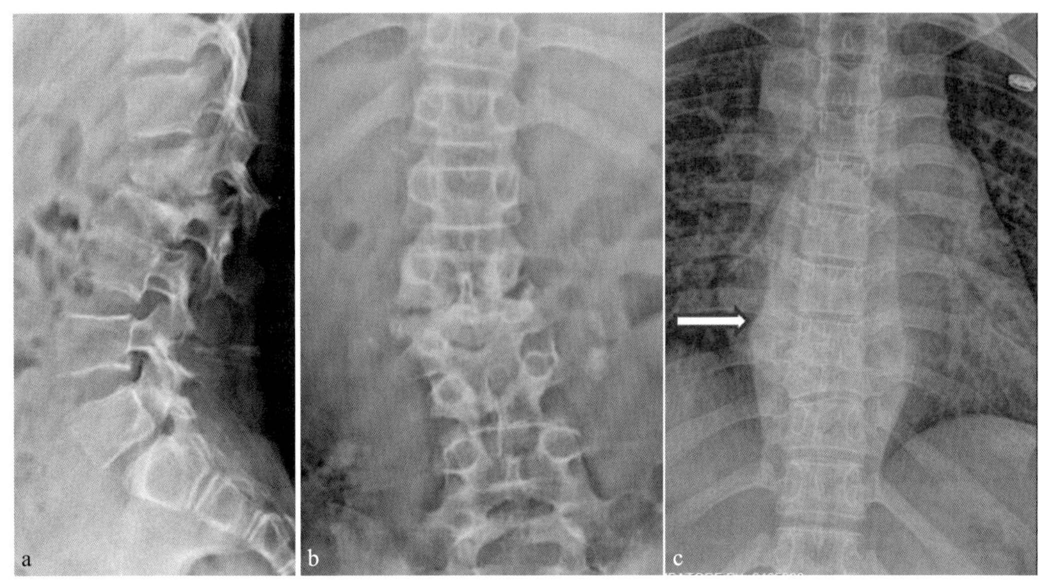

图 10.16 脊柱结核的典型表现。(a)多节段相邻椎体塌陷和后凸。(b)侧方滑移和不对称的楔形变。(c)前后位 X 线片示椎旁脓肿，呈脊柱旁的巨大软组织影（箭头），称为鸟巢征

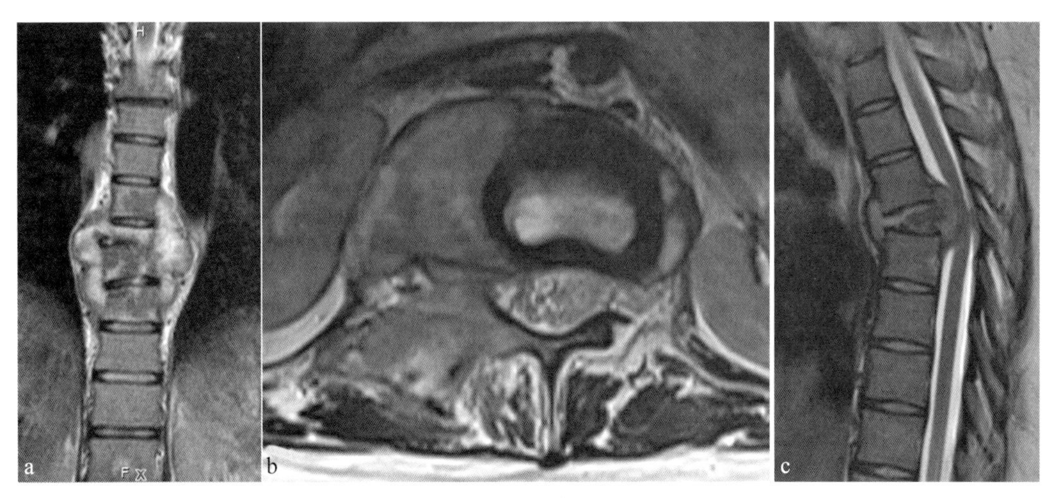

图 10.17 MRI 示结核导致脓肿形成，椎管的狭窄和脊髓信号的改变。（a）在冠状位 MRI 上可见在椎体周围形成椎旁脓肿。（b）轴位 MRI 示明确的椎旁硬膜下的边缘光滑的薄壁脓肿。（c）矢状位 MRI 示 T3 椎体破坏和椎旁脓肿造成的脊髓压迫

PCR 检测具有超过 85% 的特异性和敏感性，并可识别耐药菌株[33]。组织病理学检查是诊断结核病的金标准。典型结核病理学表现为干酪样坏死灶以及病灶周围上皮样细胞、朗格汉斯巨细胞和淋巴细胞浸润。

治　疗

一般支持治疗措施包括卧床休息、支具外固定、营养支持、适量维生素摄入和积极护理等。现代抗结核药物能够在干酪样组织和脓肿内达到有效治疗浓度，也是脊柱结核治疗的主流措施。对于单纯性脊柱结核，可予结核药物联合化疗和早期支具外固定，并随访患者至痊愈。有手术指征的患者应手术干预。世界卫生组织（WHO）将脊柱结核列为严重肺外结核（类型 1），推荐疗程为 6 个月；复发或治疗失败患者列为类型 2，推荐延长疗程至 9 个月。目前一线抗结核药物为四联用药，包括异烟肼 5 mg/kg、利福平 10 mg/kg、吡嗪酰胺 20~25 mg/kg 和乙胺丁醇 15 mg/kg，应用 2~3 个月作为强化期，随后改为仅用异烟肼和利福平作为巩固，用药 4~6 个月。对于结核病患儿，因乙胺丁醇可导致视神经炎而应替换为链霉素。近年来，结核菌耐药情况受到重视，对异烟肼和利福平同时耐药的结核定义为多重耐药（MDR）结核，多重耐药肺结核占 3%~25%。多重耐药结核的处理十分复杂，发现后应咨询感染病学专家。

在抗结核药物和手术面世之前，保守治疗常导致畸形、躯体挛缩，甚至死亡。当时的手术病灶清除十分冒险，在缺乏抗结核药物治疗的基础上手术清除病灶常会带来不良的后果，包括结核窦道形成、神经损害和高死亡率。20 世纪 60 年代引入抗结核药物后，才使得结核病得到控制。尽管多数患者可通过药物治疗痊愈，但脊柱结核晚期患者仍会遗留脊柱后凸畸形和神经症状。半个多世纪前，Hodgson 和 Stock[34] 尝试在药物治疗的基础上，行手术清除病灶病并取得良好疗效。Hodgson 的手术方式为经前路对结核病灶进行彻底清除，并于缺损处植入自体肋骨重建，现在被称为香港术式。该手术入路可彻底清除脓肿和压迫脊髓的病灶，获取诊断所需的病理组织，并可行脊柱重建。但人们很快发现，并非所有脊柱结核都需要彻底清除病灶，对特定患者可进行手术治疗伴短程化疗可达到治疗目的，被称为折中方案[35]。

现代脊柱结核手术要求达到清除病灶、引流巨大冷脓肿、减压脊髓和神经结构、矫正脊柱畸形以及重建脊柱稳定性等目的。根据患者具体情况，个体化选择不同的手术入路均可达到以上效果，包括单纯前路手术、前后路联合手术和单纯后路手术。脊柱结核手术，特别是存在脊柱不稳或减压后脊柱可能失稳的情况下，内固定是有必要的。前路手术是经典术式。近年来许多脊柱外科医生倾向于后路手术，通过一期后路病灶清除、植骨内固定达到清除前方病灶和稳定脊柱的效果；通过单纯后路手术，可对 1~2 个节段的椎体完成病灶清除和前柱重建（图 10.18）。椎弓根钉系统可提供的良好矫形和稳定效果，以及手术技术的发展使得经后路行前柱重建成为可

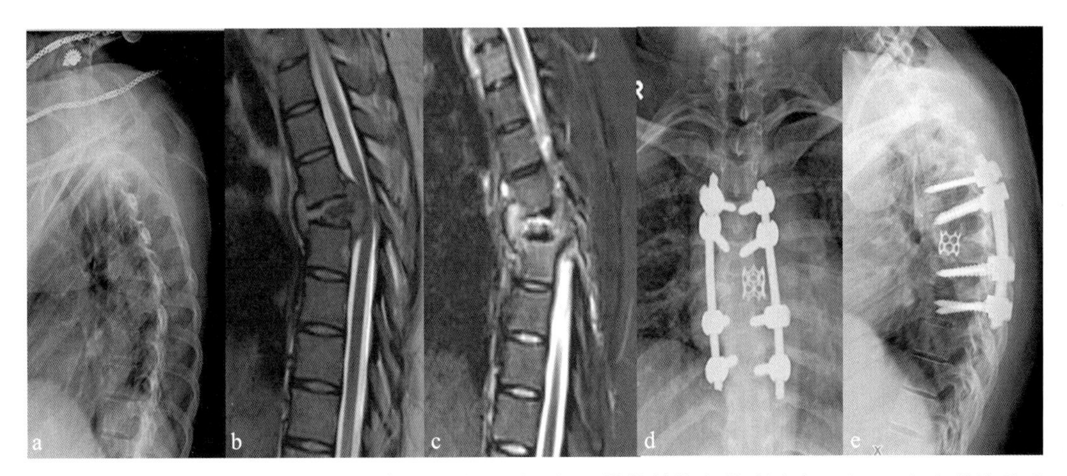

图 10.18 侧位 X 线片（a）和矢状位 MRI（b，c）示 T7 椎体结核和脊髓压迫。（d，e）患者接受后路肋骨椎骨横突切除术、前路减压和后路固定手术

能，均促使后路手术近年来成为脊柱结核的主要术式。

但脊柱外科医生必须谨记，脊柱结核手术的目的是获取组织病理标本、引流脓肿、清除病灶和固定脊柱。只要能够达到手术目的，无论前路手术、后路手术或联合入路术式，一期手术还是分期手术，均是可取的。

炎性腰背痛

炎性腰背痛（IBP）定义为小关节、附着韧带或骶髂关节的炎症所致的腰背痛。1949 年，Harland 等首次提出 IBP 的概念，将其描述为："特征性表现为疼痛和僵硬静息时加重，伴晨僵和晨起痛，随后逐渐缓解，而午后至睡前这段时间症状最轻。"患者常于年轻时起病，以晨僵为特征性表现，慢性腰背痛持续 3 个月以上，活动或功能锻炼后症状可缓解。

近来，国际脊柱关节评估委员会（ASAS）提出了 IBP 的诊断标准[36]：

1. 发病年龄小于 40 岁；
2. 隐匿起病；
3. 活动后症状缓解；
4. 休息不会使症状缓解；
5. 夜间痛（起床后可缓解）。

当出现以上 4 个症状时，IBP 诊断的敏感性为 77.0%，特异性为 91.7%[37]。

IBP 的常见病因包括强直性脊柱炎和非特异性脊柱关节病（包括非特异性脊柱关节病、反应性关节炎、炎性肠病和银屑病）。在这些疾病中，IBP 是最常见的症状，并且 75% 为首发症状。疼痛常为钝痛，疼痛部位不易确定，主要位于臀部和骶髂关节部位。患者一般有持续至少 30 分钟的晨僵，并在适当活动后可改善。疼痛常为单侧、间歇性发作，随着疾病的进展，可表现为持续性痛和双侧痛。在严重病例中，疼痛向近端发展，并因椎间盘纤维环骨化可致脊柱融合。

强直性脊柱炎和其他脊柱关节病的诊断基于临床表现、实验室检查和影像学检查。炎症指标有血沉加快和 C 反应蛋白升高等。超过 80% 的强直性脊柱炎患者 HLA-B27 呈阳性，因此在怀疑强直性脊柱炎和其他脊柱关节病时，行 HLA-B27 检查有助于诊断。HLA-B27 是由 B 型组织相容性复合体编码的 I 类抗原，并与银屑病、强直性脊柱炎、炎性肠病和莱特尔综合征显著相关。

影像学检查有助于诊断。MRI 可早期显示骶髂关节周围骨髓水肿和骨破坏（图 10.19）。在强直性脊柱炎诊断中，骶髂关节受累是诊断的必要条件。严重病例可出现韧带成骨、骨硬化、脂肪浸润和椎体边缘破坏所致的椎体方形变、纤维环骨化和骨桥形成。

治疗方法包括物理治疗、镇痛和生物制剂治疗，生物制剂主要有肿瘤坏死因子-α（TNF-α）受体抑制剂。这些疾病的详细治疗方案已超出本章范畴，最好咨询风湿病学专家。

本章小结

感染是腰背痛的常见原因，但应与常见的机械性腰背痛相鉴别。感染性脊柱炎可由致化脓细菌、致肉芽肿细菌或真菌引起。化脓性脊柱炎是最常见的感染性脊柱炎，但在发展中国家，脊柱结核仍最为常见。化脓性脊柱炎常由远处原发病灶经血行传播所致，但少数也可通过邻近病灶种植或医源性传播发生。随着脊柱手术数量的上升和脊柱内固定的广泛应用，术后化脓性脊柱炎的发生率也逐渐上升。

早期诊断和恰当治疗可使患者功能恢复接近正常，从而避免手术干预。然而，延误诊断则可能给患者带来永久性的神经功能损害、明显的脊柱畸形、脓毒血症，甚至死亡。最终预后取决于病变的范围、病原体的种类、神经功能损害程度、椎体破坏程度、患者本身的年龄及并发疾病。对临床高度怀疑的病例，应完善实验室检查和 MRI 检查以助早期诊断。治疗原则包括明确病原体种类，选用合适的抗生素和足够的支持治疗。对于有广泛椎体破坏、硬膜外脓肿形成、神经功能受损、脊柱后凸畸形和脊柱不稳导致严重腰痛的患者，应行病灶清除、重建脊柱稳定性和畸形矫正手术。

要点

- 化脓性脊柱炎可隐匿起病，因此对高龄、肾或肝功能衰竭、糖尿病、有长期激素使用史和免疫抑制治疗等具有易感性的患者，临床上应保持高度警惕。
- 应尽可能通过细菌培养、涂片或 PCR 技术，在血、尿或病灶等部位分离出感染病原体，辅助治疗方案的制订。
- 当前主流观点是足量应用敏感抗生素 6~8 周。
- 辅以后路椎弓根定内固定，可保证充分减压、彻底清除病灶和早期治愈疾病。

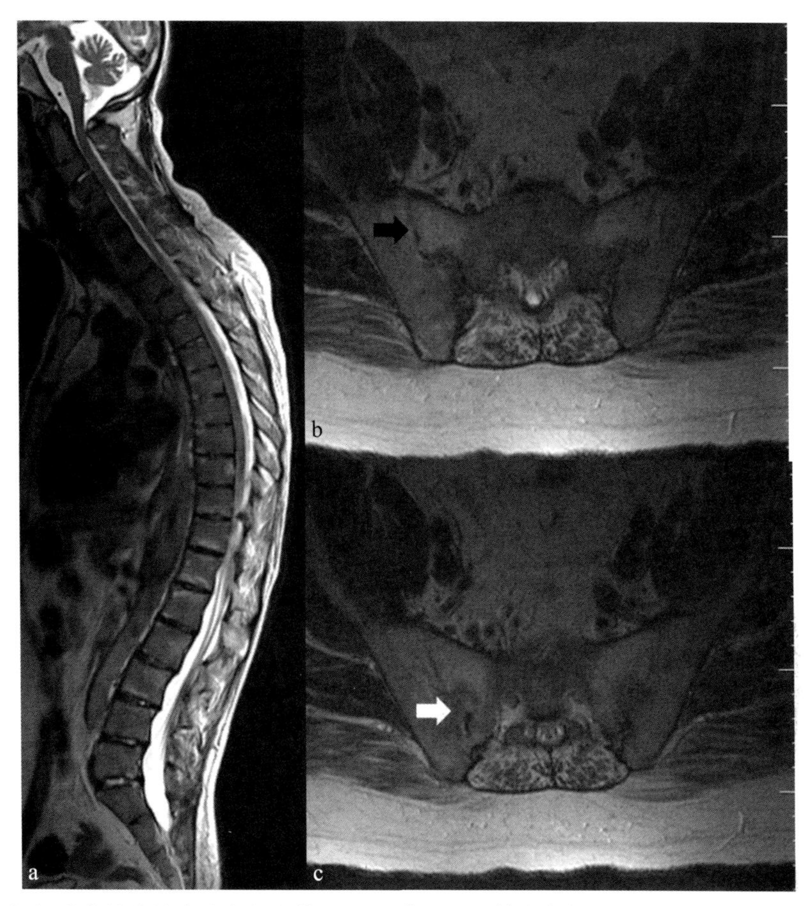

图 10.19 （a）强直性脊柱炎患者的矢状 MRI 示典型的椎体角高信号，椎体呈方形，整体脊柱后凸和椎间隙高度丢失。（b，c）通过骶髂关节的轴位片示关节两侧（黑色箭头）的高信号，伴有强直性脊柱炎典型的骨侵蚀表现（白色箭头）

- 儿童脊柱结核后凸畸形在疾病完全治愈后仍可持续进展。因此，儿童脊柱结核即使痊愈后仍应定期随访，直至骨骼发育成熟。

难点

- X 线检查在化脓性椎间盘炎疾病早期可无异常表现，因此，为了早期诊断，建议行 MRI 检查。
- 为了尝试卧床休息和抗生素治疗等保守治疗措施而随意推迟手术是不恰当的，因为行手术清除病灶和内固定可使患者早期治愈并恢复正常功能。
- 由于脓肿形成和感染急性期而担心使用内固定会导致感染迁延不愈是错误的，因为局部的不稳定会阻碍疾病痊愈和功能恢复。

- 对于脊柱结核，抗结核药物的足量、全程应用是治疗成败的关键。
- 对于脊柱感染患者，改善一般情况尤为重要，包括提高其免疫力、提高血清白蛋白水平和纠正贫血。

参考文献

5篇“必读”文献

1. Mylona E, Samarkos M, Kakalou E, Fanourgiakis P, Skoutelis A. Pyogenic vertebral osteomyelitis: a systematic review of clinical characteristics. Semin Arthritis Rheum 2009;39:10-17
2. Stäbler A, Reiser MF. Imaging of spinal infection. Radiol Clin North Am 2001 ;39:115-135
3. Danner RL, Hartman BJ. Update on spinal epidural abscess: 35 cases and review of the literature. Rev Infect Dis 1987;9:265-274
4. Silber JS, Anderson DG, Vaccaro AR, Anderson PA, McCormick P; NASS. Management of postprocedural discitis. Spine J 2002;2:279-287
5. Tali ET. Spinal infections. Eur J Radiol 2004;50:120-133
6. Fantoni M, Trecarichi EM, Rossi B, et al. Epidemiological and clinical features of pyogenic spondylodiscitis. Eur Rev Med Pharmacol Sci 2012;16(Suppl 2):2-7
7. Govender S. Spinal infections. J Bone Joint Surg Br 2005;87:1454-1458
8. Leong JC, Fraser RD. Spinal infection. In: Diesel SW, ed. The Lumbar Spine, 2nd ed. Philadelphia: WB Saunders; 1996
9. Carragee EJ. Pyogenic vertebral osteomyelitis. J Bone Joint Surg Am 1997;79:874-880
10. Guo LX, Ma YZ, Li HW, Xue HB, Peng W, Luo XB. [Variety of ESR and C-reactive protein levels during perioperative period in spinal tuberculosis]. ZhongguoGu Shang 2010;23:200-202
11. Jain AK, Jena SK, Singh MP, Dhammi IK, Ramachadran VG, Dev G. Evaluation of clinico-radiological, bacteriological, serological, molecular and histological diagnosis of osteoarticular tuberculosis. Indian J Orthop 2008;42:173-177
12. Basu S, Ghosh JD, Malik FH, Tikoo A. Postoperative discitis following single-level lumbar discectomy: Our experience of 17 cases. Indian J Orthop 2012;46: 427-433
13. Dall BE, Rowe DE, Odette WG, Batts DH. Postoperative discitis. Diagnosis and management. Clin Orthop Relat Res 1987; 224:138-146
14. Rosahl SK, Gharabaghi A, Zink PM, Samii M. Monitoring of blood parameters following anterior cervical fusion. J Neurosurg 2000;92(2, Suppl): 169-174
15. Carragee EJ, Kim D, van der Vlugt T, Vittum D. The clinical use of erythrocyte sedimentation rate in pyogenic vertebral osteomyelitis. Spine 1997;22:2089- 2093
16. An HS, Seldomridge JA. Spinal infections: diagnostic tests and imaging studies. Clin Orthop Relat Res 2006;444:27-33
17. Kowalski TJ, Layton KF, Berbari EF, et al. Follow-up MR imaging in patients with pyogenic spine infections: lack of correlation with clinical features. AJNR Am J Neuroradiol 2007;28:693-699
18. Rodiek SO. [Diagnostic methods in spinal infections].Radiologe 2001 ;41:976-986
19. Norden CW. Lessons learned from animal models of osteomyelitis. Rev Infect Dis 1988;10:103-110
20. Friedman JA, Maher CO, Quast LM, McClelland RL, Ebersold MJ. Spontaneous disc space infections in adults. Surg Neurol 2002;57:81-86
21. Jaramillo-de la Torre JJ, Bohinski RJ, Kuntz C IV. Vertebral osteomyelitis. Neurosurg Clin N

Am 2006; 17: 339-351, vii
22. Viale P, Furlanut M, Scudeller L, et al. Treatment of pyogenic (non-tuberculous) spondylodiscitis with tailored high-dose levofloxacin plus rifampicin. Int J Antimicrob Agents 2009;33:379-382
23. Roblot F, Besnier JM, Juhel L, et al. Optimal duration of antibiotic therapy in vertebral osteomyelitis. Semin Arthritis Rheum 2007; 36:269-277
24. Yoshimoto M, Takebayashi T, Kawaguchi S, et al. Pyogenic spondylitis in the elderly: a report from Japan with the most aging society. Eur Spine J 2011 ;20: 649-654
25. Hadjipavlou AG, Katonis PK, Gaitanis IN, Muffoletto AJ, Tzermiadianos MN, Crow W. Percutaneous transpedicular discectomy and drainage in pyogenic spondylodiscitis. Eur Spine J 2004; 13:707-713
26. Fang D, Cheung KM, Dos Remedios ID, Lee YK, Leong JC. Pyogenic vertebral osteomyelitis: treatment by anterior spinal debridement and fusion. J Spinal Disord 1994;7:173-180
27. Liljenqvist U, Lerner T, Bullmann V, Hackenberg L, Halm H, Winkelmann W. Titanium cages in the surgical treatment of severe vertebral osteomyelitis. Eur Spine J 2003; 12:606-612
28. Lin TY, Tsai TT, Lu ML, et al. Comparison of two-stage open versus percutaneous pedicle screw fixation in treating pyogenic spondylodiscitis. BMC Musculoskelet Disord 2014; 15:443
29. Gonzalvo A, Abdulla I, Riazi A, De La Harpe D. Singlelevel/single-stage debridement and posterior instrumented fusion in the treatment of spontaneous pyogenic osteomyelitis/discitis: long-term functional outcome and health-related quality of life. J Spinal Disord Tech 2011 ;24:110-115
30. Jiménez-Mejías ME, de Dios Colmenero J, SánchezLora FJ, et al. Postoperative spondylodiskitis: etiology, clinical findings, prognosis, and comparison with nonoperative pyogenic spondylodiskitis. Clin Infect Dis 1999;29:339-345
31. Rajasekaran S. The problem of deformity in spinal tuberculosis. Clin Orthop Relat Res 2002;398: 85-92
32. Rajasekaran S. Buckling collapse of the spine in child-hood spinal tuberculosis. Clin Orthop Relat Res 2007; 460:86-92
33. Steingart KR, Sohn H, Schiller I, et al. Xpert® MTB/RIF assay for pulmonary tuberculosis and rifampicin resistance in adults. Cochrane Database Syst Rev 2013;1 :CD009593
34. Hodgson AR, Stock FE. Anterior spinal fusion a preliminary communication on the radical treatment of Pott's disease and Pott's paraplegia. Br J Surg 1956;44:266-275
35. Tuli SM. Results of treatment of spinal tuberculosis by "middle-path" regime. J Bone Joint Surg Br 1975; 57:13-23
36. SieperJ, van der Heijde D, Landewé R, et al. New criteria for inflammatory back pain in patients with chronic back pain: a real patient exercise by experts from the Assessment of SpondyloArthritis international Society (ASAS) Ann Rheum Dis 2009;68:784-788
37. Weisman MH. Inflammatory back pain: the United States perspective. Rheum Dis Clin North Am 2012; 38:501-512

11

保守治疗：药物治疗、物理治疗和替代疗法

原著 Christopher C. Ornelas, Mona Zall
译者 吕 游 审校 郑召民 王华锋

引言

腰背痛在成年人群和老年人群中的患病率较高，多达 70% 的成年人在一生之中曾受腰背痛困扰[1]。在发展中国家，腰背痛是第二大致残因素，也是影响社会福利和经济发展的主要原因[2, 3]。在对腰背痛患者进行评估时，医生需要对整个病史进行详细问诊并进行细致的骨骼肌肉神经系统查体。如果诊断不清或初始治疗无效，影像学检查就显得十分必要了。腰背痛通常被分为急性、亚急性和慢性，也可分为轴性痛和根性痛。轴性痛的鉴别诊断十分宽泛，病因学可包含椎间盘综合征、骶髂关节炎或劳损、椎旁肌肉系统劳损等[4]。由腰骶神经根的激惹或损伤所导致的腰椎神经根病或根性痛通常表现多样，包括疼痛、麻木，以及患肢肌力减弱。多数急性腰背痛发作后可自行缓解，但也有部分患者转为慢性疼痛或反复发作。通常而言，罹患持续性腰背痛者多为老年患者，此类患者合并显著的疼痛、功能障碍和抑郁，有持续的医疗赔偿需求，并对持续性疼痛心存恐惧。本章节将讨论腰背痛患者的非手术治疗，包括物理治疗、锻炼疗法、药物治疗、局部治疗、激素注射治疗，以及神经调节治疗等。

轴性与根性腰背痛的病因学和流行病学

腰椎椎间小关节导致了 15%~45% 的轴性腰背痛[5, 6]。受腰背根神经内侧支的支配作用，小关节源性疼痛也可表现为牵涉疼痛。每个小关节受头端和足端两条内侧支神经支配。小关节源性疼痛的发病多为隐匿性，其发病年龄多在 65 岁以上。这种疼痛常在长时间久站和腰椎后伸时加重，坐下休息、腰椎前屈可缓解。小关节源性疼痛没有特异性的检查方法，X 线检查中也不总会有典型小关节炎的表现。然而，少数研究认为腰椎后伸和旋转引发的疼痛可以提示小关节源性疼痛[4]。小关节源性疼痛可由小关节本身病变所致，也可由下行神经根在侧隐窝或出口神经根在椎间孔的外在压迫引起。小关节源性疼痛可通过多种

方法治疗，包括物理治疗、小关节腔内注射、内侧支神经封闭，以及内侧支神经射频消融治疗[4]。

神经根病是躯体感觉系统病损导致的一种神经性疼痛，通常继发于神经根激惹或腰椎管狭窄。根性痛是由脊神经受激惹后产生的，发生在相应皮节支配区域的疼痛。虽然根性痛多由椎间盘突出引起，但黄韧带肥厚、小关节紊乱、骨质增生、创伤等因素也可导致根性痛[4]。腰椎根性痛可通过物理治疗、药物、硬膜外注射等方式进行治疗。

腰椎管狭窄是组成椎管的骨性结构和软组织病变导致椎管狭窄，结果是导致相关神经结构的压迫[4]。导致腰椎管狭窄的因素是多方面的，通常是以下多种因素的复合作用：椎间盘膨出或突出、小关节增生、中央椎管的先天性狭窄、黄韧带增生、腰椎滑脱等[4]。腰椎管狭窄可同时引发轴性痛和根性痛。腰椎管狭窄的特征性症状是神经源性间歇性跛行，表现为患者站立或行走时疼痛加重，坐下后可缓解。疼痛范围可包含一个或多个皮节支配区域，通常可对称性地影响双下肢。与周围血管疾病导致的血管源性间歇性跛行的鉴别，在于神经源性间歇性跛行在长时间站立也可出现症状，而血管源性间歇性跛行需要长时间行走才可引发。

骶髂关节痛占轴性腰背痛的15%~30%，40%~50%的骶髂关节痛患者是在急性创伤后形成的，最常见的两大创伤原因是机动车车祸伤和高处坠落伤[7]。疼痛的位置通常位于臀部或下腰椎椎旁区域，可伴或不伴有放射至股部或膝部的放射痛[7]。区别骶髂关节痛与其他轴性腰背痛的方法，在于骶髂关节痛多发生于姿势变换过程中和久坐之后[4]。

物理治疗与锻炼

作为腰背痛患者经常使用的一种保守治疗方法，物理治疗（PT）可减少患者对那些创伤大、花费高的治疗的需求[8]。为数不多的研究也证实了锻炼在急性腰背痛中的治疗价值。在特定情况下，需要在良好的镇痛下方可开始物理治疗和锻炼。物理治疗应持续进行，着重实现短期、中期和长期治疗目标。这些目标通常由执业物理治疗师在对患者进行初步评估后确定。行物理治疗时，物理治疗师应就物理治疗的预期疗效、治疗目标和预期疗程向患者详细说明。在最初的评估中，应评估患者的疼痛程度和功能受限程度。物理治疗师的初始治疗目标是通过各种方法缓解疼痛，包括热敷、冷敷、经皮电神经刺激（TENS）、按摩等。同时，由于治疗疗程有限，患者也被要求在家中进行锻炼。另一种方式是参加腰背痛学校，在这里患者可以学习腰椎解剖知识、腰背痛常见原因、正确坐姿与站姿、核心稳定方法，以及步态平衡教程等，同时也能了解哪些姿势和动作能够引发或加重腰背痛，从而进行规避。如果患者能够充分参与这些治疗，物理治疗师可以对他们的步态和姿势进行评估[8~10]。

基于2010年的一份综述认为经皮电神经刺激无法有效缓解患者的腰背痛症状，因此医疗保险对这一治疗会拒绝赔付[11]。然而在治疗过程的早期阶段，经皮电神经刺激仍然会与其他治疗方式联用以缓解疼痛。

热疗可分为浅层热疗和深层热疗。浅层热疗包括加热板、热敷、水疗，治疗目标是使肌肉放松和镇痛。这些治疗通常可以在家庭中进行。深层热疗借助超声、短波、微波等来实现，需要在物理治疗师的指导下进行。热疗虽然有明显的治疗效果，但也有可能引起热损伤和皮肤色素沉着。冷疗通常只用于浅层，在急性损伤情况下，其应用价值优于热敷。在腰背痛中长期治疗目标中，冷疗也有其治疗价值。冷疗在多数腰背痛患者的治疗中较为安全，但应避免用于肢体动脉供血不足和肢体感觉障碍的患者，后者多由周围神经病变和神经根病引发[10]。

如果患者对腰背痛的发病机制有了较为深入的认识，则有必要对他们强调腰椎稳定性的重要。文献中介绍的相关方法非常多，但较为统一的认识还是联合核心肌群和腰背肌群的强化和拉伸。McKenzie 训练法十分关注脊柱中线的腰背痛，包含了一些重复动作和恒定姿势。Alexander 训练法则包含了一套徒手训练方法，能够有效改善平衡、姿势和协调性，并消除不良习惯。

一般而言，那些不太喜欢运动的人群更容易出现腰背痛，所以在治疗过程中，在一段时间内会出现腰部酸胀，甚至腰背痛加重的情况，这是由于那些薄弱的肌群得到了重新加强[9]。虽然训练课程通常会一周进行 2~3 次，患者在其他时间内也应在家中进行一些基本的训练和拉伸练习。当患者能够独立完成训练内容并且不再出现明显的功能障碍时，物理治疗即可宣告结束。

随后，患者应进入家庭练习项目环节，这对于患者急性疼痛发作后的亚急性疼痛和慢性疼痛的控制十分有益。家庭练习的最佳训练量和训练形式目前还无法确定，需要进行更多的研究来回答这一问题。经典的练习项目包括以下几个方面的组合：核心肌群训练，有氧训练，活动范围训练，以及功能性恢复训练。患者应该尽量缓慢地开始有氧训练，并逐渐增加训练的频次和强度。

一份涵盖 43 项试验的综述发现，针对慢性腰背痛患者的锻炼疗法对于功能和疼痛的改善效果明显优于非治疗组[9]。有氧运动受到强烈推荐，具体包括瑜珈、普拉提、太极和水疗。普拉提专注于核心肌群强化训练。在一项对比物理治疗、非治疗和普拉提的研究中，普拉提能够更好地缓解患者的慢性腰背痛。瑜珈则根据具体训练形式的不同，对于腰背痛患者也有一定的好处。有研究显示，维尼瑜珈训练 12 周效果优于常规治疗，而训练 26 周后则无差异。太极是一项起源于中国古代战争艺术的运动形式，包含了缓慢运动、呼吸与思考。在一项包含 160 位腰背痛患者的研究中，采用太极疗法的患者在症状和功能改善均优于进行常规治疗的患者。然而，太极的长期治疗效果还有待进一步研究[9]。水疗对于腰背痛患者同样被证实有效，但对于慢性腰背痛患者，水疗似乎并不优于其他治疗方式。为了证实锻炼在腰背痛患者中的疗效，需要进行更多的研究。

对于某些特定患者，如持续受到职业损害者，需要对特定工作任务、人体工程学、家庭与工作环境改善、工作强化程序等进行深入评估，从而减少疼痛复发并预防进一步损伤。

药物治疗

对于非特异性腰背痛患者，有多种药物治疗方案可供选择。不同药物的选择在很大程度上取决于患者的症状、疼痛病因、疼痛程度、患者对先前药物治疗的反应、患者内科疾病情况，以及药物不良反应情况[12]。部分药物对于急性腰背痛的治疗效果优于亚急性和慢性腰背痛。

对乙酰氨基酚

基于药物安全性考虑，美国疼痛学会将对乙酰氨基酚作为腰背痛治疗的一线用药选择。应用对乙酰氨基酚的主要顾虑是其肝毒性。对于有酒精滥用史或合并其他肝中毒危险因素的患者，对乙酰氨基酚的最大建议剂量是每日 2 g。没有这些危险因素的患者，每日最大剂量可为 4 g。部分研究认为，对乙酰氨基酚不具备明确的抗炎作用，其作用也次于非甾体抗炎药（NSAIDs）[13]。

非甾体抗炎药

非甾体抗炎药通过阻断环氧化酶（Cox）来发挥抗炎和镇痛作用。非甾体抗炎药同样是治疗腰背痛的一线用药，但应对其可能引起的胃肠道和肾脏不良反应保持警惕。有研究显示，非选择性非甾体抗炎药和选择性 Cox–2 抑制剂均可使发生心肌梗死的风险增加 2 倍。萘普生的心脏风险是最低的，可以作为非处方药出售[13]。研究表明，在腰背痛的治疗中，传统非甾体抗炎药与选择性 Cox–2 抑制剂并无差异，但传统非甾体抗炎药的不良反应更常见[14]。同样也没有证据表明，更换非甾体抗炎药能获得更好的镇痛作用。

肌松药

在非特异性腰背痛的患者中，肌松药能够比安慰剂获得更好的疗效。也有研究显示，肌松药对急性疼痛的治疗效果优于慢性疼痛[4]。在美国，可用于肌肉骨骼疾病治疗的肌松药包括卡立普多、环苯扎林、氯唑沙宗、美索巴莫和邻甲苯海明。已获批可用于治疗痉挛状态的药物有安定、丹曲林、替托尼定和巴氯芬。由于其较高的不良反应发生率，肌松药并不作为腰背痛治疗的一线用药。肌松药比较容易引起中枢神经系统（CNS）相关不良反应，如困倦、头晕、疲劳和头痛。至今尚无研究证实某种肌松药优于其他。应尽量避免使用卡立普多，因其存在滥用和成瘾的潜在风险。欧洲药品管理局曾于 2007 年建议暂停使用一切含卡立普多成分的药物。有研究表明，患者如果使用一线药物（如对乙酰氨基酚或非甾体抗炎药）没有效果，建议加用肌松药，联合用药对于短期疼痛的缓解作用优于单一用药[13]。

抗抑郁药

抗抑郁药在轴性腰背痛或根性痛中

的治疗作用尚有争议。由于缺乏相关治疗效果的证据，而且还有可能导致心电图 QRS 波延长和心律失常，抗抑郁药不作为腰背痛治疗的一线用药。一些抗抑郁药需要进行实验室检测来评估其药物治疗水平，还需要常规做心电图（ECGs）检查。三环类抗抑郁药（TCAs）的疗效已被证实优于羟色胺和去甲肾上腺素再摄取抑制剂（SNRIs），而后者较选择性羟色胺再摄取抑制剂（SSRIs）更为有效[4]。与如去甲替林和地昔帕明等二级胺相比，三级胺引发不良事件的风险更高，如阿米替林和丙咪嗪等。对于合并或不合并神经损害症状的腰背痛患者，部分 5- 羟色胺和去甲肾上腺素再摄取抑制剂似乎有治疗价值，如文拉法辛、度洛西汀、米那普仑等[13]。

合成类阿片药物

曲马多，一种合成衍生镇痛剂，可与 μ- 阿片受体结合，从而微弱抑制去甲肾上腺素和羟色胺的再摄取。然而，由于缺乏对腰背痛有效的证据和优于非甾体抗炎药的支持数据，曲马多并不被推荐为腰背痛治疗的一线用药。此外，虽然并非真正的阿片类药物，曲马多仍然具有滥用的潜在风险。Chung 等完成的一份综述认为，与安慰剂比较，曲马多对于疼痛的缓解作用并无统计学差异，但曲马多在使用后可改善活动功能[4]。医生在为正在服用选择性羟色胺再摄取抑制剂的患者开具曲马多处方时应加倍小心，因为同时服用两种药物有可能引发潜在的致命风险，即羟色胺综合征[13]。轻者表现为烦躁、混乱、血压升高或心率加快、腹泻以及头痛，重者可出现发热、心律失常、惊厥，甚至意识丧失。

阿片类药物

阿片类药物的应用在腰背痛治疗中尚有争议。阿片类药物被认为是强效镇痛药，但同时也存在呼吸抑制、滥用、成瘾等风险。阿片类药物较常见的副作用包括便秘、恶心、嗜睡、皮肤瘙痒和肌阵挛。美国疼痛学会推荐阿片类药物用于有严重腰背痛的衰弱患者，并且对乙酰氨基酚或非甾体抗炎药治疗无效，或是对非甾体抗炎药有高风险、出现并发症。推荐在急性期短期使用短效阿片类药物，长期应用时则选择长效阿片类药物[13]。Chung 等[14]的综述研究发现，阿片类药物对慢性非特异性腰背痛患者有具有统计学意义的镇痛作用。许多阿片类药品中也含有对乙酰氨基酚，所以医师在开具此类药品时，也应参考对乙酰氨基酚单独应用的指南，警惕肝毒性的潜在风险。

糖皮质激素

虽然在急诊室或抢救室里，医生经常开具糖皮质激素来控制急性疼痛发作，但并不被推荐全身性应用糖皮质激素来治疗合并或不合并神经根病的腰背痛，因为有研究显示糖皮质激素的疗效并不优于安慰剂[12]。

抗癫痫药

目前还没有充分的证据来支持抗癫痫药在腰背痛患者中的应用。虽然有少数研究显示，加巴喷丁对于合并神经根病的慢性腰背痛具有治疗功效，但美国食品药品管理局（FDA）并没有批准该药物在说明书中增加这方面的应用指征[14]。有研究证实，神经根病患者早期应用如加巴喷丁之类的抗癫痫药，能够预防中枢敏感化。

局部镇痛药与药膏

局部镇痛药的最大好处是不会引起系统性副作用。局部镇痛药可单独使用，也可与其他药物联用。此类药物的副作用通常较轻微，常见的有变态反应和皮肤刺激。辣椒碱通过消耗感觉传入神经纤维中的P物质而起效。一些较弱的证据显示，辣椒碱对于神经根性痛或肌肉骨骼性疼痛均具有一定治疗作用。绝大多数患者对辣椒碱均能较好耐受。最常见的副作用是无法忍受的烧灼感[11]。5%利多卡因贴片是另一个可以考虑的选择，但目前并没有数据支持利多卡因在急性或慢性腰背痛中的使用。少数研究显示利多卡因对于肌筋膜疼痛综合征具有一定治疗价值。总的来说，利多卡因贴片的耐受性还是很好的[11]。

其他治疗方式

草　药

短期研究发现，草药在腰背痛治疗中可能具有重要作用，常用的药物包括南非钩麻、白柳皮、辣椒粉[11]。2014年的一项系统评价研究提出了草药在腰背痛治疗中的重要性。研究中发现，使用智利一枝黄花属草药（又称巴西山金车）2天即可改善腰椎灵活性。有三项独立研究均发现，辣椒乳膏或贴膏在治疗慢性腰背痛中显示出了一定效果，但对于急性疼痛的缓解作用尚不清楚。南非钩麻（又称魔鬼爪）的短期镇痛作用也优于安慰剂。另有一项研究发现，南非钩麻的镇痛作用与12.5 mg罗非昔布效果相当。白柳皮在疼痛控制和急救治疗中的短期改善作用也优于安慰剂。与对照组相比，借助指压技术应用芳香薰衣草精油能够降低疼痛强度，改善脊柱侧弯活动范围，延长步行时间[15]。这些研究均显示出草药的应用前景，但部分研究证据等级不高，鲜有相关的多中心大样本研究。

针　灸

患者为了治疗腰背痛，常去寻求一些补充性或替代性治疗，基于中医理念的针灸就是其中一种最常用的治疗方式。根据中医理论，人体存在十二大经络，气血贯通其中。针具顺经络刺入可激发人体自然愈合功能。针灸通过抑制脊髓背角，激活下行抑制通路，刺激阿片样物质和羟色胺释放，从而发挥作用[16]。有些混合型研究数据注意到针灸在腰背痛治疗中的功效。2015年Liu等[17]完成的一篇综述发现，在疼痛急性期应用针灸，其镇痛效果并不确切。但对于慢性腰背痛患者，针灸作为传统治疗的辅助治疗，能够在短期内缓解疼痛并改善功能。当然，如果将针灸作为推荐的标准治疗方式，还需要进行更严谨的研究。

注射治疗

另一种腰背痛保守治疗的方法是类

固醇注射。硬膜外类固醇注射可用于治疗根性痛或继发于椎间盘突出、腰椎管狭窄、椎板切除术后综合征的疼痛，以及椎间盘源性疼痛。硬膜外注射包含几种不同的入路：经椎间孔入路、椎板间入路、骶管入路。根据不同病理类型，硬膜外注射的反应不尽相同[18]。通常可联合使用类固醇药物和局麻药，也可单独使用局麻药。类固醇药物具有抗炎作用。多项高质量的随机对照研究显示，对于腰椎间盘突出、椎间盘源性疼痛、椎管狭窄、椎板切除术后综合征，Ⅰ级证据推荐应用骶管硬膜外注射治疗。Manchikanti 等完成的一篇综述分析了几项关于腰椎间盘突出和腰椎管狭窄患者应用经椎间孔腰椎硬膜外注射的研究[18]。他们发现联合应用局麻药和类固醇，或单独应用局麻药，均有明显的镇痛作用，这是具有Ⅰ级证据的。另外在 2 项研究中，注射治疗后可使部分患者免于手术，这是具有Ⅱ级证据的。

腰椎小关节源性疼痛可通过小关节腔内注射、腰椎内侧神经支封闭，或射频消融进行治疗。对于这些治疗方式，现有的研究数据结论并不一致。小关节注射可使用生理盐水、局麻药和类固醇的混合液。依据应用类固醇与否，分为诊断性注射和治疗性注射。美国介入疼痛医生协会的最新指南并不推荐出于治疗目的应用小关节腔内注射，但单独应用局麻药进行小关节注射能够提供一定诊断价值，并有助于手术方案的制订[6]。内侧支神经封闭既可作为诊断手段，也可作为治疗方法。治疗性内侧支神经封闭需要在每根神经处注射 1~2 mL 类固醇与局麻药的混合液，而诊断性注射仅需要使用 0.5 mL 的局麻药。诊断性封闭可确诊小关节源性疼痛。当治疗性注射仅能提供短期镇痛作用时，则可考虑使用射频消融治疗。如果经两次诊断性封闭证实有效，可以施行射频消融治疗，可为患者提供更长时间的镇痛作用。诊断性神经封闭有效或阳性的标准是疼痛缓解达 80% 以上[6]。一项由 McCormick 等完成的回顾性研究发现，射频消融可为患者提供长达 6~12 个月的镇痛作用，对部分患者甚至长达 3 年[19]。应注意只有经过两次诊断性封闭均有效时，才可使用射频消融治疗。

痛点封闭包括肌肉和软组织干针疗法。可单独使用麻药，也可联合使用麻药和皮质类固醇。虽然这种方法只是一种非特异性治疗，但有研究证据显示这种方法对于慢性腰背痛患者具有改善作用[10]。

脊髓刺激仪

对于由腰椎手术失败综合征导致的腰背痛或难治性神经根性疼痛的患者，如果经广泛药物治疗或介入治疗而无效，另一种可以考虑的治疗方式是脊髓刺激仪（SCSs）治疗。Sanders 等[20]进行了一项回顾性研究，对患有腰椎手术失败综合征和复杂性区域疼痛综合征的患者采用脊髓刺激仪进行治疗，结果发现患者获得了与阿片类药品等效的明显而持续的疼痛缓解。脊髓刺激仪治疗通常在成功的试验性治疗后才使用，其方法是将经皮刺激导线（通常是两根）置入硬膜外间隙，然后连接外部脉冲发生器。

试验性治疗成功的标准是患者获得类似口服止痛药的止痛效果，疼痛缓解至少达 50%，同时患者的生活质量和日常活动参与度均获得改善。如果试验性治疗能够维持有效达 1 周，即可通过手术置入式脉冲发生器和永久性导线或导板阵列。该装置可遥控编程并经皮充电。目前脊髓刺激仪的具体机制尚未完全清楚。

本章小结

在成年人群和老年人群中，腰背痛十分常见，也是导致劳动力丧失的主要原因。对腰背痛应该进行广泛的鉴别诊断，因此需要全面询问病史并进行细致的神经系统查体。如果不存在神经压迫，则不一定必须进行影像学检查。但如果腰背痛诊断不清，或初始治疗效果不佳，则应考虑进行影像学检查。保守治疗可选择联合应用物理治疗与一线药物治疗，后者包括对乙酰氨基酚和非甾体抗炎药。物理治疗是一种目标导向性治疗，最终应教育患者在家中进行长期锻炼。如果初始治疗无效，可以考虑应用以下药物：肌松药，抗抑郁药和阿片类药物。影像引导下注射治疗不仅有助于患者疼痛的诊断，同时也可以治疗疼痛。明确腰背痛的病因对于选择采取哪种注射治疗方式十分重要。其他可供选择的治疗方式还有针灸、中草药、锻炼课程（如瑜珈和普拉提），这些方法均有助于腰背痛的治疗，但并非一线治疗方式。物理治疗在术前和术后均可用于腰背痛治疗。脊髓刺激仪可以用于手术后存在持续性神经根性痛的患者。

要点

- 对乙酰氨基酚和非甾体抗炎药是推荐的一线口服止痛药。
- 阿片类药物可用于急性疼痛和严重疼痛的短期治疗。
- 为避免系统性副作用，可考虑使用外用膏药。
- 如果患者耐受，应尽早开始物理治疗。
- 在诊断不清或初始治疗无效时，有必要行影像学检查。
- 经骶管和经椎间孔硬膜外类固醇注射治疗，对腰椎间盘突出、椎间盘源性疼痛、椎管狭窄和椎板切除术后综合征有效。
- 内侧支神经封闭推荐用于小关节源性疼痛的治疗。
- 两次内侧支神经封闭有效，疼痛缓解达 80% 以上，可考虑行射频消融治疗。
- 其他可供选择的治疗如针灸、太极、普拉提、瑜珈、南非钩麻、山金车等都对患者有潜在的镇痛作用，但需要更多的研究。

难点

- 未明确患者疼痛的病因，可能导致不必要的经济花费和不必要的治疗。
- 避免不必要的影像学检查。
- 不推荐小关节腔内注射。
- 避免应用口服皮质类固醇。
- 避免当患者疼痛加剧，需要给予最大剂量止痛药时才开始物理治疗。

参考文献

5篇“必读”文献

1. Searle A, Spink M, Ho A, Chuter V. Exercise interventions for the treatment of chronic low back pain: a systematic review and meta-analysis of randomised controlled trials. Clin Rehabil 2015;29:1155-1167
2. Natour J, Cazotti LdeA, Ribeiro LH, Baptista AS, Jones A. Pilates improves pain, function and quality of life in patients with chronic low back pain: a randomized controlled trial. Clin Rehabil 2015;29:59-68
3. Izzo R, Popolizio T, D'Aprile P, Muto M. Spinal pain. Eur J Radiol 2015;84:746-756
4. Hooten WM, Cohen SP. Evaluation and treatment of low back pain: a clinically focused review for primary care specialists. Mayo Clin Proc 2015;90:1699-1718
5. Schneider GM, Jull G, Thomas K, et al. Derivation of a clinical decision guide in the diagnosis of cervical facet joint pain. Arch Phys Med Rehabil 2014;95: 1695-1701
6. Roy C, Chatterjee N, Ganguly S, Sengupta R. Efficacy of combined treatment with medial branch radiofrequency neurotomy and steroid block in lumbar facet joint arthropathy. J Vasc Interv Radiol 2012;23: 1659-1664
7. Cohen SP, Chen Y, Neufeld NJ. Sacroiliac joint pain: a comprehensive review of epidemiology, diagnosis and treatment. Expert Rev Neurother 2013;13:99-116
8. Ojha HA, Wyrsta NJ, Davenport TE, Egan WE, Gellhorn AC. Timing of physical therapy initiation for nonsurgical management of musculoskeletal disorders and effects on patient outcomes: a systematic review. J Orthop Sports Phys Ther 2016;46:56-70
9. Hartigan C, Rainville J, Atlas SJ, Park Lee exercise based therapy for low back pain. Uptodate Waltham, MA (accessed December 2015)
10. Barr KP, Harrast MA. Low back pain. In: Braddom RL, ed. Physical Medicine and Rehabilitation. Philadelphia: Saunders Elsevier; 2007:883-928
11. Becker JA, Stumbo JR. Back pain in adults. Prim Care 2013;40:271-288
12. Chou R, Qaseem A, Snow V, et al; Clinical Efficacy Assessment Subcommittee of the American College of Physicians; American College of Physicians; American Pain Society Low Back Pain Guidelines Panel. Diagnosis and treatment of low back pain: a joint clinical practice guideline from the American College of Physicians and the American Pain Society. Ann Intern Med 2007; 147:478-491
13. Chou R. Pharmacological management of low back pain. Drugs 2010; 70:387-402
14. Chung JWY, Zeng Y, Wong TKS. Drug therapy for the treatment of chronic nonspecific low back pain: systematic review and meta-analysis. Pain Physician 2013; 16: E685-E704
15. Oltean H, Robbins C, Tulder MWV, Berman BM, Bombardier C, Gagnier JJ. Herbal medicine for low-back pain. Cochrane Database Syst Rev 2014; 12: CD004504. http://onlinelibrary.wiley. com/doi/1 0.1 002/ 14651858.CD004504.pub4/pdf
16. Hutchinson AJP, Ball S, Andrews JCH, Jones GG. The effectiveness of acupuncture in treating chronic non-specific low back pain: a systematic review of the literature. J Orthop Surg 2012;7:36
17. Liu L, Skinner M, McDonough S, Mabire L, Baxter GD. Acupuncture for low back pain: an overview of systematic reviews. Evid Based Complement Alternat Med 2015;2015:328196
18. Manchikanti L, Nampiaparampil DE, Manchikanti KN, et al. Comparison of the efficacy of saline, local anesthetics, and steroids in epidural and facet joint injections for the management of spinal pain: A systematic review of randomized controlled trials. Surg Neurol Int 2015;6(5, Suppl 4):

S194-S235
19. McCormick ZL, Marshall B, Walker J, McCarthy R, Walega DR. Long-term function, pain and medication uses outcomes of radiofrequency ablation for lumbar facet syndrome. Int J Anesth Anesth 2015;2:28
20. Sanders RA, Moeschler SM, Gazelka HM, et al. Patient outcomes and spinal cord stimulation: a retrospective case series evaluating patient satisfaction, pain scores and opioid requirements. Pain Pract 2015; Aug 27. doi: 10.1111/papr. 12340. ［Epub ahead of print］

12

腰背痛患者的疗效评估

原著　Martin H. Pham, Andre M. Jakoi, Neil N. Patel, Jeffrey C. Wang
译者　吕　游　审校　郑召民　王华锋

引言

腰背痛是临床上最常见的问题，75%~80% 的人在一生中曾遭受腰背痛（LBP）的困扰，1%~2% 的美国成人因腰背痛丧失劳动力[1, 2]。美国的腰背痛年发病率为 15%~20%，欧洲为 25%~45%，并不包括由其他脊柱病变引发的腰背痛[1, 2]。通常腰背痛的临床病程表现多为良性，90%~95% 的患者可在数月之内获得痊愈。无论男性还是女性，中年人群都是最容易发生腰背痛的。然而也应注意，几乎各个年龄段都有可能发生腰背痛。在发生腰背痛的人群中，约 85% 的首发疼痛部位在下腰椎。

鉴于腰背痛在人群中如此普遍，找到一种有效的疗效评判指标来判断临床治疗成功与否，就显得十分重要了。常规的评判指标包括疼痛程度、功能障碍和工作状态。明确腰背痛治疗后获得良好疗效的相关预后因素，对于临床决策以及了解这一复杂而多因素的疾病同样十分重要。明确预后因素还有助于我们选择合适的治疗方案并管理病患人群的治疗预期。

腰背痛

在美国，腰背痛是次最常见（仅次于上呼吸道感染）的就诊原因。因就诊产生的直接经济成本，以及因耽误工作产生的间接成本都是十分巨大的。在美国，1998 年由腰背痛额外产生的直接医疗保健支出估计是 263 亿美元，而这一支出每年均呈增长趋势[3]。另外，美国每年因腰背劳损产生的工作日丧失而形成的间接成本同样是十分巨大的，约占劳动力赔偿金的 2%。与此相佐证的是，5% 的人群需要领取腰背痛残疾补偿，这一花费占据了腰背痛相关成本的 75%。由此可见，腰背痛这一诊断对社会的影响是多么巨大[4]。

然而，腰背痛是一个涵盖多种诊断的笼统概念，也就意味着会在患者管理中产生多种问题。急性腰背痛的定义是疼痛持续时间不超过 1 个月。幸运的是，绝大多数急性腰背痛具有自限性，因此患者并没有寻求医疗帮助[1, 2]。而那些去寻求医疗帮助的患者，通常也在 1 个月内症状消失，返回工作[5]。然而，有报告称超过三分之一的患者在经过急性期后会出现超过 1 年的中等强度以上的持续性腰背痛，20% 的患者甚至在后期出现活动受限[6]。这部分患者被定义为慢性疼痛患者，即疼痛持续时间超过 2 个月。

对于腰背痛的评估和管理，我们有众多可供选择的方法。然而，究竟哪种评估方法和治疗方法最合适，对此却难以达成共识[7]。有大量研究显示出各个临床专业应用诊断性研究和治疗方法的差异性，但多数结果没有差别[8, 9]。

腰背痛对临床医生来说是一个挑战，患者的主诉只是症状而非诊断。腰椎的许多解剖部位都具有引发疼痛的潜在可能。另外，能够影响椎旁结构的疾病也是很多的。超过 85% 的腰背痛患者在首次就诊时，无法从医生那里获得基于特定疾病或脊柱病变的可靠诊断[10]。而部分因工作相关性损伤或机动车车祸伤导致的脊柱疼痛患者，诊断更加困难。患者症状的范围和程度还会被一些非生理性因素放大，这加剧了医生对腰背痛患者进行治疗时的混乱，也使医生更难以发现引起腰背痛和内在病理过程的本质。

令人遗憾的是，在多数患者中并不能找出具体的病因，也没有证据显示给患者打上某种特异性解剖学诊断的标签能够改善治疗结果。只有少数患者在初始评估中能够发现某种特定疾病是腰背痛的病因。这些初始评估中最常见的诊断包括：恶性肿瘤（0.7%）、压缩骨折（4%）、脊柱感染（0.01%）、强直性脊柱炎（0.3%~5%）、腰椎间盘突出（4%）。虽然这些疾病均较常见，也都是可以治疗的，但这些诊断只构成腰背痛主诉中很小的一部分[11, 12]。

获得一种评估腰背痛患者的实用方法是十分重要的。重点突出的病史和体格检查肯定是必不可少的，全面的神经系统检查也是明确神经损伤等级的基本保证。通过这种方法能够方便地将患者分成三种类型：非特异性腰背痛，可能合并神经根病或椎管狭窄的腰背痛，可能合并其他特异性脊柱疾病的腰背痛。三种类型的诊断分类有助于医生接下来进行临床决策。当然还需要全面了解疼痛的部位、发作的频率、持续时间，以及所有的症状、治疗和治疗反应。其他系统的疾病也应考虑到，如可能引发腰背痛的胰腺炎、肾结石、主动脉瘤、心内膜炎、病毒综合征。对所有合并急性进展性或严重神经损害的患者都应进行详细评估，包括运动障碍、膀胱功能障碍、肛门失禁。

临床医生还应问诊肿瘤和感染的高危因素。一项来自初诊平台的大型前瞻性研究发现，癌症病史、不明原因的体重减轻、超过 1 个月无法缓解的腰背痛、年龄超过 50 岁，这些因素均与癌症高发独立相关。恶性肿瘤（非黑色素瘤细胞性皮肤癌除外）的病史可使腰背痛患者发生癌症的发生率由 0.7% 提高至 9%。提示存在椎体感染的特征包括发热、静脉药物应用和近期感染[11]。临床医生还应考虑到椎体压缩骨折的高危风险，如高龄、骨质疏松病史、类固醇应用史，以及低能量或高能量创伤。

腰背痛合并下肢痛，并有神经根性痛典型病史的患者具有患腰椎间盘突出的高敏感性，但其特异性并不确定[13,

14]。超过 90% 的症状性腰椎间盘突出发生在 L4–L5 和 L5–S1 节段。应进行包括神经系统查体在内的体格检查来评估神经根功能障碍的有无和严重程度，神经查体应包括肌力、反射和感觉分布。直腿抬高试验阳性对于诊断腰椎间盘突出具有高度敏感性（91%）和中度特异性（26%）[15]。鲜有证据证实病史和查体在腰椎管狭窄诊断中的实用性[16]。坐位疼痛缓解的表现对于提示存在椎管狭窄的有效性高低不一，年龄超过 65 岁的阳性似然比为 2.5，阴性似然比为 0.33[17]。

社会心理因素和情感抑郁也应纳入考虑范围内，因其对腰背痛预后具有较强的预测性。事实上，社会心理因素和情感抑郁对腰背痛预后的预测能力，超过体格检查和疼痛的严重性与持续性[18, 19]。对社会心理因素的评价能够筛选出那些干预治疗后恢复较慢的患者。针对这部分患者，应采取特异性干预措施，如强化多学科康复治疗，这种方法对于患有急性或亚急性腰背痛，以及具有慢性腰背痛功能障碍高危因素的患者比常规治疗更有效[20]。最终能够预测腰背痛治疗效果不佳的社会心理因素包括抑郁、消极应对、缺乏工作满意度、有争议的赔偿要求和躯体症状[18, 19, 21]。

非根性腰背痛的病理生理学机制目前尚不清楚，这一病症的关键特征在于其非特异性病因学。疼痛可发生于多个部位，包括椎体、周围肌肉、肌腱、韧带和筋膜。在脊柱受到低能量或高能量创伤形成的突然意外作用力后，这些组织发生牵拉、撕裂和挫伤。无论作为腰背损伤的原因还是结果，肌肉痉挛是腰背痛的重要病因已被证实。

神经根性痛和腰骶神经根病的病理生理学机制通常比较清楚。椎间盘通过纤维环破损处突出自身并不会产生疼痛，但急性突出时会通过压迫神经根袖周围的硬脊膜内层引发腰背痛。这同样可以解释退变小关节和钩椎关节的关节骨刺对神经根产生压迫所引起的疼痛。压迫可以直接牵拉硬膜囊或神经根袖上的疼痛感受器。另外，血管结构受压后引起的缺血、炎症和继发性水肿，可能也在疼痛发生中发挥作用。

在非特异性腰背痛的初始诊断检查中，常规的影像学检查和诊断性试验并不推荐。尚无证据表明行常规 X 线检查的非特异性腰背痛患者的治疗效果优于那些行选择性影像学检查的患者[22]。这种保守的检查策略还可以降低非必要的放射暴露。最佳的佐证是每行一次腰椎 X 线检查（两个体位）相当于每天做一次胸片连续做一年以上[23]。常规高级影像学检查，如 CT 和 MRI 也并不与更好的治疗结果相关[24]。对于高风险患者，在初始评估中如果可能存在椎体压缩骨折，推荐行 X 线检查。少量研究证据显示，对于腰背痛持续超过 1~2 个月患者应该采取最佳影像学检查策略，虽然在那个节点应该选择适宜的初始影像学检查。但这种策略对于合并严重性或急性进展性神经损害的情况并不适合。出现以上情况的患者应该尽早进行 MRI 或 CT 检查，并进行初始影像学诊断。

疗效评判

量表式疗效评判方法使我们能够评估治疗情况、功能水平和主观痛感的改善情况。通过患者报告对治疗结果所做出的评判不仅是治疗方法的反映，也是患者对其治疗感知的反映。生物—心理—社会模式医学纳入了众多因素。虽然不同患者之间的疼痛级别十分近似，但患者的主观感知疼痛级别却差异甚大[25]。

通过腰背痛特异性功能障碍对腰背痛的功能性疗效进行评判。对于腰背痛，功能障碍取决于疼痛对日常活动的影响，包括行动、穿衣、坐和站[26]。问卷量表可用于判断这些功能障碍的严重程度，这种方法优于对每个患者每次采取同样方法进行重复性提问来获取病史。

常用的功能性疗效评判包括Oswestry功能障碍指数（ODI）和Roland–Morris功能障碍调查表（RDQ）。ODI包含10个可能被腰背痛影响的日常活动项目[27]，每一项目有6个备选选项，从“没有问题”到“不可能完成”，根据相应的分值尺度记录打分。最终得分相加，并以百分比表示，最低为0（表示没有功能障碍），最高为100（表示最大功能障碍）。RDQ是由疾病影响量表改进而来，包含24项是非判定问题。这些问题关注生理功能状态，如行走、弯腰、坐、躺、穿衣、睡眠、自理和日常生活。最终得分相加，最低为0分（没有功能障碍），最高为24分（最大功能障碍）。ODI和RDQ均已被证实有效可靠，并能真实反映治疗效果，目前已在多个领域获得广泛应用[26]。两种疗效评判方法均设定为得分越高，说明功能障碍越严重。

除了功能性评判，疼痛强度也是用于评价治疗成功与否的重要因素。疼痛强度本质上是指腰背痛对患者的伤害程度。通过估计患者感知的疼痛严重程度，疼痛强度是可以被量化的。但同时也应记住，虽然可以量化，疼痛强度基于患者对疼痛的理解和感受，也是一种非常主观的体验。评估疼痛的方法包括数字疼痛分组量表（NPRS）、简易疼痛量表（BPI）、疼痛障碍指数（PDI）、McGill疼痛问卷表（MPQ）、视觉模拟量表（VAS）[28]。VAS包含一条指向疼痛两个极端的线段，范围从“无疼痛”至“有生体验的最严重的疼痛”。两端之间的点对应了疼痛强度的不同水平。患者被要求在这一连线中标出一个点，最能代表目前的疼痛强度。由于VAS连线通常长100 mm，所以可以划分为很多疼痛分级，这种分级可以多达101个。这使得VAS在不同时间点和治疗方案结束后评判疼痛变化时可能具有更高的敏感性。NPRS是一个包含11个点的量表，患者对其疼痛做出一个从0到10的评估。这一量表也可扩展到21点（0~20），甚至101点（0~100）。这样，疼痛评估就变得易于管理，形成一套简便、可靠、有效测量方法[26]。

虽然NPRS和VAS被认为是疼痛评估的“金标准”，也应注意这些方法在腰背痛患者中还没有充分证实其特异性。即便如此，在腰背痛经过保守治疗或手术治疗后，疼痛本身就是最能反映治疗效果的评判指标，因此也成为一项关键测量方法[29]。由于NPRS和VAS应用如此广泛并能很好地反映治疗效果，所以应该着重考虑将这些方法纳入常规使用。

患者幸福感的社会心理因素常在常规问诊和腰背痛临床评估中被忽略。然而近期文献显示，心理评估对预估腰背痛初始治疗效果具有十分重要的作用。社会心理评估的方法包括恐惧回避信念问卷（FABQ）、Tampa恐动症量表（TSK）、贝克抑郁量表（BDI）。这三种评估方法在慢性腰背痛患者中的有效性和可靠性均已被证实[29]。关于社会心理评估，更重要的一点是抑郁在腰背痛治疗后是否成为一个可变域，以及是否需要对抑郁本身进行单独治疗，以提高患者的整体预后。

因为腰背痛常导致功能障碍，这种功能障碍会妨碍对社会产生持续积极作用，所以对工作状态的评估也是疗效评估的重要指标。工作状态可以通过病假时间长度来评估，即以返回工作的时间作为疗效判定指标。实际上，刚刚返回工作的人的工作效率不可能像腰背痛发生前那么高，这是众人皆知的。未来的研究应着眼于寻找更可靠的方法来评估不同阶段的工作效率[26]。

预后因素

明确那些影响腰背痛疗效的预后因素，对于管理医患双方的预期是十分重要的。患者应知晓哪些因素会提示预后不良，这样才能进行合适的医疗咨询，并避免疗效不理想的治疗。需要注意的是，在不同的医疗保健中心，患者的疼痛强度、生理功能障碍、健康相关生活质量有所不同；另外，患者的年龄、性别、种族也存有巨大差异[30]。所以在评估疗效判定指标相关因素时，很重要的一方面是要调整患者的基线差异。

吸烟对于疗效评判的影响曾被深入研究过。有吸烟史的患者与不吸烟的患者相比，他们的生理功能障碍和疼痛的水平要稍高一些[30]，而现时吸烟者的疼痛和功能障碍水平则会更高。吸烟与较差的腰背痛疗效和较严重的疼痛均有关联，而戒烟者的疼痛恢复情况也明显好于那些持续吸烟者[31]。基于这一可矫正的危险因素，应当密切关注那些现时吸烟患者，并采取适当措施劝说他们停止吸烟，因为这不仅有利于他们的整体健康，也会缓解可引发疼痛和功能障碍的腰背痛。

在短期随访研究中，尚未发现年龄和性别对减轻疼痛和功能障碍具有预后相关性[32]。有些有争议的证据指出，在对年轻人群进行更长期的随访研究中，年龄和性别与功能障碍结果是有关联的，女性在干预治疗后会有更严重的功能障碍[33~36]。虽然部分研究显示了统计学差异，但临床上这些差异可能并不像本章讨论的其他愈后因素那么明显。

研究显示，受教育程度较低的患者，其功能水平也较差[37]。教育程度可能是抗压适应性、医疗保健易获性、职业因素和行为因素等其他因素的重要标志。另外，受教育程度低的患者有可能存在经济劣势，常因顾虑医疗保险支付成本而推迟就诊。低收入结合受教育程度低导致的社会心理压力，也会影响整体健康疗效。总而言之，受教育程度低会导致社会疾病负担的累积作用，从而产生更差的健康相关疗效评分[38]。

研究同时发现，即使调整地理位置、教育程度和疼痛持续时间，非洲裔美国人与其他种族相比，其腰背痛相关生理功能障碍和疼痛基线更差[39，40]。与教育状况相似，这可能是其他众多因素造成的一个结果，包括缺乏健康保健、更低的社会经济状况和更差的行动应对机制。

与其他简单腰背痛患者相比，合并下肢症状或椎管狭窄的患者在随访中的生理功能障碍和疼痛评分会稍差一些[41，42]。这反映的是与神经根病和腰椎管狭窄相关的致压病因，与之相对的是对众多非手术治疗有效的腰背痛多元病因。

社会心理因素和职业变更也会起作用。社会心理因素对慢性疼痛和功能障碍的发展和保持的作用已被大量文献所证实[43，44]。对于腰背痛患者，焦虑、抑郁、躯体化障碍等心理状态，无论对手术治疗还是保守治疗的疗效均具有负面作用[45~47]。采用 FABQ 对恐怖回避信念进行的测量结果与功能障碍结果呈正相关。因此，为使腰背痛治疗获得成功，应该采取生物—心理—社会模式。医生在对腰背痛患者进行常规临床评估时，应该考虑采取某种社会心理疗效判定指标。这将纳入适当的咨询服务措施和其他社会心理治疗措施，治疗范畴不仅是腰背痛和相关的功能障碍。

获得工伤赔偿金（WC）的患者人群的疗效比那些没有工伤赔偿金要求的患者要差[48~50]。即使在术后 2 年，他们仍然表现出返回工作率低、再手术率高、阿片类药物依赖性高的特点。当涉及理赔问题时，人们总会有意识或无意识地夸大症状，接下来会在各方面产生不良影响，包括自诉疼痛、抑郁、功能障碍、康复后疗效，以及返回工作情况。

一些研究发现，在调整混杂因素后，随访 12 个月时的疗效与失业、缺勤、高功能障碍、高疼痛强度、焦虑和不良自测健康状况等因素具有明显的统计学相关性[51]。其中，与不良预后相关性最强的是失业和高疼痛强度。这些不良预后高危因素结合在一起，会进一步加重不良结果。具有高疼痛强度和高功能障碍的患者，发生不良结果的可能比没有高危因素的患者高 7 倍。同样，78% 出现不良疗效的患者同时具有高疼痛强度和失业；而与此相比，疗效较好的患者仅有 11% 合并以上因素。多元回归模型研究显示，无论是急性 / 亚急性还是慢性腰背痛，随访 12 个月，失业、广泛疼痛、高等级慢性疼痛和灾难化均与功能障碍明显相关[52]。其他研究也发现，灾难化与疼痛恐惧均提示疼痛的加剧或持续[53，54]。另有一项研究发现一种不良预后，即曾因腰背痛休假的患者有高功能障碍基线水平、高疼痛强度、低教育程度，并自认为具有持续疼痛的高危因素[55]。总而言之，功能障碍基线水平对于整体疗效具有较强的预测作用，与其他预测因素相比，可以解释大部分变化。

本章小结

在美国，腰背痛是次最常见的门诊就诊原因，其治疗给临床医生提出挑战。腰椎多个解剖部位均可能引发疼痛。另外，影响椎旁结构的疾病谱十分广泛。因此，采用疗效评价指标，来评估治疗方法以及功能障碍和疼痛主观感受的改善情况是极其重要的。此外，明确腰背痛治疗后那些影响疗效的预后因素，对管理医患双方的预期都是十分重要的。这样有助于进行适当诊断检查，并针对潜在而多样的腰背痛病因选择恰当的治疗方法。

要点

- 腰背痛是一种非常常见的临床问题，在成人人群中具有较高的患病率。
- 多种疗效评价指标通过评估功能预后、疼痛、社会心理健康和工作状态来评价腰背痛治疗成功与否。
- 吸烟、受教育程度低、社会心理健康状况差、工伤赔偿金、失业，以及较高的初始疼痛强度和功能障碍均与较差的整体腰背痛疗效相关。

难点

- 参与治疗的医生应随时警惕那些可能预示不良预后的因素，包括在治疗过程中。
- 了解这些因素能够帮助医患双方管理预期，并针对潜在而多元的腰背痛病因，选择适当的诊断检查和治疗方法。

参考文献

5篇"必读"文献

1. Deyo RA, Mirza SK, Martin BI.Back pain prevalence and visit rates:estimates from U.S. national surveys, 2002. Spine 2006;31:2724-2727
2. Friedly J, Standaert C, Chan L. Epidemiology of spine care: the back pain dilemma. Phys Med Rehabil Clin N Am 2010;21:659-677
3. Luo X, Pietrobon R, Sun SX, Liu GG, Hey L. Estimates and patterns of direct health care expenditures among individuals with back pain in the United States. Spine 2004;29:79-86
4. Frymoyer JW, Cats-Baril WL. An overview of the incidences and costs of low back pain. Orthop Clin North Am 1991;22:263-271
5. Pengel LH, Herbert RD, Maher CG, Refshauge KM. Acute low back pain: systematic review of its prognosis. BMJ 2003;327:323
6. Von Korff M, Saunders K. The course of back pain in primary care. Spine 1996;21:2833-2837, discussion 2838-2839
7. Cherkin DC, Deyo RA, Wheeler K, Ciol MA. Physician variation in diagnostic testing for low back pain. Who you see is what you get. Arthritis Rheum 1994; 37:15-22
8. Cherkin DC, Deyo RA, Loeser JD, Bush T, Waddell G. An international comparison of back surgery rates. Spine 1994;19:1201-1206
9. Volinn E, Mayer J, Diehr P, Van Koevering D, Connell FA, Loeser JD. Small area analysis of surgery for lowback pain. Spine 1992;17:575-581
10. van Tulder MW, Assendelft WJ, Koes BW, Bouter LM. Spinal radiographic findings and nonspecific low back pain. A systematic review of observational studies. Spine 1997;22:427-434
11. Jarvik JG, Deyo RA. Diagnostic evaluation of low back pain with emphasis on imaging. Ann Intern Med 2002;137:586-597
12. Underwood MR, Dawes P. Inflammatory back pain in primary care. Br J Rheumatol 1995;34:1074-1077
13. van den Hoogen HM, Koes BW, van Eijk JT, Bouter LM. On the accuracy of history, physical examination, and erythrocyte sedimentation rate in diagnosing low back pain in general practice. A criteria-based review of the literature. Spine 1995;20:318-327
14. Vroomen PC, de Krom MC, Knottnerus JA. Diagnostic value of history and physical

examination in patients suspected of sciatica due to disc herniation: a systematic review. J Neurol 1999; 246: 899-906
15. Devillé WL, van der Windt DA, Dzaferagić A, Bezemer PD, Bouter LM. The test of Lasègue: systematic review of the accuracy in diagnosing herniated discs. Spine 2000; 25:1140-1147
16. de Graaf I, Prak A, Bierma-Zeinstra S, Thomas S, Peul W, Koes B. Diagnosis of lumbar spinal stenosis: a systematic review of the accuracy of diagnostic tests. Spine 2006;31:1168-1176
17. Katz JN, Dalgas M, Stucki G, et al. Degenerative lumbar spinal stenosis. Diagnostic value of the history and physical examination. Arthritis Rheum 1995;38: 1236-1241
18. Fayad F, Lefevre-Colau MM, Poiraudeau S, et al. [Chronicity, recurrence, and return to work in low back pain: common prognostic factors]. Ann Readapt Med Phys 2004; 47:179-189
19. Pincus T, Burton AK, Vogel S, Field AP. A systematic review of psychological factors as predictors of chronicity/disability in prospective cohorts of low back pain. Spine 2002;27:E109-E120
20. Gatchel RJ, Polatin PB, Noe C, Gardea M, Pulliam C, Thompson J. Treatment- and cost-effectiveness of early intervention for acute low-back pain patients: a one-year prospective study. J Occup Rehabil 2003; 13:1-9
21. Steenstra IA, Verbeek JH, Heymans MW, Bongers PM. Prognostic factors for duration of sick leave in patients sick listed with acute low back pain: a systematic review of the literature. Occup Environ Med 2005;62:851-860
22. Kendrick D, Fielding K, Bentley E, Kerslake R, Miller P, Pringle M. Radiography of the lumbar spine in primary care patients with low back pain: randomised controlled trial. BMJ 2001;322:400-405
23. Jarvik JG. Imaging of adults with low back pain in the primary care setting. Neuroimaging Clin N Am 2003;13:293-305
24. Gilbert FJ, Grant AM, Gillan MG, et al; Scottish Back Trial Group. Low back pain: influence of early MR imaging or CT on treatment and outcome-multicenter randomized trial. Radiology 2004; 231:343-351
25. Daubs MD, Norvell DC, McGuire R, et al. Fusion versus nonoperative care for chronic low back pain: do psychological factors affect outcomes? Spine 2011; 36(21, Suppl):S96-S109
26. Ostelo RW, de Vet HC. Clinically important outcomes in low back pain. Best Pract Res Clin Rheumatol 2005;19:593-607
27. Fairbank JC, Couper J, Davies JB, O'Brien JP. The Oswestry Low Back Pain Disability Questionnaire. Physiotherapy 1980;66:271-273
28. Von Korff M, Jensen MP, Karoly P. Assessing global pain severity by self-report in clinical and health ser vices research. Spine 2000;25:3140-3151
29. Chapman JR, Norvell DC, Hermsmeyer JT, et al. Evaluating common outcomes for measuring treatment success for chronic low back pain. Spine 2011 ;36(21, Suppl):S54-S68
30. Jarvik JG, Comstock BA, Heagerty PJ, et al. Back pain in seniors: the Back pain Outcomes using Longitudinal Data (BOLD) cohort baseline data. BMC Musculoskelet Disord 2014;15:134
31. Behrend C, Prasarn M, Coyne E, Horodyski M, Wright J, Rechtine GR. Smoking cessation related to improved patient-reported pain scores following spinal care. J Bone Joint Surg Am 2012;94:2161-2166
32. Verkerk K, Luijsterburg PA, Miedema HS, Pool-Goudzwaard A, Koes BW. Prognostic factors for recovery in chronic nonspecific low back pain: a systematic review. Phys Ther 2012;92:1093-1108
33. Bartley EJ, Fillingim RB. Sex differences in pain: a brief review of clinical and experimental findings. Br J Anaesth 2013; 111:52-58
34. Fillingim RB, King CD, Ribeiro-Dasilva MC, Rahim-Williams B, Riley JL III. Sex, gender,

and pain: a review of recent clinical and experimental findings. J Pain 2009;10447-485
35. Hansson TH, Hansson EK. The effects of common medical interventions on pain, back function, and work resumption in patients with chronic low back pain: A prospective 2-year cohort study in six countries. Spine 2000;25:3055-3064
36. Hägg O, Fritzell P, Ekselius L, Nordwall A; Swedish Lumbar Spine Study. Predictors of outcome in fusion surgery for chronic low back pain. A report from the Swedish Lumbar Spine Study. Eur Spine J 2003;12: 22-33
37. Dionne CE, Von Korff M, Koepsell TD, Deyo RA, Barlow WE, Checkoway H. Formal education and back pain: a review. J Epidemiol Community Health 2001; 55:455-468
38. Lacey RJ, Belcher J, Croft PR. Does life course socioeconomic position influence chronic disabling pain in older adults? A general population study. Eur J Public Health 2013;23:534-540
39. Olsen TL, Anderson RL, Dearwater SR, et al. The epidemiology of low back pain in an adolescent population. Am J Public Health 1992; 82:606-608
40. Baker TA, Green CR. Intrarace differences among black and white Americans presenting for chronic pain management: the influence of age, physical health, and psychosocial factors. Pain Med 2005;6:29-38
41. Grotle M, Brox JI, Veierød MB, Glomsrød B, Lønn JH, Vøllestad NK. Clinical course and prognostic factors in acute low back pain: patients consulting primary care for the first time. Spine 2005;30:976-982
42. Tubach F, Beauté J, Leclerc A. Natural history and prognostic indicators of sciatica. J Clin Epidemiol 2004;57:174-179
43. Gatchel RJ. Comorbidity of chronic pain and mental health disorders: the biopsychosocial perspective. Am Psychol 2004;59:795-805
44. Mayer TG, Gatchel RJ, Brede E, Theodore BR. Lumbar surgery in work-related chronic low back pain: can a continuum of care enhance outcomes? Spine J 2014;14:263-273
45. Main CJ, Wood PL, Hollis S, Spanswick CC, Waddell G. The Distress and Risk Assessment Method. A simple patient classification to identify distress and evaluate the risk of poor outcome. Spine 1992; 17:42-52
46. Trief PM, Grant W, Fredrickson B. A prospective study of psychological predictors of lumbar surgery outcome. Spine 2000; 25:2616-2621
47. Trief PM, Ploutz-Snyder R, Fredrickson BE. Emotional health predicts pain and function after fusion: a prospective multicenter study. Spine 2006;31:823-830
48. Deyo RA, Nachemson A, Mirza SK. Spinal-fusion surgery-the case for restraint. N Engl J Med 2004; 350:722-726
49. Errico TJ, Gatchel RJ, Schofferman J, et al. A fair and balanced view of spine fusion surgery. Spine J 2004; 4(5, Suppl):S129-S138
50. Fisher CG, Vaccaro AR, Patel AA, et al. Evidence-based recommendations for spine surgery. Spine 2015;40:E309-E316
51. Dunn KM, Jordan KP, Croft PR. Contributions of prognostic factors for poor outcome in primary care low back pain patients. Eur J Pain 2011;15:313-319
52. Grotle M, Foster NE, Dunn KM, Croft P. Are prognostic indicators for poor outcome different for acute and chronic low back pain consulters in primary care? Pain 2010; 151: 790-797
53. Leeuw M, Houben RM, Severeijns R, Picavet HS, Schouten EG, Vlaeyen JW. Pain-related fear in low back pain: a prospective study in the general population. Eur J Pain 2007; 1 1:256-266
54. Picavet HS, Vlaeyen JW, Schouten JS. Pain catastrophizing and kinesiophobia: predictors of chronic low back pain. Am J Epidemiol 2002;156:1028-1034
55. Costa LdaC, Maher CG, McAuley JH, et al. Prognosis for patients with chronic low back pain: inception cohort study. BMJ 2009; 339:b3829

13

微创手术在脊柱退变性腰背痛中的作用

原著　Roberto Bassani　Elena Serchi
译者　杨昌盛　审校　郑召民　王华锋

引言

脊柱退变性疾病的手术目的是缓解疼痛，减轻功能障碍，提高健康相关生活质量。适应证选择是治疗成功的关键。前瞻性随机对照研究提示，手术治疗对于某些脊柱退变性疾病是有效的，如椎间盘突出、腰神经根病、退变性椎管狭窄和腰椎滑脱等。保守治疗无效时也可考虑手术治疗。尽管发生手术相关不良事件的风险较高，但对复杂的脊柱疾病则宜考虑手术治疗[1, 2]。

手术并发症会增加治疗失败的风险，降低治疗的成本—效益比。近期有文献对脊柱退变性疾病的手术并发症进行了探讨，认为吸烟、肥胖、糖尿病患者发生并发症的风险增高[3]。手术方式也是影响并发症发生率的因素。传统的开放手术会增加软组织损伤，如多节段的骨膜下剥离可引起出血、椎旁肌失活和术后疼痛，由此将产生一系列的问题：术后疼痛导致制动和麻醉药物使用时间延长，进而增加肺炎、肠梗阻和深静脉血栓形成风险；从生物学角度看，牵拉和电凝止血造成的大面积组织失活容易引起深部切口感染，进而可能导致菌血症、再手术和制动时间延长[4]。医源性软组织损伤可引起力学（屈曲测试显示腰部等速肌力下降 30%）、电生理学（开放手术后，电生理学测试显示 15%~20% 患者的椎旁肌发生慢性失神经支配）和生物学（10%~15% 患者的肌肉出现组织学和放射学上的改变）等方面的改变，这些因素与远期临床效果呈负相关[2]。

微创手术可实现开放手术的目的，同时减少了手术并发症，已成为目前的流行趋势[2]。微创手术可减少肌肉和软组织的损伤，进而减轻术后疼痛，减少术后麻醉药物的用量和术中出血，缩短术后制动时间[4]。微创手术技术可到达脊柱的大部分位置（颈椎、胸椎和腰椎）。腰椎手术入路有后入路、外侧入路和前入路。随着新技术的发展，如新型内镜工具和自动牵开器的使用，微创手术发展迅猛。

微创手术技术的另外一个优势是可用于治疗脊柱退变性疾病的高风险患者，如高龄和肥胖患者，而这些患者不适于传统开放手术。

高风险患者

高龄患者[1]

80岁及80岁以上患者的脊柱手术死亡率是65~69岁患者的2倍，并发症也随着年龄的增大而增多，并与住院时间延长和并发症严重情况相关。此外，高龄患者常有各种合并症，如心血管疾病、肾脏疾病、营养不良、卧床、肥胖、糖尿病等。合并症与并发症增多相关，尤其是心脏并发症和感染并发症。但是，高龄患者由脊柱退变性疾病导致的功能障碍的发生率也较高，其可产生腰痛和下肢放射性症状，导致患者姿势异常，容易引起疲劳和跌倒（由于视野和体重分布的改变）。这些情况共同导致了患者活动能力减弱，损害患者健康（尤其是心肺方面）。近期文献支持对高龄患者进行手术治疗，特别是通过微创手术技术进行治疗，因其较传统开放手术更安全。

肥胖患者[5, 6]

肥胖的定义为BMI（体重指数）≥30，是一个世界性问题。肥胖患者易患脊柱疾病，但由于合并症、手术切口感染发生率较高（由于手术切口大、血糖高和抗生素脂肪穿透力差，肥胖患者切口感染率是普通患者的2倍）、难以到达手术部而需要延长手术切口进而增加组织损伤等因素，导致肥胖患者脊柱手术的风险较高。为减少组织剥离相关并发症，可采用经肌间隙微创手术技术。该微创手术技术在肥胖患者中总的并发症发生率为21.8%，术后感染发生率为0.7%（开放手术为29%~33%），术中硬膜损伤发生率为9.4%（显微镜下椎间盘切除为3%~5%，与肥胖患者的器械工作距离较长相关），再手术率为9.4%[5]。

保持腰背肌肉组织的解剖和生物学因素[7]

椎旁皮肤组织的血运由中间和外侧两套动脉网供应，均起源于腰动脉。胸腰筋膜旁开5~9 cm也有血管穿过，供应腰部外侧皮肤区域。

腰背部有两组椎旁肌，均起于足端，沿脊柱胸腰段走行：

1. 旁正中深部横突棘肌群，包括多裂肌、横突间肌、腰方肌。
2. 位于外侧的表浅竖脊肌群，包括最长肌和髂肋肌（图13.1）。

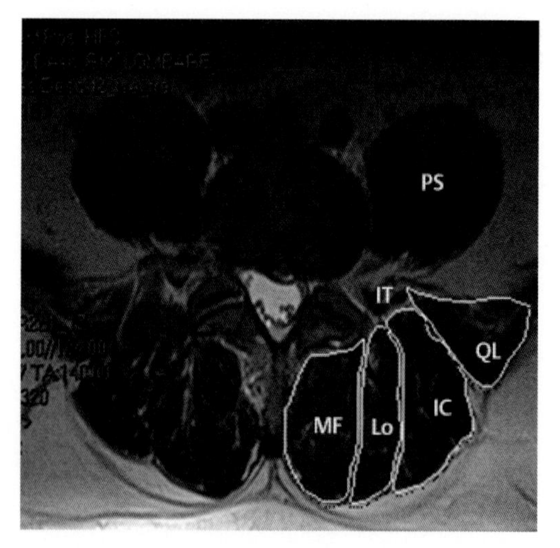

图13.1　L4–L5椎间盘的横断面MRI T2像。MF，多裂肌；Lo，最长肌；IC，髂肋肌；IT，横突间肌；QL，腰方肌；PS，腰大肌

总的来说，后方的椎旁肌群保障脊柱的运动功能，维持脊柱的动态稳定性。其中，多裂肌起着至关重要的作用。

为了减少医源性肌肉损伤，改善临床疗效，很多研究对这些肌肉的解剖学、组织学和影像学特征进行了探索。

四肢肌肉的结构、功能已经得到了很好的研究，但椎旁肌的相关研究并不多。一些研究评估了肌肉内肌纤维的数量和走向，将其定义为“骨骼肌肉系统”，以此判断肌肉的功能状态。腰椎肌肉肌纤维相对较短（约 10 cm），横截面大小适中（约 10 cm^2），证实了其主要作用是提供稳定性。在所有的椎旁肌肉中，多裂肌是稳定腰椎、对抗屈曲的最主要结构。多裂肌较其他椎旁肌横截面大，这使得多裂肌可在较小的长度变化范围内产生非常大的拉力。多裂肌的另外一个特征是它的肌纤维排列在椎旁肌中是独一无二的：多裂肌一个肌节的长度为 2.2 μm，弹性模量为 35 kPa，这意味着它的生物力学特性与四肢肌肉类似。换言之，假设哺乳动物的肌肉在长度合适和最大激活的情况下可产生 250 kPa 的应力，那多裂肌可对脊柱产生 60 N 的拉力，是其他腰椎伸肌的 2 倍多。

从形态上来说，多裂肌由几个肌束组成，起于棘突，向足端延伸 2~5 个节段，分别止于关节突关节乳突和髂嵴。从结构上来说，多裂肌分为两层：深层和浅层[6]。深层多裂肌由短肌束组成，Ⅰ型纤维比例高（即线粒体含量低的慢氧化型纤维。Ⅱ a 型纤维为线粒体含量低的快速糖酵解型纤维，Ⅱ b 型纤维为线粒体含量高的快氧化型纤维），可产生压力和感知本体感觉。浅层多裂肌产生拉力。肌电图研究表明，不管应力方向如何，深层多裂肌激活后均起着稳定脊柱的作用，而浅层多裂肌激活后作用力方向与外在负荷的方向一致。

多裂肌仅由脊神经后支的内侧支支配，没有节段间的交叉支配（图 13.2）。脊神经后支内侧支位置相对固定，走行于乳突副韧带下方，穿过横突筋膜，最终从多裂肌头端进入。

通过 MRI（图 13.3）、CT 和超声

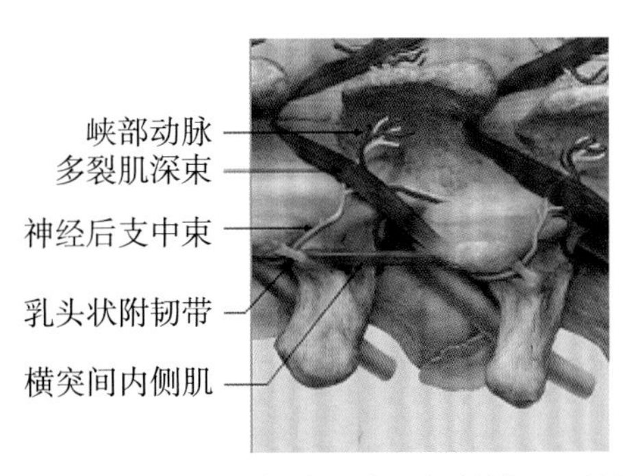

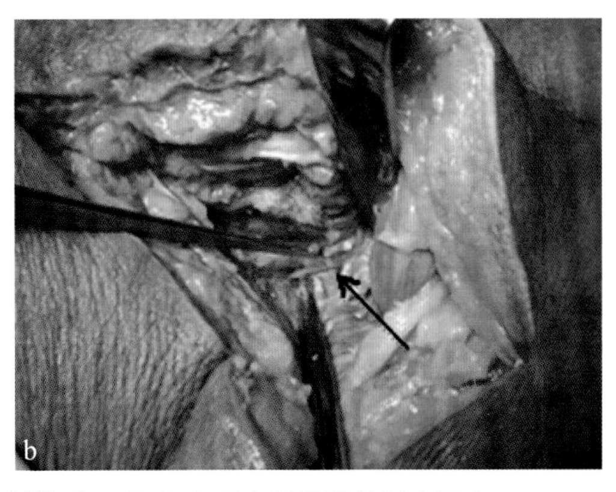

图 13.2 （a）椎旁肌肉组织的神经血管解剖模型。（b）支配多裂肌的神经中间支

可对腰椎多裂肌进行成像，进而评估其形态和功能，发现其可能与疼痛和残疾相关。多裂肌的形态显示和定量测量以MRI为最佳，T1像用于测量多裂肌的横截面大小，T2像用于测量肌肉间的脂肪组织。功能评估则以超声为最佳，在多裂肌的次极限强度下测量其厚度。

在健康人群，腰椎多裂肌双侧对称，足端较为粗大。横截面在男性中较为粗大。多裂肌的脂肪含量为15%~29%。

多裂肌的病理变化[2, 6, 7]

在治疗慢性腰背痛中和预防腰椎术后失败综合征时，保存椎旁肌，尤其是多裂肌的正常解剖和功能十分重要。因为医源性肌肉损伤引起的不良效应可持续数年，因此，行腰椎手术时应当考虑采用可减少椎旁肌损伤的技术。

在急/慢性腰背痛中，多裂肌的大小和强度会发生改变。在慢性腰背痛中，多裂肌呈现特征性和局限性的萎缩表现，尤以L5椎间盘水平为著，并伴随神经支配的改变。

在复发性/慢性自发性腰背痛中，可观察到深层和浅层多裂肌的生理学和形态学改变，包括浅层多裂肌收缩减弱，深层多裂肌正常收缩丧失，肌纤维成分改变。在慢性颈痛患者中，多裂肌在超声下成像欠清晰。腰椎多裂肌也是如此：不同层次界限欠清，脂肪含量增高。多裂肌脂肪浸润可能与慢性腰背痛和腰椎术后失败综合征相关。

在传统的正中入路开放手术中，将多裂肌自棘突剥离损伤了肌肉的神经血供（图13.2），长时间的牵拉则对肌肉组织造成压迫。这些因素会引起不良的

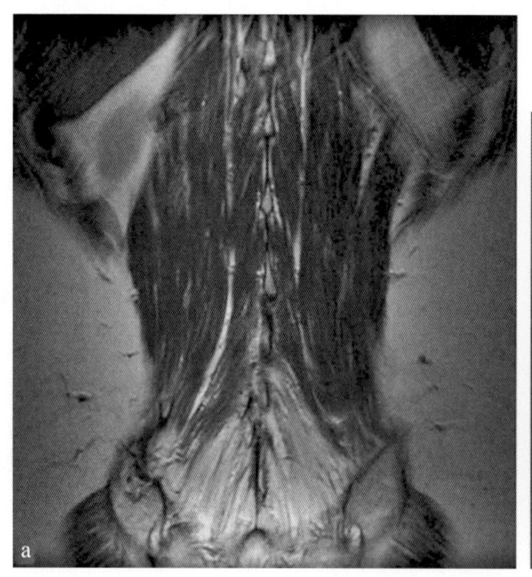

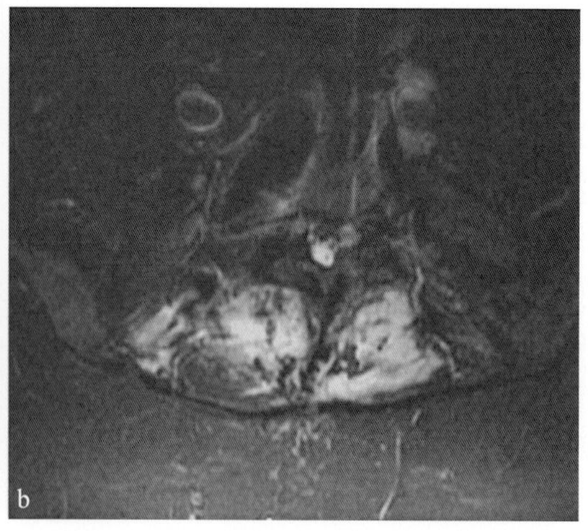

图13.3　Wiltse入路：无肌肉损伤。（a）术后冠状面MRI T2像。（b）术后横断面MRI T2像

组织学和生物力学改变，导致肌肉萎缩，降低了肌肉力量。Kim 等[2]对比了后正中入路和旁正中入路脊柱内固定患者的躯干肌肉力量，发现旁正中入路术后患者腰背伸力量改善了 50% 以上，而后正中入路则无明显改善。

脊柱翻修手术患者的肌肉标本活检显示，椎旁肌肌纤维类型发生了改变（选择性的Ⅱ型纤维萎缩和大范围的同类型纤维聚集，这是神经再生的征象），椎旁肌甘油含量较三角肌高。甘油是甘油磷脂的重要组分，是细胞膜的基本结构。当细胞膜的完整性破坏时，甘油释放至间质。肌肉失神经支配是肌肉萎缩的主要病理机制（多裂肌的神经支配是单节段的，易受损），长时间的牵拉则使之进一步恶化[8]。部分学者认为损伤是由挤压引起的，与四肢手术中的充气止血带类似[9]。在使用自动牵开器的过程中，压力增高，肌肉血流灌注减少。肌肉损伤的严重程度是由肌肉内压力和牵拉时间决定的。腰椎术后失败综合征患者的肌肉标本活检可见严重的慢性失神经支配征象[2]。

椎旁肌的损伤情况也可通过影像学进行间接评估。椎旁肌的医源性损伤在 MRI 上表现为 T2 高信号，提示肌肉水肿、失神经支配和脂肪浸润等（图 13.3）。

因为多裂肌在头端接受脊神经后支的内侧支支配，因此失神经支配表现的 T2 高信号常见于多裂肌的足端[7]。多裂肌的萎缩程度与腰背痛的 VAS 评分显著相关[10]。Mori 等报告，术后 1 年 MRI 上 T2 高信号提示椎旁肌损伤[11]。术后 1 年时，若水肿持续消退，失神经肌肉重新恢复神经支配，MRI 上 T2 信号恢复正常。3 年后，T2 信号几乎恢复至术前水平，这时候进行评估则价值不大。

大范围的软组织损伤可以有全身性表现，可通过实验室检查对此进行检测。血清 CPK（肌酸磷酸激酶）在术后第 1 日达到顶峰，随之下降，术后 1 周恢复术前水平。因为 CPK 的水平与性别和个体肌肉容积相关，所以常采用 CPK 的比值而不是绝对值。Kim 等发现，传统开放手术患者血清中的 CPK、缩醛酶、促炎细胞因子（如 IL–6、IL–8）和抗炎细胞因子（如 IL–10、IL–1 受体拮抗剂）的水平是微创手术患者的数倍。有研究发现，采用旁正中入路患者的 CPK 值较后正中入路低。然而，也有研究发现微创手术患者的 CPK 值水平与开放手术患者无差异，因此推断肌肉损伤主要与肌肉牵拉时间相关[12]。

腰椎后路手术

微创椎间盘切除术[3, 12]

脊柱退变首先发生于椎间盘，后者也是首要的疼痛来源。1934 年，Mixte 率先对坐骨神经痛的病理生理机制进行了描述。随后，腰椎间盘突出的诊断和治疗技术有了明显的进展。为了尽量减少肌肉等软组织的医源性损伤，各种微创手术技术被用于处理退变椎间盘，包括经皮髓核溶解、经皮髓核摘除、经皮激光椎间盘减压和经皮内镜 / 显微镜椎间盘切除。

木瓜凝乳蛋白酶可在酶促反应下溶解髓核，可在 72% 的患者中取得满意疗效。但 20%~40% 的患者术后会出现腰部疼痛和僵硬，有时会持续数月不缓解；1%的患者发生过敏，并且各有1例患者发生了马尾综合征和急性横贯性脊髓炎的报道，因此这种技术逐渐被抛弃。

经皮髓核摘除术仅适用于椎间盘膨出，对纤维环进行直接穿刺，直至腹膜后，使髓核从椎管的另外一边被挤出。手术成功率为72%。但因为存在血管和神经损伤、椎间隙感染等风险，髓核摘除术没有被广泛接受。髓核摘除术禁忌用于此前接受过手术的肥胖患者和L5/S1椎间盘。

经皮激光椎间盘切除术适用于椎间盘膨出，通过激光消融和促进盘内组织吸收而获得椎间盘内压力降低。尽管有报告称治疗满意率为60%~85%，但缺乏对照研究的报道。这种技术尚未被广泛接受。

椎间盘切除术[3]

显微镜下椎间盘切除术是治疗脊柱退变性疾病的第一种脊柱外科微创手术。尽管随后有了更多的改良技术，但显微镜下椎间盘切除术仍然是金标准。

显微镜下和内镜下椎间盘切除术基本上是同一种手术，只是使用的放大镜种类不同。直视下手术提高了操作的安全性和有效性，可摘除游离的碎片和对纤维环进行减压。

许多文献报道了该技术由于术中持续牵拉软组织可导致局部缺血，即使手术时间较短，年轻患者也可发生此并发症。在近期的改良技术中，经肌间隙通道切除椎间盘可减少肌肉损伤。尽管理论上经肌间隙通道切除椎间盘可能具有更好的临床疗效，但多中心的前瞻性随机对照研究显示，其结果并没有显著优于传统的显微镜下椎间盘切除。一个可能的解释是，标准的显微镜下椎间盘切除术尽管定义为开放手术，但手术切口和肌肉剥离均很少（1~3 cm），也属于微创手术技术。

手术技术（经肌间隙入路）

患者取俯卧位，腹部悬空，脊柱屈曲以显露椎间隙。透视引导下用细针穿刺定位椎间隙。进针点为中线旁开1.5~2 cm，透视确认位置良好（正位上位于椎弓根投影的内侧缘）。做一纵向小切口，引入导丝至上位椎板下缘。沿导丝依次插入管状扩张器，第一个管状扩张器应位于棘突和关节突关节之间，椎板下缘上方。采用显微镜或内镜进行放大，辨认椎板边缘，切除内侧关节突。辨认神经根并将其向内侧牵开，切除突出的椎间盘。

极外侧入路椎间盘切除术

突出的椎间盘最常位于椎间孔前，但它也可出现于纤维环的任何位置。7%~12%的突出的椎间盘位于椎间孔外间隙，但其可引起同样的神经根性症状。通常可先尝试保守治疗，并行椎间孔外激素注射。

可通过传统手术（单侧椎板切除）或经肌间隙微创手术进行手术治疗。经肌间隙入路更常被称为极外侧入路或Wiltse入路，已有数位作者对此进行了描述[13]。这种手术入路是安全有效的，可避免继发性脊柱失稳。当L5位置较低时，该入路在处理L5–S1椎间隙时较为困难，而在较高的节段则不存在问题。这种手术入路非常符合解剖学，但技术要求高，不建议缺乏经验的医生施行该手术。

手术技术

患者取俯卧位。透视下确认椎间隙，于中线旁开 4.5~5 cm 处做一纵向切口（正位 X 线影像上应位于椎弓根外侧缘）。显露肌肉筋膜，切开筋膜，辨认多裂肌和最长肌之间的肌间隙并用手指分离，直至触及横突。置入自动牵开器（Beckman，Williams 或 Taylor）并固定于手术台。显露骨性解剖标志（上位椎弓峡部，上下关节突，下位椎体横突）与横突间筋膜。腰动脉背支的穿支是筋膜下神经根的标志，注意辨认并予双极电刀电凝。安全区为横突间筋膜靠近下位椎体横突的下半部分，在此处切开筋膜。不必切除全部横突间肌筋膜，但至少切除内侧半。神经根在此区域由内上向外下走行。神经根有可能被突出的椎间盘碎片压扁而被错认为突出椎间盘。在切除突出椎间盘前，必须明确看到神经根。辨认神经根后，用神经根拉钩予以保护，切除突出的椎间盘（最好从神经根肩部进行）。不一定要切除整个椎间盘。切除椎间盘后，一定沿着神经根管对神经根进行探查。

滑膜囊肿的微创手术治疗[4]

在引起疼痛的腰椎退变性疾病中，滑膜囊肿是较为罕见的椎间关节的退行性疾病（发生率为 0.8%）。首选的治疗为经皮穿刺抽液或激素注射（可能需要多次注射，有效率为 75%）；但若复发或疼痛顽固（90% 患者的症状可得到即时缓解），则建议行手术治疗。可在显微镜或内镜辅助下通过经肌间隙管状撑开微创手术系统行椎板切除和内侧关节突部分切除。

经皮椎弓根螺钉内固定

脊柱退变不仅仅累及椎间盘，还可能会造成脊柱畸形和不稳，也可能引起骨质和韧带增生进而导致椎管狭窄。多数情况下，若保守治疗（包括经皮激素注射）后患者仍有疼痛和功能障碍，建议行手术治疗（减压和融合）。

融合需要通过内固定来实现，常用椎弓根螺钉，辅以或不辅以椎间融合器，有很多文献对此进行了报告。

腰椎内固定可通过经皮微创手术的方法来实现，手术切口小，无须进行广泛的椎旁肌剥离[5]（保存肌肉的优势见前述）。这种技术由 Magerl[14]率先提出，随后得以不断发展。不同版本的技术均采用旁正中小切口，在透视引导下置入椎弓根螺钉。椎弓根螺钉位置不良的风险很低（尽管学习曲线较陡峭），与开放手术类似(6.6%，无患者需要翻修)[15]。

插入连接棒和与螺钉锁紧等操作与开放手术一样，但插入连接棒的技术和使用的内固定不同。

对于脊柱退变性病变，在后路钉棒系统的基础上，通常建议使用椎间融合器行椎间融合，以提高融合的稳定性和持续性。与开放手术一样，后路腰椎椎间融合术（PLIF）一般经椎间孔前的工作通道置入两枚椎间融合器，或类似经椎间孔入路腰椎椎间融合术(TLIF)操作，经椎间孔的工作通道置入一长一短共两个椎间融合器。

PLIF 和 TLIF 技术均可通过微创手术的方法来实现（图 13.4）。患者取俯卧位，注意手术床必须是可透射 X 线的，以方便正侧位透视。

微创后路腰椎椎间融合术[16]

开放 PLIF 具有以下缺点：发生椎间融合器向后突出的风险为 0.3%~2.4%，神经根牵拉损伤的风险为 0.5%~4%，有硬膜纤维化、慢性神经根炎、硬膜撕裂、前后柱同时失稳（PLIF 需要切除的后方稳定结构多，包括软组织、棘间韧带和椎板等，脊柱后伸力量丧失，脊柱稳定性恢复慢，关节突关节强度减弱）等风险。开放 PLIF 的手术失败率为 16%。多数作者认为，手术失败与椎旁肌的医源性损伤程度和腰椎术后失败综合征直接相关。

经开放和微创 PLIF 可使椎间盘高度恢复 25%，滑脱可通过韧带复合体的作用得到一定程度的矫正，腰椎前凸可改善 29%，椎间孔容积可增加 20%。

手术技术

皮肤切口应位于椎弓根在体表的投影外侧 1 cm 处，以便置入椎弓根钉时有足够的角度。正侧位透射明确椎弓根钉的位置和走行。与 Wiltse 入路类似，双侧分别取旁正中经肌间隙切口，用于置钉和 PLIF 微创减压（半椎板切除，黄韧带切除，小关节切除，椎间孔成形）。在显微镜或内镜的辅助下，辨认神经根

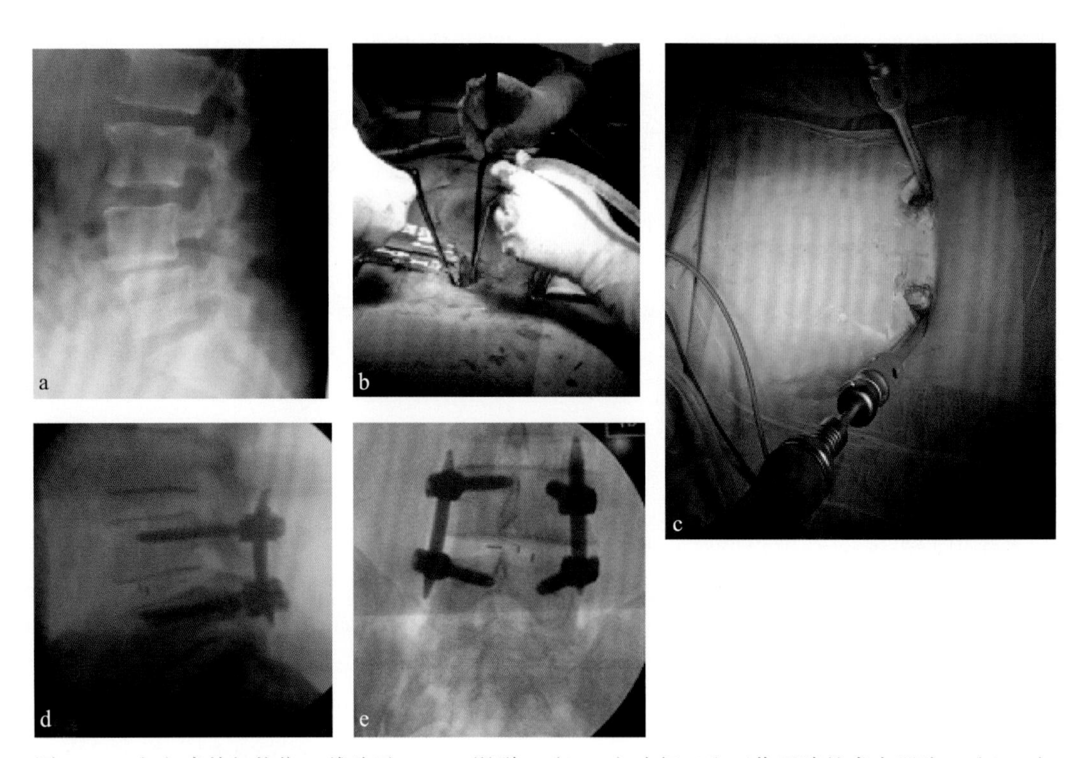

图 13.4 （a）术前矢状位 X 线片示 L4–L5 滑脱。（b，c）小切口和工作通路的术中照片。（d，e）术后正位和侧位 X 线片示椎弓根钉和椎间融合器

和硬膜囊，向内侧牵拉。辨认纤维环外界，行椎间盘切除、椎间隙准备，以放置椎间融合器。根据术前侧位片确定椎间融合器的型号（特别是高度和前凸角度），术中侧位透视以进一步确认（建议椎间融合器的高度尽可能与上位和下位椎间盘高度相接近）。在 L5–S1 节段，应特别注意重建腰前凸。正侧位透视确认椎间融合器位置良好。确定椎间融合器的高度（椎间融合器高度应与邻近正常椎间盘相近）和位置（椎间融合器必须位于椎管前方；椎间融合器位置越靠前，腰前凸角度越大）尤其重要。置入椎间融合器，插入连接棒并加压锁定。必要时可行后外侧植骨融合。

微创经椎间孔入路腰椎椎间融合术[16]

与 PLIF 相比，TLIF 对骨质结构的破坏和神经组织的显露较少。微创 TLIF 在 2002 年被首次提出，随后被广泛应用于腰椎退变性疾病的治疗。

Khan 等[16]于 2015 年报道了一项荟萃分析，就微创手术和开放手术进行了比较研究。他们发现，微创手术出血少（22 项研究），术后对止痛药需求少（随访时间大于 1 年的 15 项研究，随访时间小于 6 个月的 10 项研究，早期 VAS 评分无差异，远期 VAS 评分有统计学差异），住院时间短（18 项研究，微创手术患者的平均住院时间为 1.3 天），患者报告的临床结果相似（随访时间大于 1 年的 15 项研究，随访时间小于 6 个月的 8 项研究，早期和远期结果均无差异），影像学结果相似（20 项研究，融合率无差异）。但与所有的微创手术一样，学习曲线陡峭，手术时间（20 项研究，无统计学差异）和透视暴露时间较长（8 项研究，有统计学差异，微创手术透视时间较开放手术多 38.2 秒）。25 项研究对微创 TLIF 和开放 TLIF 的并发症进行了统计，微创手术的并发症较少，但这取决于外科医生的经验（RR=0.65，95% CI：0.50~0.83）。Khan 等认为，微创 TLIF 手术的并发症发生率较低是因为组织损伤和出血少，而这两个因素与术后感染率强烈相关，所以微创手术的术后感染发生率也较低。有趣的是，过去认为肥胖和高龄患者手术风险高，但这些患者能从微创手术中受益。

手术技术

患者体位、椎弓根螺钉置钉、椎间融合器的选择和位置与微创 PLIF 一样。主要的不同在于，微创 TLIF 在单侧建立单个工作通道，行椎间盘切除和椎间隙准备，椎间融合器也是通过这个通道置入椎间隙的。TLIF 的椎间融合器与 PLIF 不同。因为需要从单侧进入而覆盖整个椎间隙的，TLIF 的椎间融合器相对较长，呈长条状或香蕉状。椎间融合器放置完毕后，必须行正侧位透视。正位透视时，椎间融合器应该越过中线。椎间融合器的高度和前凸选择的考虑与 PLIF 手术一致。

腰椎手术的侧前方入路

微创外科技术的主要优势是减少医源性肌肉组织损伤。因此，在治疗退变性脊柱疾病的微创外科技术中，必定会关注腰椎手术的侧前方入路。

微创和腹腔镜腹膜后入路[17~21]

传统的经腹膜开放手术是一种侵入性手术，显露过程中有损伤腹肌和腹腔脏器（尤其是小肠）的可能。因此，与脊柱疾病的其他手术入路一样，人们尝试以小切口或腹腔镜来进行手术。腹膜后入路显著优于经腹膜入路，可降低发生小肠梗阻和腹腔粘连的风险。全腹腔镜手术最早被用于治疗普通外科、血管外科和泌尿外科疾病。近年来，脊柱疾病的手术治疗也可通过全腹腔镜技术来进行。常见的是小切口腹膜后入路，可以减少腹外 / 内斜肌损伤相关的并发症，并为椎间融合提供足够的工作空间。

腰椎手术的前方入路技术困难，学习曲线陡峭，特别是全腹腔镜手术，因为腹膜后间隙很小。

全腹腔镜技术一般用于单节段病变的手术，而微创腹膜后入路可到达腰椎的任意节段，甚至可通过一个切口处理多个节段的病变。前方或侧方手术入路的目的是恢复椎间隙高度并进行融合（图 13.5）。经前方或侧方入路行脊柱融合术的稳定性（脊柱僵硬度增加 80%）较后外侧入路（脊柱僵硬度增加 40%）好。

已有文献证实前方入路具有良好的有效性和安全性[17, 19, 20]，出血极少（10~100 ml），无血管或神经损伤（如男性的逆行性射精），术后疼痛轻，住院时间较短（平均 3.4 天）。前方入路的优势是便于在不影响关节突关节的情况下彻底切除椎间盘。

手术适应证[22]（表 13.1）：

前方入路适用于保守治疗至少 6 个月症状不缓解且 MRI 提示椎间盘退变（如椎间隙塌陷、终板莫氏改变）的腰

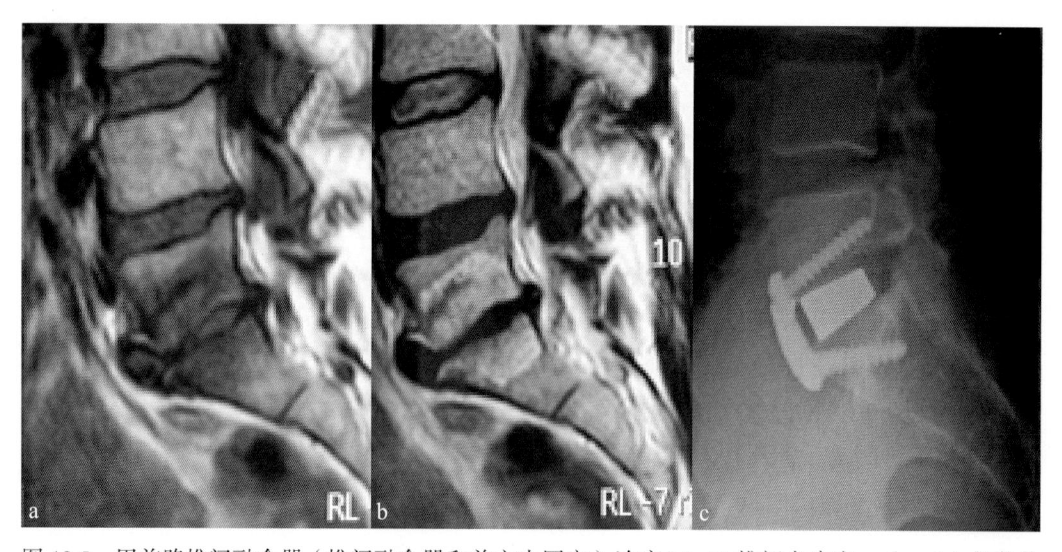

图 13.5 用前路椎间融合器（椎间融合器和前方内固定）治疗 L5–S1 椎间盘病变。（a，b）矢状位 MRI T1 和 T2 像。（c）保留了椎间盘高度

表 13.1　前侧入路椎体间融合术（ALIF）和关节间成形术的手术指征

	ALIF 手术指征	关节突成形术
临床指征	心理社会和工作因素（比生物医学和生物因子对背部疼痛影响更大）以及其他产生疼痛的综合征，如肌纤维痛 非前路手术禁忌证 理解可能发生的并发症	
解剖指征	任何腰椎阶段 术前检查未提示畸形 术前影像学检查： · 脊柱全长站立位 X 线片：测量髂骨倾斜角、骨盆倾斜角、骨盆因素、脊柱前凸，以确认冠状位平衡。 · MRI：评估椎间盘退变性疾病和凸出的椎间盘	L4–L5 和 L5–S1 的椎间盘退变性疾病 术前检查未提示畸形（无侧凸、滑脱和骨折） 术前影像学检查： · 脊柱全长站立位 X 线片：测量髂骨倾斜角、骨盆倾斜角、骨盆因素、脊柱前凸，以确认冠状位平衡（有研究发现椎间盘退变性疾病的患者通常无矢状位失衡，但其他的研究发现椎间盘术后有所改善） · CT：无骨赘、无终板硬化；检查脊柱序列，检查后方椎间关节 · MRI：测量椎管、神经结构空间、脊柱序列和关节突，并能直接观察神经和椎间盘结构 · 注意：4 mm 椎间盘高度被认为是置入假体的最小高度（椎间盘高度小于 4 mm，伴或不伴瘢痕，以及纤维环增厚伴骨赘形成提示骨关节炎）

椎间盘疾病患者。一般无须常规行椎间盘造影来明确手术指征。有文献报道，1 度腰椎滑脱也可通过前方入路进行手术，而许多翻修手术也适用此入路。既往腹部手术史是前方入路的相对禁忌证[19]。

手术技术

小切口剖腹术

术前在 MRI 或 CT 上确定主动脉分叉与椎间隙的相对关系十分重要。术前晚行胃肠道准备。由于难以评估骶前神经损伤引起逆行射精和不育的风险，对男性患者应告知相关风险。

患者仰卧，双下肢伸直，取 20°~30° 的 Trendelenburg 体位以使椎间盘与手术入路垂直，并使小肠移向膈肌以远离腰骶区。有些学者建议患者下肢取外展位，手术医生正对患者骨盆站立，但近来的研究建议采取标准仰卧位，下肢不外展，手术医生站立于患者一侧。

取正中横向 3~5 cm 小切口（内裤腰带高度，适用于 L5–S1）或脐周小切口（图 13.6），可到达任意椎间隙。整个手术过程可经过一个 270° 的弧形切口，使用直径 10 mm 的 30° 内镜辅助完成。内镜辅助可使得手术的每一个步骤在放大镜下放大并显示于高分辨率的显示屏上，有效减少了创伤，提高了操作的精确性。

于腹直肌侧缘上、下方 1 cm 处

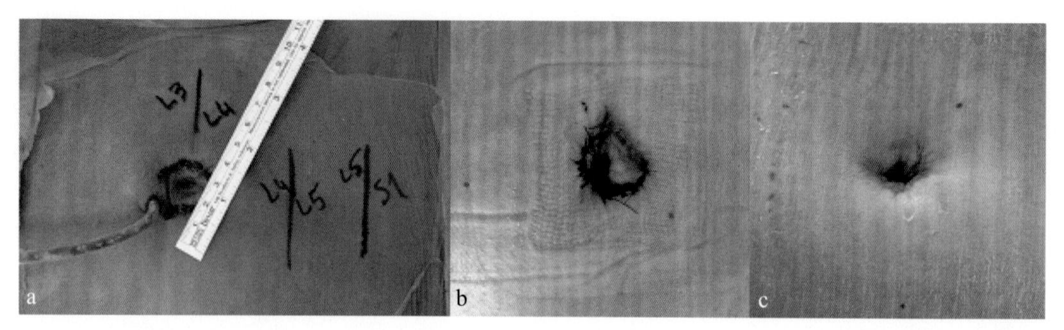

图 13.6 脐周巴萨尼切口。（a）通过巴萨尼切口的多节段入路，这是经腹手术的标准入路。（b）术后 3 周。（c）术后 3 个月

切开前鞘（图 13.7），腹直肌牵向中线，显露后鞘（弓状线之上）和弓状线（或腹膜外间隙）。切开弓状韧带（图 13.8），便于扩大术野和观察深部组织结构。垂直分开腹直肌后鞘，辨认腹膜外间隙。钝性分离，把腹膜往中线方向分离，显露腹膜后间隙。看到腰大肌后，把左侧输尿管（图 13.9）、腹膜和腹腔脏器向对侧牵拉越过中线，即可显露腰椎椎体，辨认手术节段。必须牢记输尿管的位置（图 13.9），右侧输尿管的上半段越过右髂动静脉（图 13.10），探查时可见蠕动；左侧输尿管位于乙状结肠深面的腹膜后间隙。骶正中静脉可作为辨认中线的标志（图 13.10）。

插入深部拉钩后，辨认并分离大血管（图 13.11）。对于 L4–L5 椎间盘，结扎髂腰静脉后，由左向右牵开主动脉、腔静脉和髂动静脉。L5–S1 椎间盘位于主动脉和腔静脉分叉的深面。左右两边拉开血管，显露椎间盘，双极电刀电凝或结扎骶正中血管。显露 L5–S1 节段时，须注意辨认并钳夹骶正中动静脉，钝性分离骶丛后向外牵拉，此处避免使用电刀以保护骶丛（与逆行射精有关）。显露其他节段时，辨认节段血管，从椎骨上剥离，两端血管夹夹闭后结扎切断。

充分显露椎间盘后，椎体置钉，放置牵开器。此装置很稳定，可以避免软组织和血管损伤。用圆环连接牵开器的两个手柄，即可达到 360° 的稳定，保持术野开阔。

在内镜放大下显露椎间盘，分别于椎间盘上、下界横向切开前纵韧带。于前纵韧带中线处垂直切开并向两边剥离，保留剥离的前纵韧带，待椎间融合后予以重新缝合。切除椎间盘，刮除终板软骨，行完整的椎间盘切除术。置入椎间融合器（通常以松质骨填充）（图 13.12a）。侧位透视确认融合器位置良好。依次置入逐级增大的椎间融合器，以确定椎间融合器的合适大小。最后，置入最终的椎间融合器。根据工具系统不同，用螺钉或接骨板固定椎间融合器（图 13.12b）。从生物力学角度来说，椎间融合器辅以前方接骨板的刚度与后方固定（四枚椎弓根螺钉）的刚度相当。

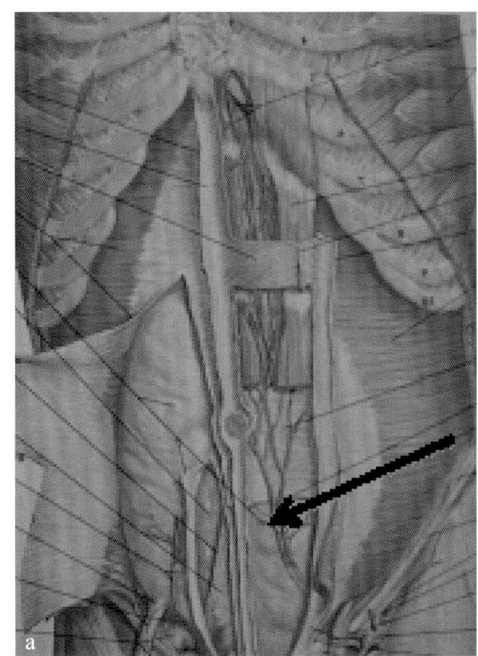

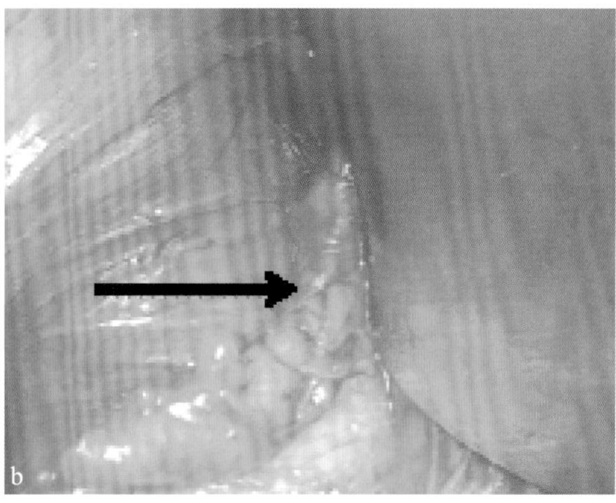

图 13.7 腹上血管

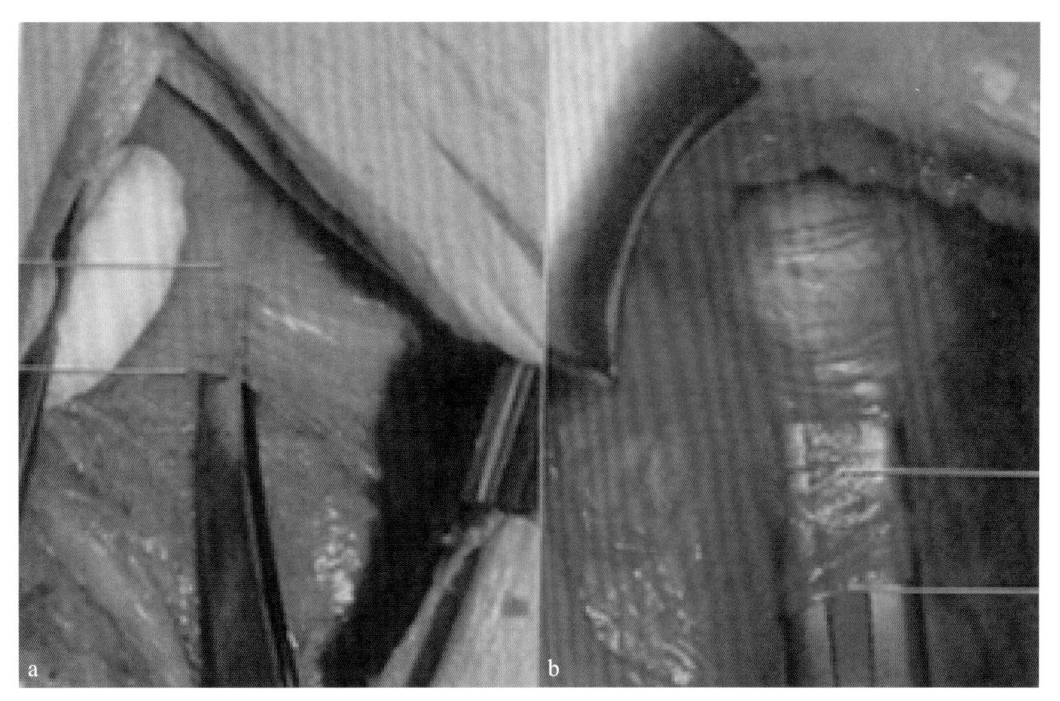

图 13.8 弓形线

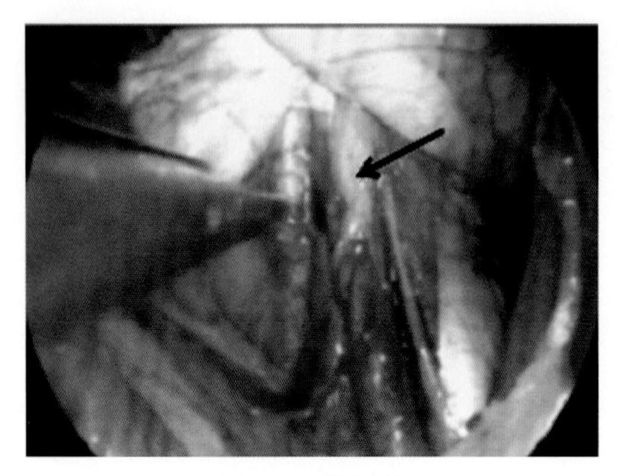

图 13.9　输尿管

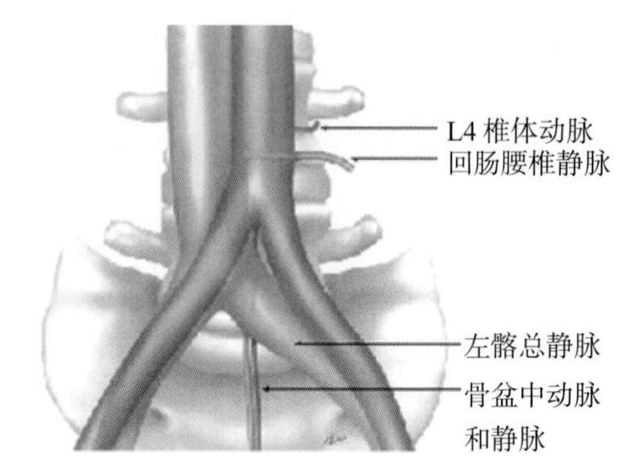

图 13.10　动静脉系统及其与 L4–S1 脊柱的关系

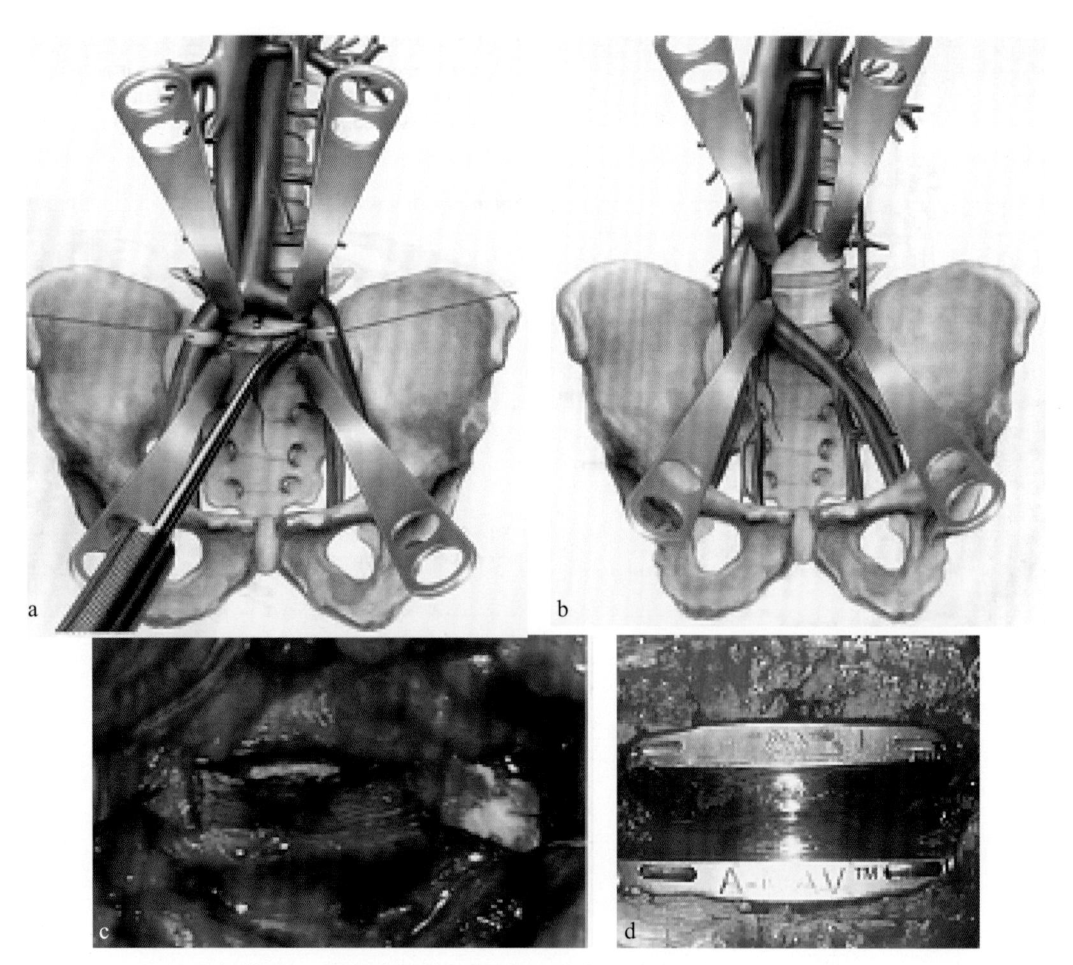

图 13.11　椎间盘假体置入与前路椎体间融合的手术入路相同。（a）显露 L5–S1。（b）显露 L4–L5。（c）椎间盘切除的术中照片，注意纤维环的后部分。（d）已置入的假体

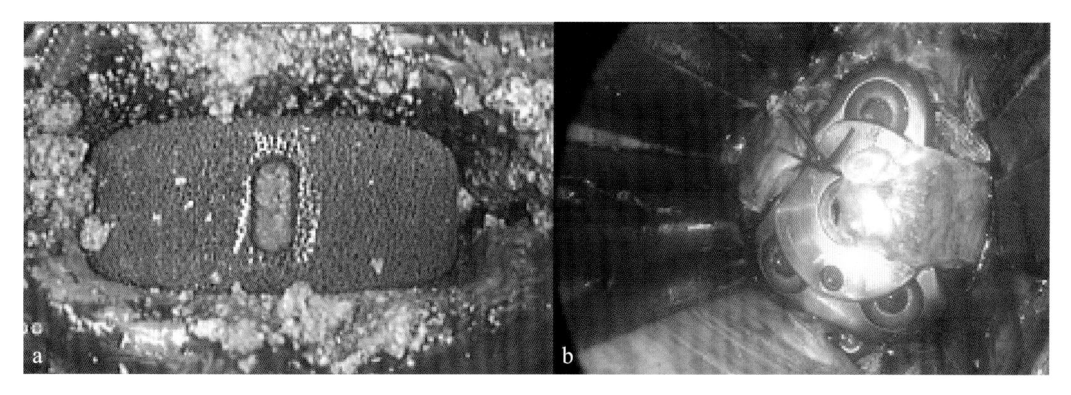

图 13.12 （a）椎间融合器置入术中照片。（b）前路内固定

腹腔镜手术

腹腔镜手术需要充入 CO_2，将潜在的腹膜后间隙变为真正的空腔。使用 0° 腹腔镜而不是 30° 腹腔镜。患者仰卧，取 20°~30° 的 Trendelenburg 体位。第一个通道（用于放置视频通路）通过脐部插入，随后在直视下插入其他四个工作通道。脐部切口大小为 10 mm，插入直径 10 mm 的 0° 镜头；右下方工作通道大小为 5 mm，左下方工作通道大小为 5 mm，另一左下方的 10 mm 大小的工作通道用于放置分离工具，最后一个工作通道位于耻骨上膀胱上方，大小为 18 mm。

L5–S1

透视确认耻骨上工作通道与 L5–S1 椎间隙在同一水平。把小肠向上腹部牵开。从右侧到达乙状结肠系膜，精确辨认输尿管和主动脉分叉。纵向切开乙状结肠系膜，辨认骶正中动脉。用缝线穿过左下腹壁和远端的乙状结肠系膜，悬吊结肠于左侧，显露主动脉分叉之间的区域。

注意辨认椎体前方的血管（L5–S1 节段为骶正中动静脉，其他节段为节段血管），从骨膜上分离，双侧结扎后切断。

显露椎间盘，行完整的椎间盘切除。行椎间隙准备，置入椎间融合器（通常以松质骨填充），行侧位透视。根据工具系统的不同，可选择螺钉或前方接骨板固定椎间融合器。

L4–L5

与腹腔镜手术一样，必须明确大血管分叉的位置，评估手术的可行性。血管分叉位于 L4–L5 水平时，将髂动静脉向右侧牵开以显露椎间盘；血管分叉位于 L3–L4 水平时，则在分叉下方进行显露。手术步骤与 L5–S1 节段一样，也有 5 个手术通道（第五个通道较 L5–S1 节段高，与 L4–L5 平齐）。将小肠向上腹部牵开，辨认主动脉分叉。于中线处提拉后腹膜（覆盖着腰椎和大血管），沿乙状结肠系膜的内侧缘切开。辨认肠系膜下血管和左侧输尿管，向左侧牵开。分离上腹下丛，显露 L4–L5 椎间隙。插入细针，C 臂透视确认椎间隙的中线位置，接下来的步骤与 L5–S1 节段手术的步骤完全一样。

腰椎间盘置换术（髓核假体和全椎间盘置换）[10]

在过去的20年里，脊柱外科医生已经积累了腰椎前路手术的丰富经验。前路腰椎椎间融合的临床效果良好，但远期存在邻近节段病变的风险。邻近节段病变确切的发生率目前尚不清楚，因为多数文献报告均基于较古老的非内固定后外侧融合手术患者的数据，而这种手术方式由于会导致局部矢状面失衡，并不是一种理想的手术方式。此外，随着时间推移，现代内固定系统的刚度越来越高，也可能会导致邻近节段病变的发生率增高。

关节置换手术的首要目标是切除病变的、引起疼痛的椎间盘。在椎间融合手术中，也需要通过前方（ALIF）或后方（PLIF 和 TLIF）入路切除椎间盘。单纯的后外侧融合则不切除椎间盘，而是通过融合减少局部组织结构活动来缓解疼痛。

关节置换手术的第二个目标是恢复椎间隙高度。恢复椎间隙高度可以为置入内固定物提供足够的空间，增加椎间孔的高度，改善矢状面排列，减轻关节突关节的压力。而且，当采用微创手术技术时（前路小切口，无须后路手术和植骨），患者的功能改善率更高，恢复速度更快。

这些手术目标也可通过其他技术来实现（如 ALIF）[10]，但本质的不同在于关节置换考虑了置换关节的活动范围和活动质量，目的在于模拟或增强脊柱功能[23]。这是关节置换相对于融合手术重要的理论优势。事实上，我们并不确定关节置换是否能预防邻近节段病变，即使手术操作正确，椎间盘得以切除，椎间隙高度得以恢复，运动功能得以恢复或保留。

手术方法与上述完全一样，手术适应证和术前准备总结见于表 13.1。

人工椎间盘假体

人工椎间盘假体有两种类型：髓核假体和全椎间盘假体。

髓核假体

髓核假体用于单纯的髓核置换，要求纤维环和椎体终板结构正常或仅轻度损伤。髓核假体不能直接恢复纤维环、关节突关节或椎体终板的生物力学功能，而是通过重建负载传递机制来间接恢复功能。因此，髓核假体的设计没有纤维环或椎体终板等组件。可通过后外侧入路或后入路置入（图 13.13）。现有的髓核假体设计可通过 4 种方式来重建髓核腔内的流体静压生物力学效应：①充满液体、胶体、油或柔软聚合物的腔体；②坚硬的固体；③不同形状、大小和容量的亲水聚合物；④向髓核腔注入生物力学材料进行原位聚合反应[24]。

髓核假体装置的生物力学测试表明，它可以在一定程度上提供稳定和负载传递作用[25]。椎间盘退变性疾病患者髓核假体置换的临床试验表明，80% 的患者症状改善，恢复工作；但其余 20% 出现了并发症，如内固定物移位、髓核假体突出、椎体终板改变（图 13.14）、假体下沉和感染等[10]。

其中，有些内固定物并发症与假体设计相关。例如，髓核假体和椎体终板

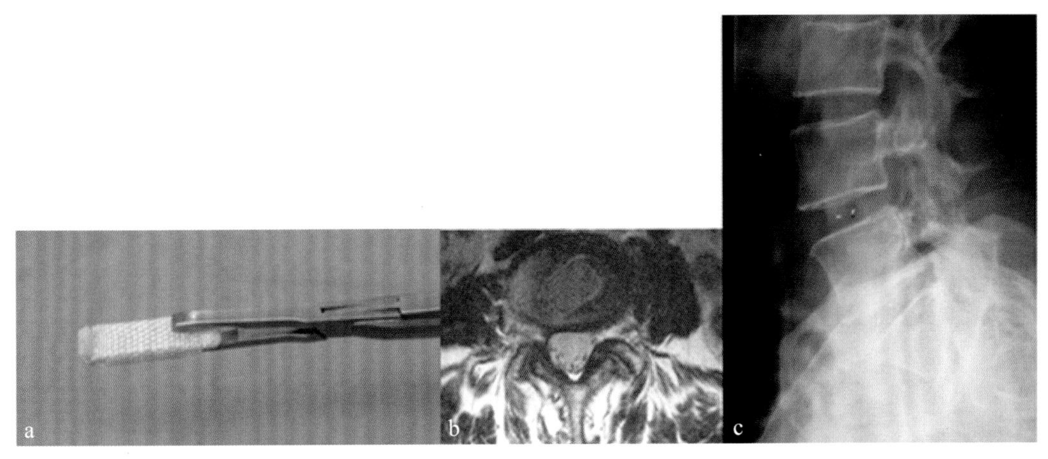

图 13.13 核心假体可以通过后方入路或侧 / 前入路经纤维环置入。（a）核心假体。（b）横断面 MRI T2 像示核心假体最佳位置。（c）侧位 X 线片

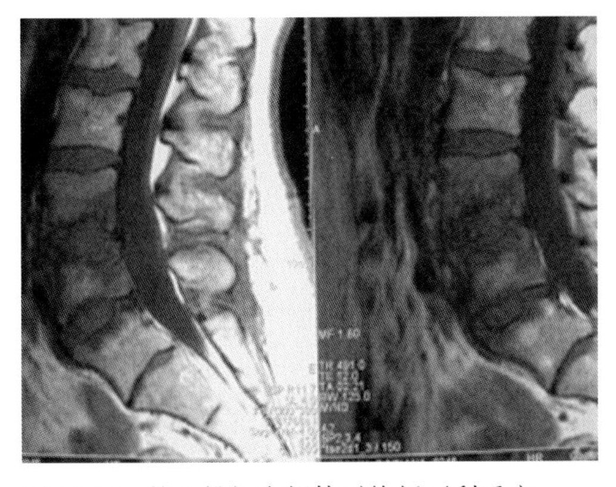

图 13.14 核心椎间盘假体对终板不利反应

接触面积小，产生应力集中，导致椎体终板出现影像学改变和假体下沉。液体填充的薄壁的髓核假体侧壁不受限的过度膨胀，是腰椎受压屈曲时假体移位的诱发因素。另一个问题是髓核假体的术后稳定性。假体应该在受压屈曲和受压扭转的整个活动范围内保持稳定。假体在椎间盘内的不正常运动可损伤纤维环。选择匹配的假体或在髓核假体和纤维环界面进行交锁，可以预防此类问题。

为了避免此类问题，髓核假体的设计至关重要，假体的设计应该使负载可恰当地通过髓核从椎体传递到纤维环，以及使假体在椎间盘内保持稳定[24]。

全椎间盘假体

全椎间盘假体置换旨在替换引起疼痛和功能障碍的三个结构（髓核、纤维环和椎体终板），恢复椎间盘的运动，维持刚度和稳定性等功能。而上述三个结构的明显病变会对同节段和邻近节段的关节突关节造成不良影响。临床研究和生物力学研究均报道了脊柱融合会对邻近节段产生的各种不良效应[10, 23]。

椎间盘显露和椎间隙准备的手术技术与 ALIF 一样（图 13.11）。假体的正确放置至关重要，务必通过透视予以确认（正侧位透视，图 13.15）。全椎间盘假体可进一步分为两个亚类：运动型全椎间盘假体，运动和负载吸收型全椎间盘假体。运动型椎间盘假体包括限制型

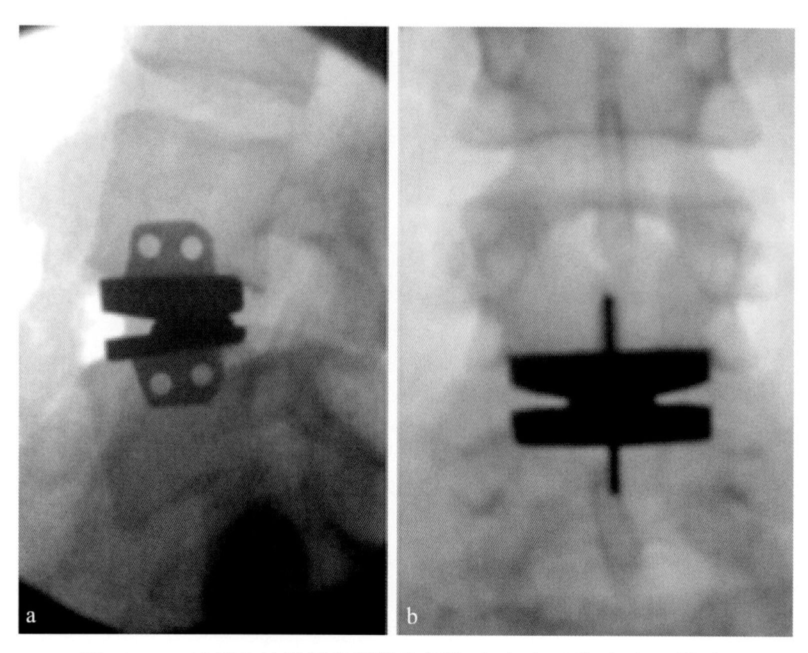

图 13.15　已置入的椎间盘假体的侧位（a）和正位（b）X 线片

和非限制型假体。运动和负载吸收型全椎间盘假体包括液体填充型、弹簧型、纤维加强复合物型和弹性聚合物型[24]。

椎间盘假体置换的目的是提供适度的活动度（数量）、正确的运动模式（质量），一定的抗压缩、抗屈曲和抗旋转刚度和稳定性。全椎间盘假体若仅能提供活动度而不能保证运动模式正确，那就和不能运动一样，会对周围的结构造成伤害。脊柱融合术后邻近节段退变加速的另一个原因是融合节段刚度增加。融合节段越僵硬，融合术后早期邻近节段出现问题的发生率越高。

全椎间盘假体置换术后的稳定性，包括术后即时稳定性和远期稳定性，是治疗成功的重要因素。稳定性不能维持可在假体与椎体终板的交界处引发假体下沉、移位、松动，以及异常或过度运动等。许多设计提供了各种各样的交锁装置，以便获得术后即时和远期的稳定性。椎间盘假体置换失败后，翻修或取出椎间盘假体不可避免。不应再次考虑行全椎间盘假体置换或翻修手术。手术取出椎间盘假体或进行翻修手术存在以下问题：

1. 前方手术入路瘢痕形成；
2. 取出假体组件后会留有较大的死腔和骨质缺损；
3. 缺乏可进行翻修手术的假体。

侧方腹膜后入路[26]

侧方腹膜后入路为椎间盘切除和椎间融合提供了一个不同的工作通道。这种手术入路技术要求高，但学习曲线较前方入路平坦。侧方腹膜后入路的优势如下：无须处理髂总动静脉；显露腰椎方便；不损伤前纵韧带和后纵韧带；钻孔、绞除、敲打及置入椎间盘等操作均朝向对侧腰大肌方向，而不是向神经的方向进行，进而可降低小肠梗阻、腹腔内粘连和逆行射精的风险。这种手术方式的缺点则在于：往往需要将腰大肌连同腰骶神经向一侧牵开，而在 L4–L5 节段常需要切除部分髂嵴。这种手术方式的并发症有生殖股神经麻痹、髂腰肌血肿、腰椎交感神经横断、腹膜穿孔、血栓性静脉炎和尿潴留等。

手术技术

患者右侧卧于可透射 X 线、中部可屈曲折叠的手术床上（左侧入路优于右侧入路，因为左侧入路分离主动脉更容易）（图 13.16）。

倾斜手术床，使得手术节段的椎体终板在透视下呈平行重叠。手术床中部折叠屈曲，以增加肋骨和髂嵴之间的距离（禁忌过度屈曲手术床，以免导致腰大肌张力过高）（图 13.16）。

通常可通过一个或两个手术切口来进行手术。取单切口时，正侧方切口作为工作通道较为美观，但腹膜和腹壁之间的粘连使得腹膜和其中的内容物有被损伤的风险。双切口的手术方法需要一个正侧方切口和一个用于到达腹膜后间隙的后外侧切口。后外侧切口可以辅助扩张管道和牵拉系统安全地放置于腹膜后间隙。

采用单切口技术时，切口应位于目标椎间隙中心或手术节段椎体在腋中线的投影处。如果需要对两个节段进行手术，正侧方切口应位于两个手术节段中间。多节段手术则需要多个手术切口。做一长约 4 cm 手术切口，切开皮下组织，沿肌纤维方向钝性分离腹外斜肌、腹内斜肌和腹横肌。于最后一层筋膜下方可见硬膜外脂肪，此即为腹膜外间隙。用手指把腹膜从髂腰肌和腹壁剥离，使腹腔内容物向腹部前方下坠，显露手术野（把腹横筋膜、肾周筋膜、腹膜后内容物向前牵拉）。此时手指可触及解剖标志：腰大肌位于椎体和椎间盘的侧方，向后则为横突。通过切口置入扩张器（图 13.17）。

在双切口技术中，后外侧切口用于插入手指以便扩张器安全通过腹膜后

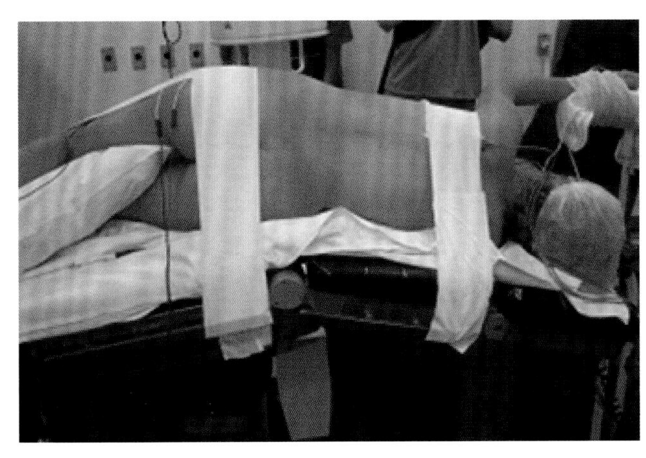

图 13. 16　腰椎微创手术侧方入路的患者体位

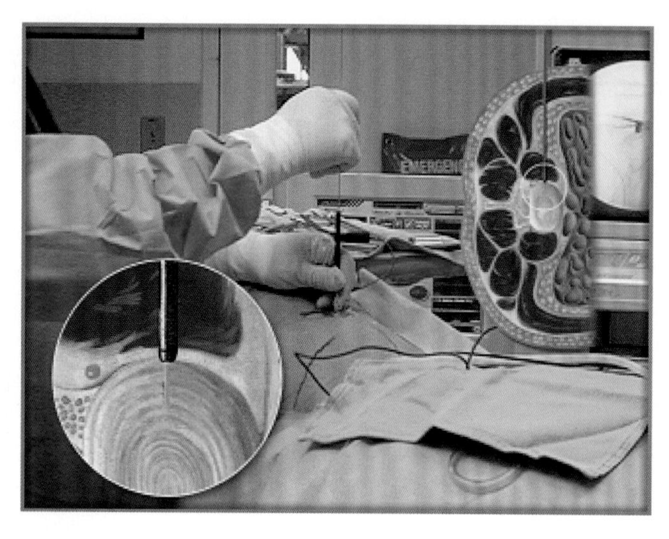

图 13.17　纤维环后方的初始穿刺部位

间隙直至髂腰肌外侧面。透视确认扩张器位于手术节段椎间盘中心上方。分离腰大肌时可能会遇到腰丛（肋下神经，髂腹下神经，髂腹股沟神经和股外侧皮神经）。解剖学研究表明，腰丛常位于腰大肌后三分之一，从背侧向腹侧、从 L1–L2 水平向 L4–L5 水平走行。生殖股神经位于腰大肌的前表面，支配股三角区、男性的提睾肌和女性的阴阜、大阴唇。穿过肌肉的安全通道位于前中三分之一处。为避免损伤神经组织，建议使用肌电图进行监测。

插入一可透射 X 线的叶片，锚定于椎间隙的侧面，将扩张器置于椎间盘正上方（图 13.18a）。牵开器撑开不应越过椎体中央，以尽可能减少节段血管损伤。

于侧方行纤维环切开，切除椎间盘（图 13.18b）；经椎间隙插入 Cobb 剥离子以松解对侧纤维环，前方和后方的纤维环予以保留（图 13.18c）。

通过测试选取合适的椎间融合器（图 13.19）。椎间融合器长度是否合适以能覆盖椎间隙的最大横向宽度为准。置入椎间融合器，缓慢撤出牵开器，直视下止血。

手术台恢复至中立位，关闭手术切口。注意缝合腹外斜肌的筋膜。

对于此类疾病，单纯使用极外侧椎间融合（XLIF）是属于适应证之外的应用，所以应在此体位或俯卧位下进行额外的单侧或双侧经皮椎弓根螺钉内固定（图 13.20）。

本章小结

退变性脊柱疾病是最常见的成人腰椎疾病，会造成沉重的社会负担。由于目前对此类疾病了解尚不全面，因此手术效果多欠佳。肌肉损伤是术后持续性疼痛的原因之一。微创手术可以减少肌肉损伤。当前，几乎腰椎的任意节段或

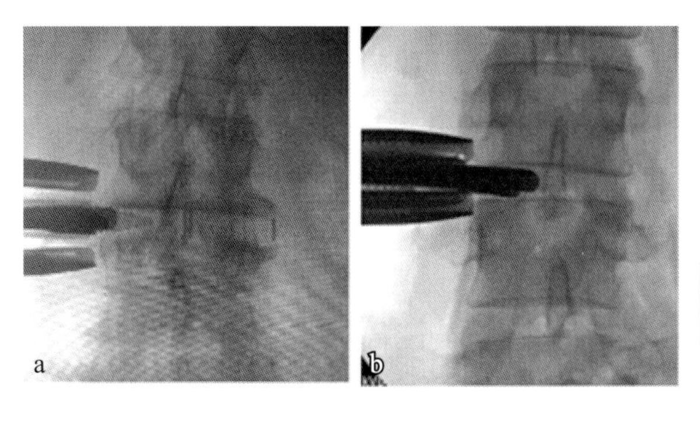

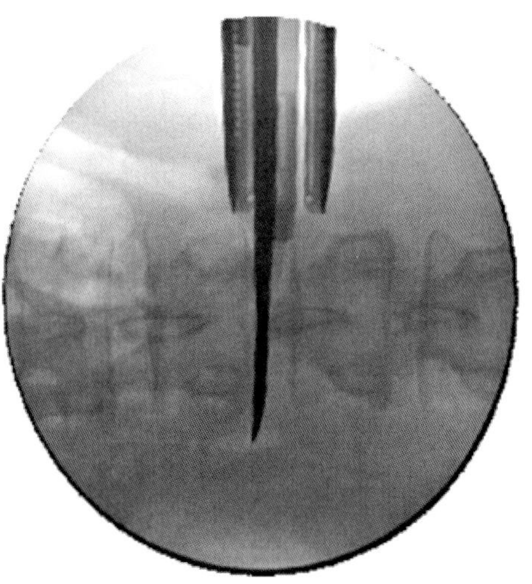

图 13.18 （a）用可透射 X 线的刃刺入椎间盘侧方。（b）椎间盘切除术。（c）纤维环穿刺的 Cobb 切除

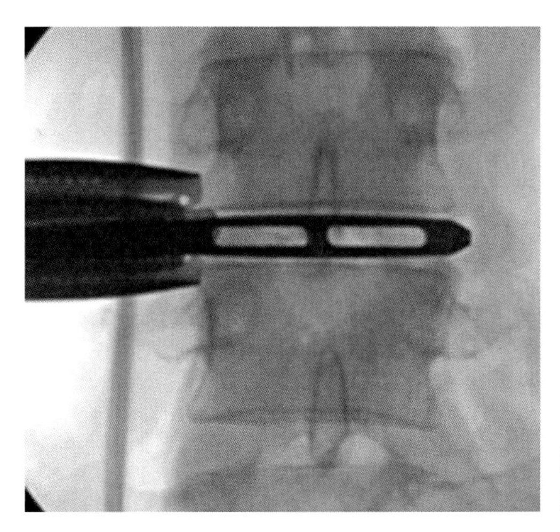

图 13.19 于正位 X 线片上检查椎间融合器：术中透视照

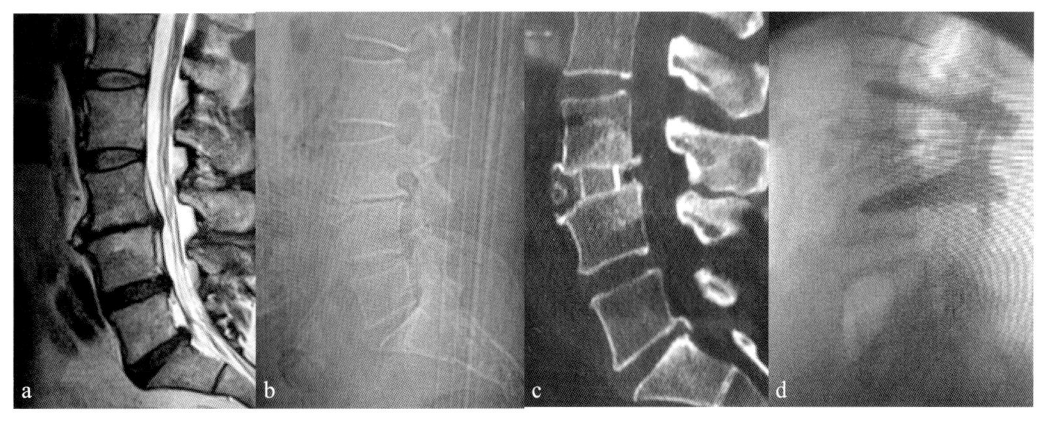

图 13.20 （a）术前矢状位 MRI T2 像示 L3–L4 椎间盘病变。（b）术前侧位 X 线片。（c）矢状位 CT 示椎间融合器置入后，极外侧椎间融合可以保持椎间高度。（d）最终 X 线片示侧方对照组微创螺钉置入

任意病变均可通过微创手术技术来处理。这一章节对微创手术的适应证和手术技巧进行了阐述。

要点

- 理解微创手术的理念和保护腰背肌肉的基本生物学原则。
- 熟悉治疗腰椎退变性疾病的各种手术入路和内固定器械。
- 选择创伤最小的手术方式。
- 熟悉手术的适应证、病变位置所在、内固定和矢状面平衡的生物力学原理。

难点

- 微创手术可以治疗多种腰椎退变性疾病，优势包括：术后疼痛轻，出血少，感染率低。不足包括：学习曲线长而陡峭，术中 X 线线辐射强，椎间融合操作空间小。
- 某些微创手术入路特别适于高风险的人群（肥胖和高龄患者），但肥胖患者在行前路和侧方入路手术时也颇具挑战（术前 BMI 应作为手术适应证选择标准之一）。
- 存在血管相关疾病和既往腹部手术史者手术风险较高，尤其是前路腰椎微创手术。
- 我们强烈建议采用多学科团队的方式以避免血管和输尿管损伤等严重并发症，特别是在学习阶段。

参考文献

5 篇“必读”文献

1. Shamji MF, Goldstein CL, Wang M, Uribe JS, Fehlings MG. Minimally invasive spine surgery in the elderly: does it make sense? Neurosurgery 2015;77(Suppl4):S108-S115
2. Kim CW, Siemionow K, Anderson DG, Phillips FM.The current state of minimally invasive spine surgery.J Bone Joint Surg Am 2011;93:582-596
3. Arts MP, Brand R, van den Akker ME, Koes BW, Bartels RH, Peul WC; Leiden-The Hague Spine Intervention Prognostic Study Group (SIPS). Tubular diskectomy vs conventional microdiskectomy for sciatica: a randomized controlled trial. JAMA 2009;302:149-158
4. Sandhu FA, Santiago P, Fessler RG, Palmer S. Minimally invasive surgical treatment of lumbar synovial cysts. Neurosurgery 2004;54:107-111, discussion 111-112
5. Khoo LT, Palmer S, Laich DT, Fessler RG. Minimally invasive percutaneous posterior lumbar interbody fusion. Neurosurgery 2002;51(5, Suppl):S166-S181
6. Cole JS IV, Jackson TR. Minimally invasive lumbar discectomy in obese patients. Neurosurgery 2007;61:539-544, discussion 544
7. Wallwork TL, Stanton WR, Freke M, Hides JA. The effect of chronic low back pain on size and contraction of the lumbar multifidus muscle. Man Ther 2009;14:496-500
8. Kim CW, Siemionow K, Anderson G, Phillips FM. The current state of minimally invasive spine surgery. J Bone Joint Surg 2011; 96(6):882 886
9. Kawaguchi Y, Matsui H, Gejo R, Tsuji H. Preventive measures of back muscle injury after posterior lumbar spine surgery in rats. Spine 1998;23:2282-2288

10. Wei J, Song Y, Sun L, Lv C. Comparison of artificial total disc replacement versus fusion for lumbar degenerative disc disease: a meta-analysis of randomized controlled trials. Int Orthop 2013;37:1315-1325
11. MOri E, Okada S, Ueta T, Itaru Y, Maeda T, Kawano O, Shiba K Spinous process-splitting open pedicle screw fusion provides favourable results in patients with low back discomfort and pain compared to conventional open pedicle screw fixation over 1 year after surgery. Eur Spine J 2012; 21:745-753
12.Arts MP, Brand R, van den Akker ME, Koes BW, Bartels RH, Peul WC. Tubular discectomy vs conventional microdiscectomy for sciatica: a randomized controlled trial. JAMA. 2009; 302(2):149-158
13. Wiltse LL, Spencer CW. New uses and refinements of the paraspinal approach to the lumbar spine. Spine 1988;13(6): 696-706
14. Dick W, Kluger P, Magerl F, Woersdörfer O, Zäch G. A new device for internal fixation of thoracolumbar and lumbar spine fractures: the "fixateur interne" . Paraplegia 1985; 23(4):225-232
15. Wang MY, Anderson DG, Poelstra KA, Ludwing SC. Minimally invasive posterior fixation. Neurosurgery 2008;63:A197-A203
16. Khan NR, Clark AJ, Lee SL, Venable GT, Rossi NB, Foley KT. Surgical outcomes for minimally invasive vs open transforaminal lumbar interbody fusion: an update systematic review and meta-analysis. Neurosurgery2015; 77:847-874, discussion 874
17. Bassani R, Sinigaglia A, Lamartina C. Video-assisted minimally invasive lumbar total disc replacement. Eur Spine J 2011; 20:2282-2283
18. Kim DH, Jaikumar S, Kam AC. Minimally invasive spine instrumentation. Neurosurgery 2002;51(5, Suppl):S15-S25
19. Liu JC, Ondra SL, Angelos P, Ganju A, Landers ML. Is laparoscopic anterior lumbar interbody fusion a useful minimally invasive procedure? Neurosurgery 2002;51 (5, Suppl):S155-5158
20. Bassani R, Cecchinato, R, Morselli C, Berjano P, Lamartina, C. Video-assisted anterior retroperitoneal approach to the lumbar spine. A minimal invasive technique improved by the use of endoscopic camera to treat lumbar spine diseases. International Journal of Clinical Medicine 2016; 7:94-100
21. Bassani R, et al. A new technique for anterior retroperitoneal approach to the lumbar spine: the perinavel approach. Technique description and literature review. (under publication)
22. Büttner-Janz K, Guyer RD, Ohnmeiss DD. Indications for lumbar total disc replacement: selecting the right patient with the right indication for the right total disc. Int J Spine Surg 2014;8:12
23. Crawford NR. Biomechanics of lumbar arthroplasty. Neurosurg Clin N Am 2005; 16:595-602, v
24. Lee CK, Goel VK. Artificial disc prosthesis: design concepts and criteria. Spine J 2004;4(6, Suppl):209S-218S
25. Jacobs WC, van der Gaag NA, Kruyt MC, et al. Total disc replacement for chronic discogenic low back pain: a Cochrane review. Spine 2013;38:24-36
26. Berjano P, Gautschi OP, Schils F, Tessitore E. Extreme lateral interbody fusion (XLIF®): how I do it. Acta Neurochir (Wien) 2015;157:547-551

14

腰背痛与矢状面力线

原著　Pedro Berjano
译者　王华锋　审校　郑召民

引言

脊柱退变性疾病本质上都属于脊柱畸形范畴。过去，腰骶椎退变都归因于神经卡压、关节突关节磨损、增生，或者节段性不稳，这些因素被认为是导致疼痛和功能障碍的唯一因素。而矢状面力线作为一种可潜在改善疼痛和功能障碍的因素，却很少引起关注。在成人脊柱畸形中，矢状面力线已经被证实是导致疼痛和功能障碍的独立影响因素[1~3]。此外，邻近节段退变被认为主要由融合节段刚度增加，进而导致融合相邻区域应力增加所致。腰椎退变性疾病行脊柱融合术后常并发邻近节段失败，这可能由于融合近端节段为代偿下腰椎前凸角减少而呈过伸位，进而加速邻近节段退变所致。既往的一些研究支持该理论。而近来的一些研究发现，手术治疗退变性疾病时，矢状面力线改善可提高患者的临床疗效。因此，当脊柱外科医生处置退变性疾病时，需要时刻考虑矢状面力线的问题，并采取适当的措施去重塑矢状面力线。

本章重点讨论腰椎退变性疾病与矢状面力线的关系。本章随后将就有关矢状面力线的基本概念、矢状面力线重建的重要性，以及在行脊柱融合术时如何改善矢状面力线的技巧将进行讨论。

矢状面平衡

当人体处于矢状面平衡时，维持直立状态时耗能最少。换而言之，当人体需要耗费额外的能量来维持直立状态时，那么则处于矢状面失衡状态。因此，矢状面平衡是由脊柱形态、体质量分布及肌肉稳定作用共同决定的。当机体矢状面力线良好时，站立和行走耗能极少。当机体矢状面力线有轻度畸形时，需要动员肌肉收缩活动以维持直立和行走。但是，当机体矢状面力线有严重畸形时，则会要求肌肉以更高的强度进行收缩活动，在有些情况下就会导致疼痛和功能障碍。对于肌肉功能储备较好者（即肌肉力量和持续力较好），机体可以代偿严重的矢状面畸形而很少或不影响功能或产生疼痛。相反，对于肌肉功能储备不足者，则可能引起功能障碍并导致疼痛。

一场持久战：腰前凸丢失与机体代偿

有许多生活事件会对脊柱产生后凸作用，如椎间盘退变、肌肉萎缩、骨骼形态改变（如骨折）等。随着年龄增长，这些作用会导致腰椎前凸减少，以及胸椎后凸增加。

当机体矢状面力线异常时，需依靠代偿机制维持直立状态，这必然使机体处于非自然状态。当某一个或某些节段的腰椎前凸丢失时，最先出现的是邻近节段的过伸。随着畸形加重，如整个腰椎前凸的丢失，机体会通过整个胸椎后伸（胸椎后凸减少）来代偿。但是，这些主动的过伸代偿需要增加肌肉做功。另外一个代偿机制是骨盆围绕双侧股骨头中心后旋（即骨盆后旋），表现为PT值的增加。对于严重矢状面畸形的患者，可能需要动员最耗能的膝关节屈曲代偿机制，而这种姿势使得患者的持久力显著降低（图 14.1）[4]。

如何评估矢状面平衡及其代偿机制?

想要了解矢状面平衡及其对临床疗效的影响，需要通过包含骨盆的站立位脊柱全长侧位片来评估脊柱矢状面力线。手臂的摆放姿势也会影响脊柱矢状面力线在影像学上的表现。双手置于同侧锁骨或双手交叉于骨盆前面的这两种姿势被认为对于脊柱矢状面曲线的影响极小，因此在影像学评估时常被采用[5]。

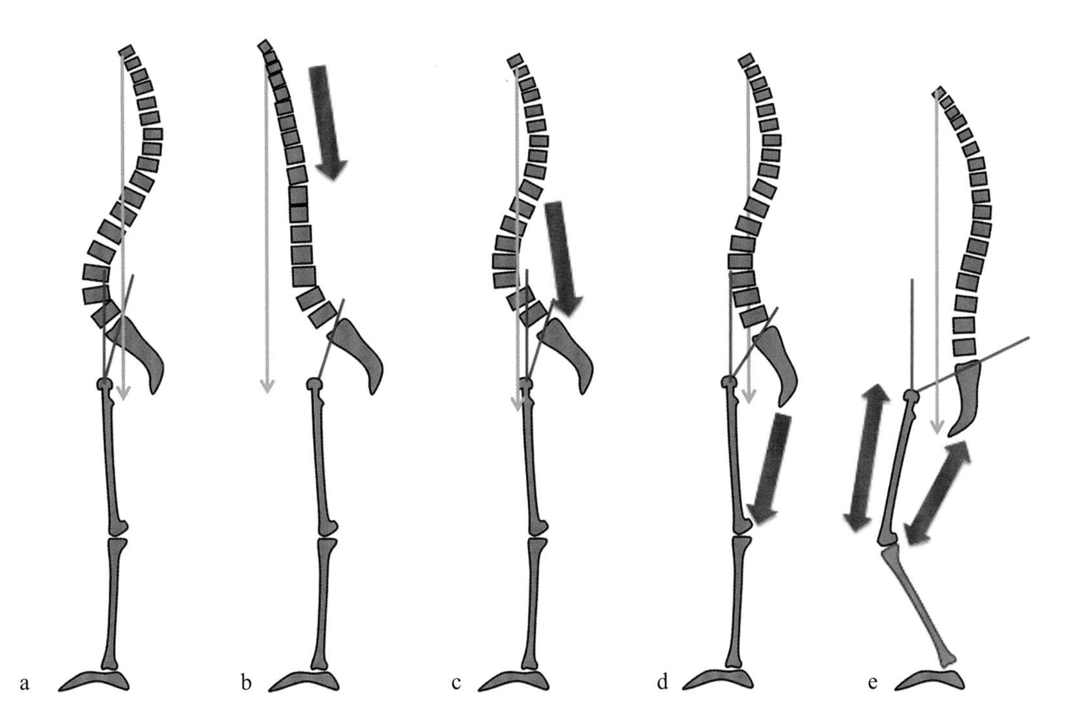

图 14.1 不同程度丧失腰椎前凸或胸椎后凸的患者的代偿机制。（a）正常脊柱。（b）胸椎活动度增大，导致极度后凸。（c）腰椎相邻节段活动度增大，导致腰椎前凸不典型分布。（d）骨盆倒转伴骨盆倾角增大。（e）膝关节活动导致骨盆倾角额外增加和躯干重量后移

C7 铅垂线和矢状面垂直轴

尽管早期的一些研究已经明确 C7 铅垂线的前移程度与健康相关生活质量（HRQoL）相关（见下述），但是，直到 2010 年 Schwab 等[3]的里程碑式文章的发表，才明确了与成人脊柱畸形临床疗效相关的三个主要矢状面参数，即矢状面垂直轴（SVA）、骨盆倾斜角（PT）和腰前凸—骨盆投射角匹配度（LL–PI）。

SVA 指经过 C7 椎体中心的铅垂线与骶骨上终板后上角的水平距离。C7 铅垂线前倾越明显，意味着矢状面失衡越严重。对于青少年，SVA 通常为负值（C7 铅垂线位于骶骨后方）；青壮年 SVA 为中立位，而老年人的 SVA 有正值倾向（C7 铅垂线位于骶骨前方）。但是，SVA 正值越大，患者的疼痛越明显，功能越差。判别 HRQoL 好坏的 SVA 阈值约为 50 mm。SVA 测量个体直立状态时的整体平衡情况[3]。

骨盆倾斜角（PT）

另一个重要参数是骨盆倾斜角（PT），用于评估站立位时骨盆后旋的情况。PT 与骨盆投射角（PI）相关，而 PI 是评估骶骨相对于骨盆倾斜角度的参数（图 14.2）。PI 值在处于平衡状态的个体中差异巨大，范围为 30°~90°。PI 与脊柱的矢状面曲度正相关。对平衡的脊柱而言，如果 PI 值越大，那么其腰前凸（LL）和胸后凸（TK）值也越大；反之亦然[6]。

尽管不同的个体 PI 值变异巨大，但骨盆本身都有自发调整至相对垂直的“魔线”倾向（具体见下）。

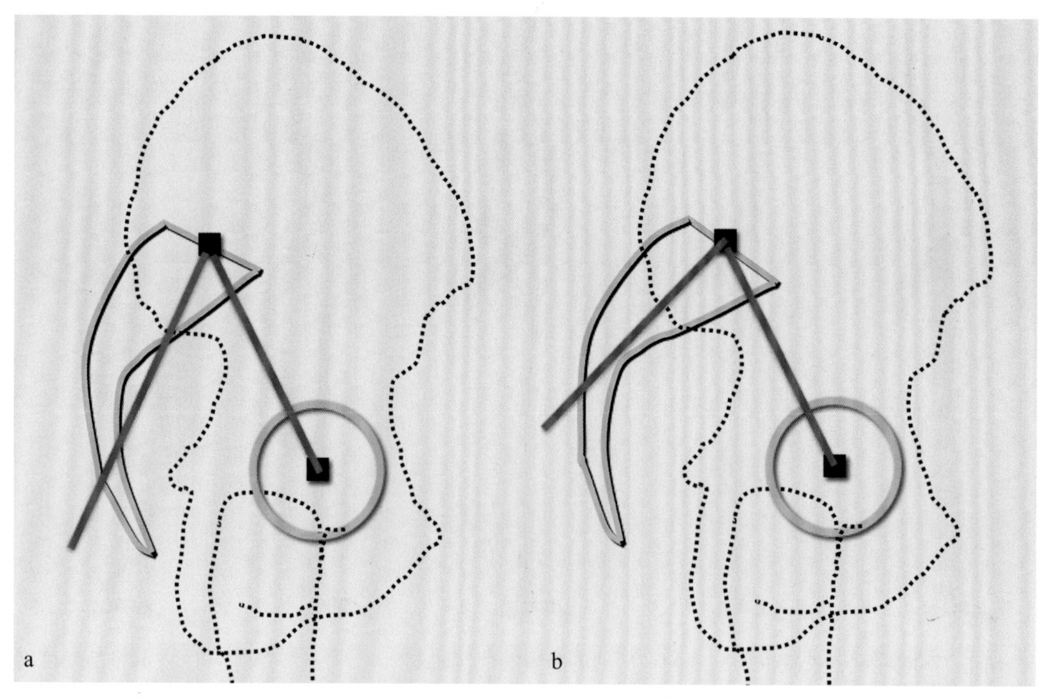

图 14.2 （a）小骨盆入射角导致的髂骨前倾变小。（b）大骨盆入射角导致的髂骨前倾较多

PT定义为经过骶骨上终板中点与两侧股骨头中心连线中点的直线与铅垂线间的夹角。我们现将经过骶骨上终板中点和两侧股骨头中心连线中点的直线简单化，将其简单定义为“魔线”。当然，这个昵称并非是基于任何科学特性或特征而得出的，但其可以在X线影像上直观反映PI值的大小和骨盆后旋程度。一条相对垂直的“魔线”反映了骨盆后旋很少或没有；而“魔线”越倾斜，则表明骨盆后旋越明显。同样，“魔线”与S1终板夹角的大小也反映了PI值的大小：当个体的PI值很大时，“魔线”几乎与S1终板相平行；而PI值越小，“魔线”与S1终板越垂直。

针对无症状正常个体的研究发现，PT存在随PI值增大而增大的趋势[6]。但是，尽管正常个体的PI值范围为30°~90°，但PT值一般相应地从几度增大至21°，极个别情况下PT值可以达到24°~25°。因此，对于无症状正常个体，PT值很少大于21°。

伴随PT值的增大，骨盆的扭矩也增大，这使得体质量加载于骨盆的骶骨上，而地面反作用力则加载于骨盆的髋臼上（图14.3）。因此，随着PT值增加，肌肉需要增加额外做功以稳定骨盆和维持直立状态。越平衡的脊柱，PT值越小，表现为“魔线”越垂直，骨盆扭矩越小。

PI-LL匹配度

无症状正常个体的PI值与整个腰前凸角密切相关[6]，并且腰椎前凸角通常大于或等于PI值。当腰椎前凸角比PI值小太多时，患者临床疗效较差，即表现

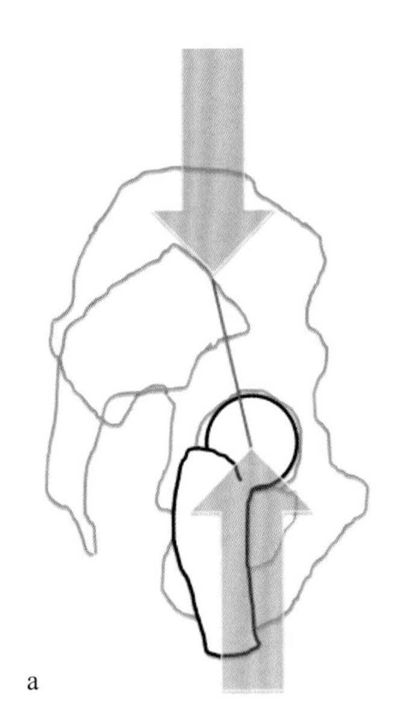

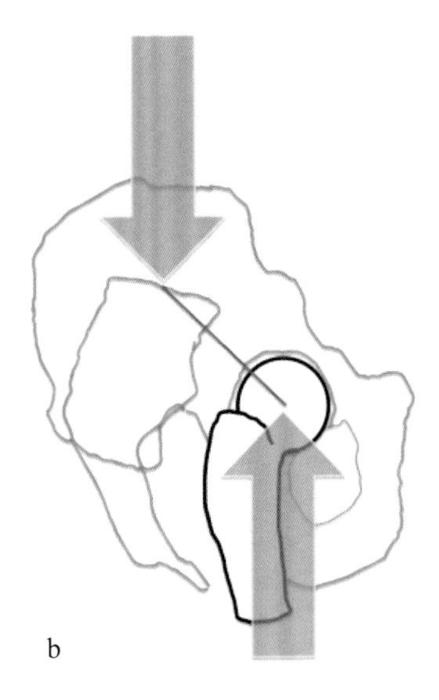

图14.3 （a）骨盆倾角较小时，矢状位上作用于髂骨上躯干重量和作用在股骨关节上的地面反作用力相近，造成骨盆上产生扭矩。（b）增大的骨盆倾角使两者间距离较远，导致更大的骨盆扭矩，两者之间扭矩增加了将近4倍

为疼痛和功能障碍[3]。最近的一项研究表明，手术矫正固定性矢状面失衡，当腰椎前凸角矫正至超过 PI 值 10° 时，术后可以获得较好的矢状面序列。同样，此研究发现，当矫正术后腰椎前凸弧度分布良好（如 L4~S1 占整体腰前凸的三分之二，并且胸腰段无明显后凸）且腰前凸大于 PI 值时，患者术后可获得满意的矢状面力线[7]。作者认为，当矫正后的腰前凸小于 PI 值时，会显著增加术后矢状面失衡的风险，除非当个体的 PI 值 >70° 时，此时腰椎前凸矫正至超过 PI 减 10° 即可。

腰椎前凸弧度分布

腰椎每个节段的前凸角并非均匀一致的。一般而言，L4 上终板至 S1 上终板的腰前凸角度约占整体腰前凸的三分之二。有些个体由于下腰椎椎间盘退变导致 L4~S1 的腰椎前凸角度丢失，上腰椎的前凸角代偿增加，进而使整体腰椎前凸角度呈大致正常状态。然而，这种“正常”的腰前凸由于需要增加肌肉做功以主动过伸来代偿，因此会导致疼痛和功能下降。尽管“三分之二”理论具有明显的临床实用价值且被广泛采用，但目前有一种更精准的方案。在一项针对 160 例无症状正常志愿者的研究中，Roussouly 等[8]基于 PI、腰椎前凸弧度长度、SS 和腰前凸弧度分布等参数，将矢状面力线分为 4 种类型。这种分型方法有助于辨别个体原本的腰椎前凸弧度分布情况，有助于理解具体的代偿机制。最近的一项研究还发现，对于 PI 值较高者，L4~S1 占整体腰前凸角的比例降低[9]。

为什么矢状面平衡如此重要?

矢状面力线与临床疗效

文献中有大量证据表明，矢状面力线与健康相关生活质量（HRQoL）具有相关性。Mac-Thiong 等[10]研究表明，C7 铅垂线的位置与 HRQoL 显著相关，即 C7 铅垂线前移会导致脊柱功能障碍（ODI）增加。在一项针对成人脊柱侧弯患者的研究中，Glassman 等[11]发现，无论既往是否有手术史，疼痛和 HRQoL（包括 SRS-22 问卷、SF-12 问卷和 ODI 评分）均与 SVA 具有相关性，而与冠状面失衡（以 C7 铅垂线与骶骨正中线距离来评估）无相关性；而且，即使进行年龄修正后，这种相关性依然存在。对于不伴有侧弯的单纯矢状面畸形患者，矢状面矫形后 HRQoL 评分也得以改善[12]。最后，Schwab 等[3]开创性地提出了与疼痛及 ODI 评分具有相关性的 3 个参数，即 SVA、PT 和 PI-LL。

以上提到的证据均来自针对脊柱畸形的病例研究。可以肯定的是，对于退变性疾病，存在类似的、更为微妙的相关性。也有一些证据表明，在退变性疾病手术计划制订与实施过程中，如果不考虑矢状面力线情况，可能会导致手术效果欠佳和早期手术失败。Kim 等[1]提供了一个很好的例子。他们在行后路椎间融合术治疗退变性腰椎滑脱和腰椎狭窄病例时，没有考虑矢状面力线问题，使得患者术后 PT 值随机而变。尽管所有患者术后 VAS 疼痛评分和 ODI 评分均显著改善，但是那些术后 PT 值降低的患者，改善幅度明显较高，这表明术后腰椎矢状面力线重建较好而减少了骨盆的代偿需求。

矢状面力线与邻近节段退变

临床病例研究

在一项纳入 378 例 L4–L5 或 L4–S1 腰椎滑脱患者，行手术融合并随访至少 2 年的研究中，Heo 等[14]发现，在术后 5~10 年中，近 25% 的患者出现症状性邻近节段退变（ASD），尽管只有 33 例（8.7%）患者最终进行了延长至邻近的 L3–L4 节段的翻修手术。他们还发现，术后并发症状性 ASD 的两个最重要的危险因素是整体腰椎前凸的不足和融合节段的前凸不足。

术后即刻的腰椎前凸较大者很少并发症状性 ASD。第三个可降低症状性 ASD 发生率的因素是采用椎间融合（IBF）而非后外侧融合（PLF）。可能的解释是采用椎间融合可能比后外侧融合能可以更好地维持腰椎前凸，进而达到较好的矢状面力线[14]。

Kumar 等[15]通过测量一组腰椎退变性疾病患者融合术后即刻的 C7 铅垂线和骶骨倾斜角发现，术后即刻矢状面力线正常的患者较矢状面力线较差者有较低的 ASD 发生率。而且，他们建议，对于术后矢状面力线重建较差者，由于 ASD 发生率较高，至少需要随访 5 年。

Jackson 等[16]对 100 例无症状志愿者和 100 例腰背痛患者进行了影像学比较研究。他们发现，腰背痛患者的整体腰椎前凸较小，并且存在近端节段前凸增大、远端节段前凸减小趋势，表明存在近端节段代偿远端因退变引起前凸减小的现象。

Park 等[17]等对峡部裂性腰椎滑脱进行研究发现，术后 PT 较小者并发 ASD 的发生率较低，再一次证明矢状面力线对于患者临床疗效的重要性。

矢状面力线还被证实对部分特异性脊柱疾患的发病率有影响。Barrey 等[18]在一项回顾性研究中发现，PI 值较高者更容易并发退变性腰椎滑脱。导致这种现象的原因是这类患者的腰椎前凸较大，因此下腰椎关节突关节的应力增加，关节突关节退变加速，并且下腰椎间盘的剪切应力也增加，最终导致椎体滑脱。

在一项前瞻性对照研究中，Aono 等[19]也得出了 PI 值较高者退变性腰椎滑脱症发病率较高的类似结论。

最后，Lazennec 等[20]进行的一项影像学研究发现，术前骶骨倾斜（sacral tilt, ST）与腰椎融合术后疼痛显著相关。

实验研究

Umehara 等[21]首次证实，术中患者屈膝、屈髋 90° 会导致术后融合节段腰椎前凸不足。随后，他们在尸体研究中模拟屈膝、屈髋 90°，试图研究由其导致的腰椎前凸不足可能带来的生物力学影响。他们发现，融合节段的腰椎前凸不足会增加脊柱后柱的负荷和邻近节段椎板的应力，这可以解释为什么腰椎前凸丢失会增加 ASD 发生率。

在另一项尸体研究中，Akamaru 等[22]试图探讨不同矢状面力线对邻近节段活动度的影响。他们发现，与正常基线标本相比，融合节段腰椎前凸不足会导致头端邻近节段的过度屈伸活动，而融合节段的过度前凸则导致足端邻近节段的过度屈伸活动。

Oda 等[23]进行了一项针对后凸对邻近节段的生物力学影响的体内实验，发现融合节段的后凸畸形会导致 ASD 的发生。他们发现后凸畸形会增加近端邻近节段椎板应力并加速其退变，因此他们推断腰椎前凸不足可能会导致近端邻近节段关节突关节炎，进而发生 ASD。

如何改善矢状面力线？

术前计划

在前面的部分，我们揭示了矢状面力线对于脊柱融合手术的重要性。在脊柱退变性疾病的融合手术的计划和实施时，应尽可能地优化矢状面力线，以增加患者手术获益，降低 ASD 发生率。

由于每个个体的脊柱—骨盆参数都具有个体独特性，因此在制订术前计划时应该拍摄站立位脊柱全长侧位 X 线片。当然，包括髋关节的站立位腰椎 X 线片也可以有效测量包括骨盆投射角、骨盆倾斜角、腰椎前凸和下腰段前凸角等评估矢状面力线和筛查矢状面畸形的最重要参数[24]。术前应该评估骨盆投射角和腰椎前凸（包括整体腰椎前凸和每个节段前凸角），同时需要估算理想的腰椎前凸角（同样包括整体腰椎前凸和每个节段前凸角）。对于估算理想的腰椎前凸角度，目前没有统一的公式。一个基于正常人群研究得出的计算公式是 LL=0.54PI+32.56[25]，可简化为 LL=PI+10°。对于 PI 值处于适中范围的个体，由此估算的 LL 大致准确；但是对于 PI 值较小者，理想腰椎前凸比 PI+10°要稍大；而对于高 PI 值者，理想腰椎前凸比 PI+10°要小。对于腰椎前凸的节段分布，应该依据 Roussouly 等[8]分型来判别患者的腰椎具体形态，进而决定理想的腰椎前凸长度和节段分布。同样，对于多数位于适中范围 PI 值的患者，L4~S1 的前凸角约占整体腰前凸角度的三分之二。

手术操作

患者体位摆放

一旦确定患者的目标腰椎前凸角度后，手术时患者体位摆放也至关重要，因为其可能会给腰椎前凸重塑带来潜在影响。不同的俯卧位姿势会不同程度地影响患者腰椎前凸。正如 Umehara 等[21]所证实，各种跪式俯卧位（图 14.4a）尽管可以减少腹部压力和硬膜外出血，但这种姿势使得脊柱呈屈曲位，因此融合手术时应该避免这种体位摆放姿势。

Benfanti 和 Geissele 的研究[26]发现，俯卧位时髋关节即使仅屈曲 20°，也会使腰椎前凸减少 25%；相反，伸髋俯卧位可以维持腰前凸（图 14.4b，c）。

椎间融合器与手术入路

矢状面畸形的长节段内固定，在融合后可以达到并维持足够的矫形。多节段固定和内固定的长力臂，使得长节段内固定具有良好的矫形能力。一般而言，从下胸椎至骶骨或骨盆的长节段固定能够获得的矫形能力，类似术前卧位支点过伸位的矫正程度。关节突关节切除或后柱截骨术可以在每个截骨节段增加一定的矫正度数。严重僵硬的脊柱或希望

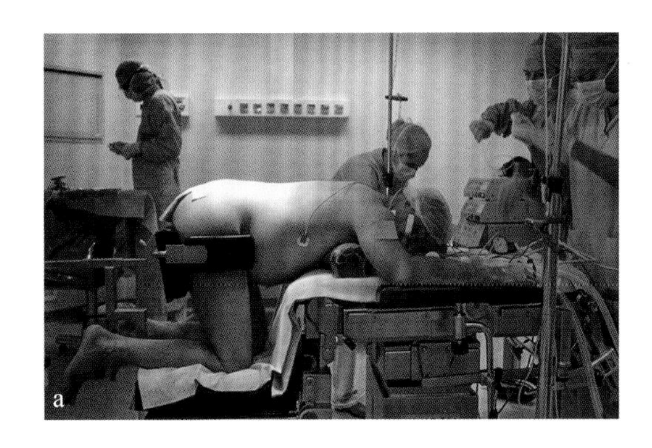

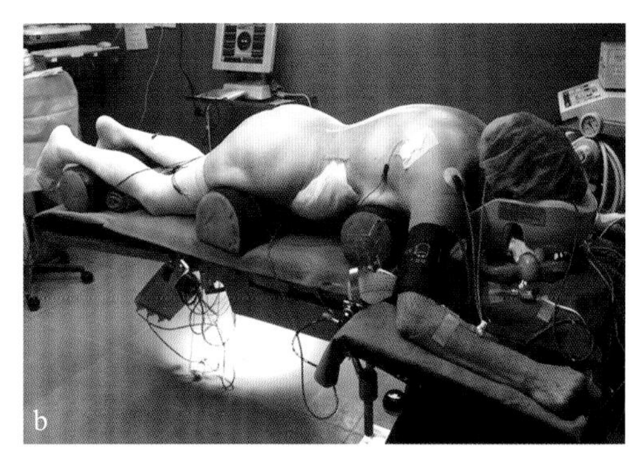

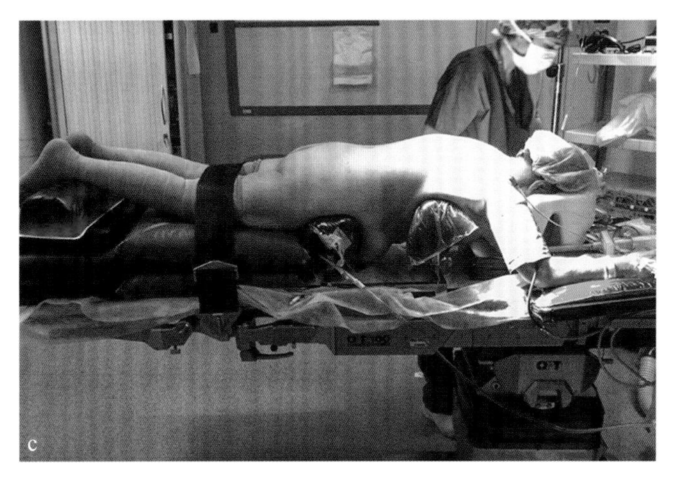

图 14.4 患者体位（可选）。（a）膝胸位可使下腰椎前凸极度减小。（b）髋关节屈曲 20° 可使下腰椎前凸充分减小。（c）髋关节过伸位可以增加患者前凸

取得比术前支点过伸位更大矫正度时，可以采取三柱截骨术[27]或最近提倡的前路松解技术[28]。

相反，对于腰椎退变性疾病行短节段融合时，单纯后路脊柱内固定很难达成并维持矢状面的矫形。对于椎间盘退变导致的节段性矢状面失衡，需要重建前柱高度，这会带来前方的“空腔”。这种张开的、退变的椎间盘实际上无法承受负荷，这使得后方脊柱内固定的失败率非常高。椎间融合器可以为前柱提供支撑作用，填补椎间隙空腔，进而预防塌陷。此外，在保留终板完整性的前提下，椎间融合器本身也有一定的矫形能力，尽管这种矫形能力受到纤维环和前纵韧带长度的限制。

上述所有理由以及本身可以促进融合的作用，使得在短节段融合术治疗需要重建矢状面力线的腰椎退变性疾病时，椎间融合器成为一种有效的工具。

然而，放置椎间融合器本身并不一定能够保证矢状面力线的重建。实际上，

行 PLIF 时，如将高的椎间融合器放置于椎间隙后方时，反而会导致后凸畸形。使用椎间融合器时，外科医生应该了解下述的各种操作技巧，以保证达到矢状面力线重建的目标。

椎间融合器的位置

融合器如果放置于椎间隙的后方，有导致后凸的作用；而放置于椎间隙前半部分，才能产生前凸作用（图 14.5a）。

椎间融合器的高度

融合器越高，依据其放置位置不同，可产生越明显的致前凸或致后凸作用（图 14.5b）。在保护好终板完整性的前提下，一般很难放置很高的融合器；而破坏终板完整性，又会导致术后矫形丢失和融合器下沉。

椎间融合器的长度

融合器越短、越高、放置越靠前，在后方通过椎弓根钉加压的作用下，可以达到更大程度的腰椎前凸重建。而增加融合器的长度，尽管可以提供较大面积的接触空间，但也限制了通过后方加压重建节段性前凸的能力（图 14.5c）。

前纵韧带的长度

前纵韧带的长度事先无法估计，除非术前支点过伸位片提示前方有张开。直觉上，紧缩的节段性前纵韧带会阻碍椎间隙前方的张开，因此限制了经后方椎间隙置入融合器矫正腰椎前凸不足的能力。

手术入路

前方入路，如前方腰椎间融合术（ALIF）可以直接松解前纵韧带和纤维环，进而可较大幅度地重塑腰椎前凸。Hsieh 等[29]研究发现，对于上腰椎，TLIF 和 ALIF 具有类似的腰椎前凸重建能力；而对于下腰椎，TILF 实际上会使腰椎前凸减少，而 ALIF 则可较大幅度地增加腰椎前凸。直接侧前方入路可以通过单纯置入融合器达到冠状位畸形的完美矫正，并且亦可一定程度地重建矢状面力线。一项研究发现，通过直接侧前方入路置入融合器，在矢状面每个节段可矫正 4°，这与后方置入融合器的矫正能力相似；融合器置入越靠前，腰前凸重建幅度越大[30]。对于术前呈后凸的椎间盘，恰当地置入融合器通常可以较大幅度地增加腰椎前凸；而对于前凸的椎间盘，增加前凸和矫正矢状面失衡的能力更受限制[31]。最近，一项通过侧方入路行前纵韧带松解的技术被证实可以达到类似经椎弓根截骨术的矫形能力（图 14.6）[28]。

解剖节段

PI 值较高的患者，需要较大的 L5~S1 节段的腰椎前凸。由于椎体呈梯形，加之后纵韧带、后方及侧方纤维环的限制，经后方 PLIF 或 TLIF 能够置入的最高的融合器仍不足以撑开椎间隙前方部分。

后方加压

除了上述的各项因素之外，置入融合器后的后方加压是不可缺少的步骤。后方加压可使融合器预载负荷，增加融合稳定性和促进椎间融合，并且缩短后柱，使融合器成为支点，进而增加前凸角。对于前纵韧带完整者，应该避免将椎间融合器放置得太靠后，因为这会限制加压时的后柱缩短幅度。

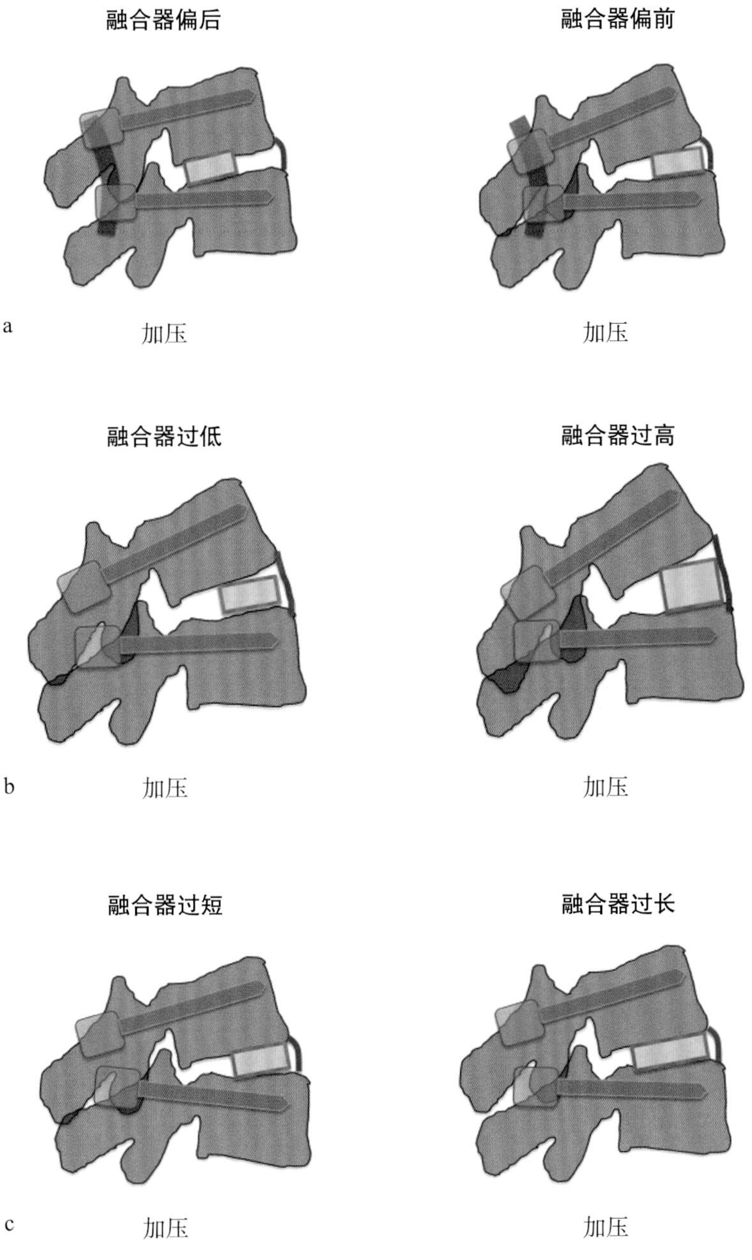

融合器偏后

融合器偏前

a 加压 加压

融合器过低

融合器过高

b 加压 加压

融合器过短

融合器过长

c 加压 加压

图 14.5 （a）后方的椎间融合器可以在后方对抗压力撑开椎间隙，防止前凸。前方的椎间融合器可以在前方撑开椎间区，进一步压迫可能导致前凸。（b）前方更高的椎间融合器会比低融合器导致更大的前凸。（c）前方短的椎间融合器会在后方留下更多无支撑的椎间区，并有更大的可能导致前凸增大。长的椎间融合器与后方融合器作用相同，防止前凸并使后方椎间减小

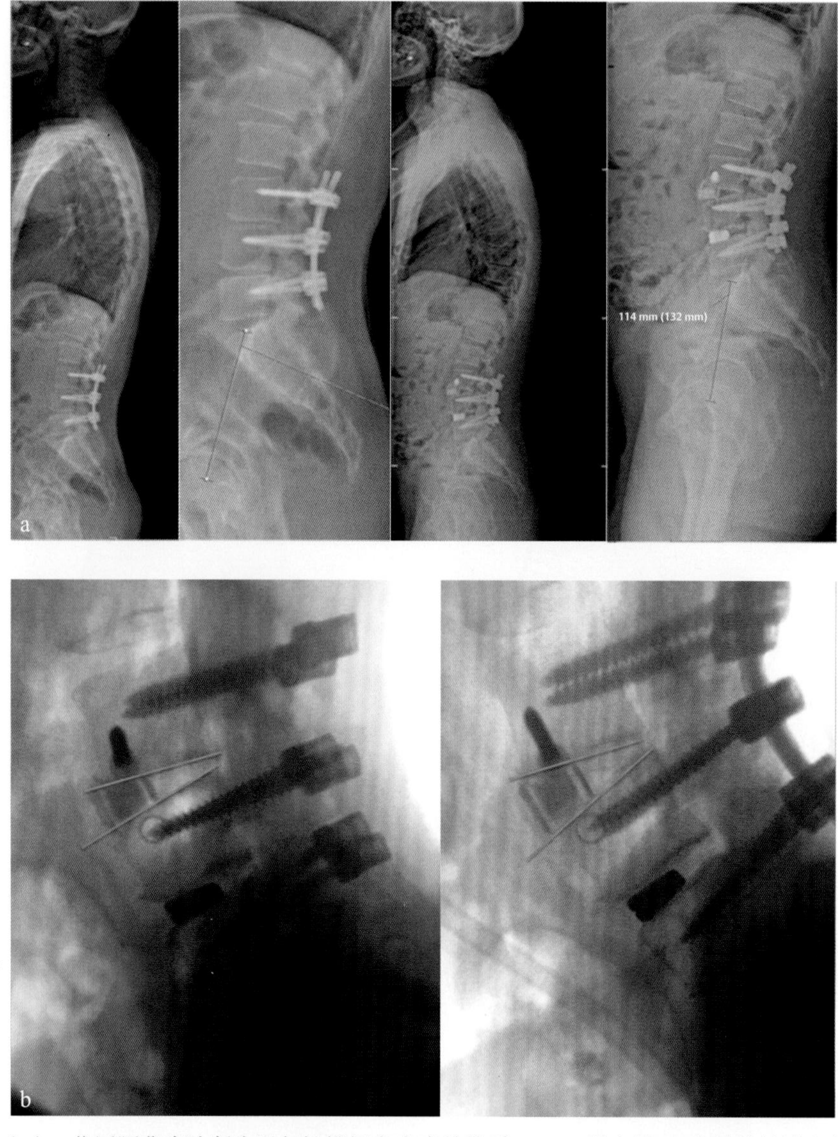

图 14.6 （a）一位因腰背痛诊断为退行性椎间盘疾病并接受 L3–L5 融合的 45 岁男性的站立位 X 线片。他的症状没有减轻，疼痛和神经症状进行加重。术后一年，患者出现了内固定节段的前凸减小和上腰椎的代偿性前凸增加（左侧两图：L1–L2 和 L2–L3 椎间盘前方张开）。手术包括侧方经腰大肌入路后方置入物（两节段都有融合物）去除、前方 L4–L5 椎体间融合、前纵韧带松解和 L3–L4 椎体间融合。同一天的第三个后方手术，包括经 L3–L4 椎间融合物的后柱截骨和椎弓根钉加压。术后疼痛缓解，脊柱序列改善，骨盆倾角变小，两个内固定节段前凸减小（L4–L5 节段后方融合示足够的活动度），L1–L2 和 L2–L3 的前凸减小（右侧两图）。（b）前纵韧带松解和椎体间融合器置入后的术中像（一侧椎弓根钉固定），前凸只有轻微增加，未达到预期目标。在后柱截骨和加压后，前凸进一步增加了 10°，达到了预期目标

本章小结

腰椎节段性退变通常与某一节段或某一区域的矢状面力线改变相关，包括生理性腰椎前凸的丢失。为了维持直立姿势，机体自发地通过各种机制进行代偿。这些代偿机制需要主动、持续的肌肉收缩，因而需要消耗更多的能量，肌肉会疲劳，甚至产生疼痛。尽管处理传统的疼痛源（如神经根压迫、疼痛性节段活动和不稳）可以获得良好的临床疗效，但如果手术时能考虑矫正节段性矢状面畸形，会进一步改善疗效并且可能会降低术后邻近节段退变的概率。了解不同的矢状面力线类型，基于个体独特的骨盆投射角计算理想的矢状面力线，是重建矢状面平衡的关键。对于多数退变性疾病所致的节段性矢状面畸形，恰当地使用椎间融合器和后路内固定系统，可以达到满意的矫正。

要点

- 包含髋关节的站立位全脊柱侧位片对于矢状面的评估对术前计划至关重要。
- 计算理想的矢状面力线需评估腰椎前凸的节段长度（基于 Roussouly 分型）、腰椎前凸的分布情况以及相对于骨盆投射角的总体腰椎前凸角度情况。
- 在行 PLIF 或 TLIF 术时，应尽可能地前置椎间融合器，增大腰前凸的角度。
- 在下腰椎，ALIF 较后方放置椎间融合器可获得更大的腰前凸角度。
- 为避免矫正不足，术中应再次评估矢状面力线情况。

难点

- PLIF 或 TLIF 放置椎间融合器时，须注意融合器过长、过高及放置位置过于靠后有导致局部后凸可能，尤其在下腰椎。
- 行融合手术时，患者摆放体位时，任何角度的髋关节屈曲均会使腰椎前凸显著减少，将导致术后矢状面力线进一步失衡，大大增加邻近节段退变的可能性。
- 终板破坏会导致椎间融合器下沉，进而引起术后矢状面矫正的丢失。

参考文献

5 篇“必读”文献

1. Glassman SD, Berven S, Bridwell K, Horton W, Dimar JR. Correlation of radiographic parameters and clinical symptoms in adult scoliosis. Spine 2005; 30:682-688
2. Rose PS, Bridwell KH, Lenke LG, et al. Role of pelvic incidence, thoracic kyphosis, and patient factors on sagittal plane correction following pedicle subtraction osteotomy. Spine 2009;34:785-791
3. Schwab F, Patel A, Ungar B, Farcy JP, Lafage V. Adult spinal deformity-postoperative standing imbalance: how much can you tolerate? An overview of key parameters in assessing alignment and planning corrective surgery. Spine 2010; 35:2224-2231
4. Lamartina C, Berjano P. Classification of sagittal imbalance based on spinal alignment and compensatory mechanisms. Eur Spine J 2014; 23:1177-1189

5. Aota Y, Saito T, Uesugi M, Kato S, kuniya H, Koh R. Optimal arm position for evaluation of spinal sagittal balance. J Spinal Disord Tech 2011; 24:105-109
6. Vialle R, Levassor N, Rillardon L, Templier A, Skalli W, Guigui P. Radiographic analysis of the sagittal alignment and balance of the spine in asymptomatic subjects. J Bone Joint Surg Am 2005;87:260-267
7. Berjano P, Langella F, Ismael M-F, Damilano M, Scopetta S, Lamartina C. Successful correction of sagittal imbalance can be calculated on the basis of pelvic incidence and age. Eur Spine J 2014;23(suppl 6):587-596
8. Roussouly P, Gollogly S, Berthonnaud E, Dimnet J. Classification of the normal variation in the sagittal alignment of the human lumbar spine and pelvis in the standing position. Spine 2005;30:346-353
9. Anwar HA, Butler JS, Yarashi T, Rajakulendran K, Molloy S. Segmental pelvic correlation (SPeC): a novel approach to understanding sagittal plane spinal alignment. Spine J 2015; 15:2518-2523
10. Mac-ThiongJM, Transfeldt EE, Mehbod AA, et al. Can C7 plumbline and gravity line predict health related quality of life in adult scoliosis? Spine 2009;34:E519-E527
11. Kim MK, Lee SH, Kim ES, Eoh W, Chung SS, Lee CS. The impact of sagittal balance on clinical results after posterior interbody fusion for patients with degenerative spondylolisthesis: a pilot study. BMC Musculoskelet Disord 2011;12:69
12. Heo Y, Park JH, Seong HY, et al. Symptomatic adjacent segment degeneration at the L3-4 level after fusion surgery at the L4-5 level: evaluation of the risk factors and 10-year incidence. Eur Spine J 2015;24:2474-2480
13. Kumar MN, Baklanov A, Chopin D. Correlation between sagittal plane changes and adjacent segment degeneration following lumbar spine fusion Eur Spine J 2001;10:314-319
14. Jackson RP, McManus AC. Radiographic analysis of sagittal plane alignment and balance in standing volunteers and patients with low back pain matched for age, sex, and size. A prospective controlled clinical study. Spine 1994;19:1611-1618
15. ParkJY, Cho YE, Kuh SU, et al. New prognostic factors for adjacent-segment degeneration after one-stage 360 degrees fixation for spondylolytic spondylolisthesis: special reference to the usefulness of pelvic incidence angle. J Neurosurg Spine 2007;7:139-144
16. Barrey C, Jund J, Noseda O, Roussouly P. Sagittal balance of the pelvis-spine complex and lumbar degenerative diseases. A comparative study about 85 cases. Eur Spine J 2007; 16:1459-1467
17. Aono K, Kobayashi T, Jimbo S, Atsuta Y, Matsuno T. Radiographic analysis of newly developed degenerative spondylolisthesis in a mean twelve-year prospective study. Spine 2010;35:887-891
18. Lazennec J-Y, Ramaré S, Arafati N, et al. Sagittal alignment in lumbosacral fusion: relations between radiological parameters and pain. Eur Spine J 2000;9:47-55
19. Umehara S, Zindrick MR, Patwardhan AG, et al. The biomechanical effect of postoperative hypolordosis in instrumented lumbar fusion on instrumented and adjacent spinal segments. Spine 2000;25:1617-1624
20. Akamaru T, Rawahara N, Tim Yoon S, et al. Adjacent segment motion after a simulated lumbar fusion in different sagittal alignments: a biomechanical analysis. Spine 2003;28:1560-1566
21. Oda I, Cunningham BW, Buckley RA, et al. Does spinal kyphotic deformity influence the biomechanicalcharacteristics of the adjacent motion segments? An in vivo animal model. Spine 1999;24:2139-2146
22. Berjano P, Damilano M, Bozzaro M, Pejrona M,

Cecchinato R, Lamartina C. Standing lateral lumbar spine and pelvis (SLLP) radiograph: a screening, reduced radiation method, for sagittal imbalance. Eur Spine J 2013;22(Suppl 6):S842-S846
23. Aurouer N, Obeid I, Gille O, Pointillart V, Vital JM. Computerized preoperative planning for correction of sagittal deformity of the spine. Surg Radiol Anat 2009;31:781-792
24. Benfanti PL, Geissele AE. The effect of intraoperative hip position on maintenance of lumbar lordosis: a radiographic study of anesthetized patients and unanesthetized volunteers on the Wilson frame. Spine 1997;22:2299-2303
25. Berjano P, Lamartina C. Classification of degenerative segment disease in adults with deformity of the lumbar or thoracolumbar spine. Eur Spine J 2014; 23:1815-1824
26. Berjano P, Cecchinato R, Sinigaglia A, et al. Anterior column realignment from a lateral approach for the treatment of severe sagittal imbalance: a retrospective radiographic study. Eur Spine J 2015;24(Suppl 3):433-438
27. Hsieh PC, Koski TR, O'Shaughnessy BA, et al. Anterior lumbar interbody fusion in comparison with transforaminal lumbar interbody fusion: implications for the restoration of foraminal height, local disc angle, lumbar lordosis, and sagittal balance. J Neurosurg Spine 2007;7:379-386
28. Kepler CK, Huang RC, Sharma AK, et al. Factors influencing segmental lumbar lordosis after lateral transpsoas interbody fusion. Orthop Surg 2012;4:71-75
29. Costanzo G, Zoccali C, Maykowski P, Walter CM, Skoch J, Baaj AA. The role of minimally invasive lateral lumbar interbody fusion in sagittal balance correction and spinal deformity. Eur Spine J 2014;23 (Suppl 6):699-704

15

多次脊柱手术后患者的处理

原著 Claudio Lamartina, Carlotta Martini
译者 刘 铁 审校 海 涌

引言

目前，脊柱外科医师面临的一个越来越多的问题是很多脊柱患者由于持续性疼痛，即使接受过多次手术治疗疼痛依然不缓解，并对生活质量有较大影响。

对于这一现象有以下几种解释：

1. 由于人口年龄的不断增长，针对脊柱退变的脊柱手术不断增加。
2. 脊柱外科医师更倾向于手术治疗而非保守治疗。
3. 由于鉴别疼痛原因存在困难，更加强调影像学检查，而诊断应当基于临床评估而不是仅仅依靠影像。

翻修手术在脊柱病区更为常见；患者相对年龄较大，并发症发生概率也较高。从心理学角度来讲，经历过多次手术的患者通常会感到焦虑，对手术态度也更加消极，这也让医师更加难以决定哪些患者适合手术。患者的期望往往过于理想化，因为他们的疼痛时间非常长而脊柱手术又很复杂。

翻修手术往往由与首次手术不同的团队来进行，而患者期望翻修手术医师能够改正之前医生所犯下的错误，这也是不现实的。

本章讨论如何处理接受过多次手术的患者，并通过具体病例来展示。

病例介绍

患者是一位58岁女性，主诉活动后腰痛与间歇性跛行。一名脊柱外科医师进行了临床与影像学评估后（图15.1），决定为其施行L3–L4减压，应用Magerl技术进行经椎板螺钉固定术。手术目的为减压并稳定脊柱。术后患者症状缓解，但是1年后症状再次复发，而且比第一次更严重。患者行走距离小于50米，而且出现腰部、臀部与双侧大腿疼痛。X线影像发现L4–L5椎体间不稳（图15.2）。该医生决定对L5进行扩大减压，并且对之前手术节段与目前不稳节段进行融合（图15.3），选择椎弓根固定技术，并进行后外侧融合。

患者的疼痛缓解时间仍然很短，术后1年疼痛又恢复术前水平。该医生决定这次采用保守治疗，包括理疗、多模式镇痛治疗和临床观察。但是一年后，情况更加恶化，患者因疼痛完全不能站立或行走超过数秒。除平卧外，患者采用任何姿势都会出现持续疼痛。该医生

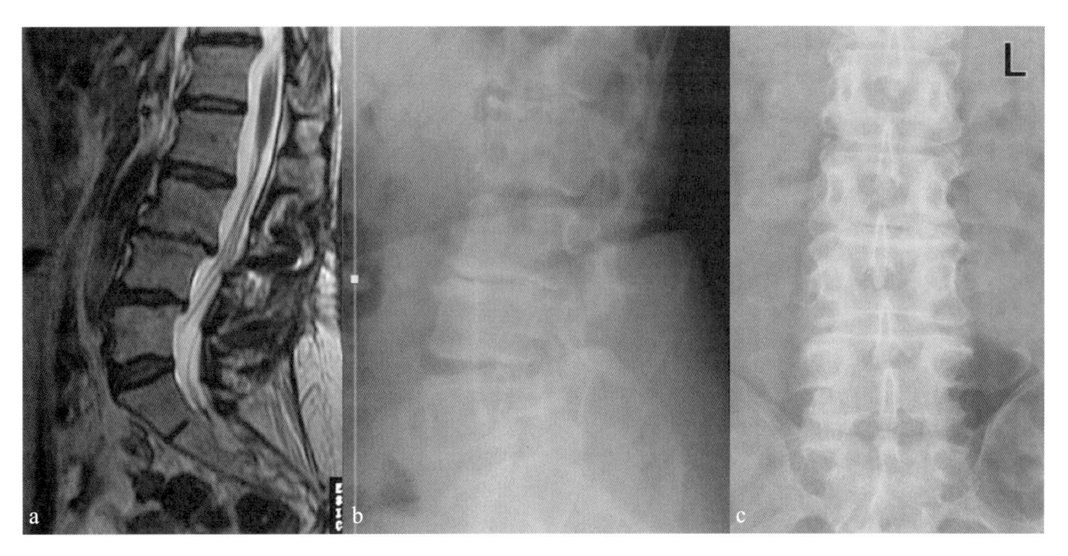

图 15.1 术前患者的 MRI（a）和 X 线检查（b，c）。MRI 与 X 线影像上腰椎前凸测量数值不同，这可以确定患者是否为站立位。L3–L4 椎间隙退变，L1–L2、L2–L3 组成前凸（Roussouly 2 或 3 型）。L4–L5 轻度前凸增大，而前凸分布并未按照 L4–S1 组成前凸 2/3 而 L1–L4 组成 1/3 的原则

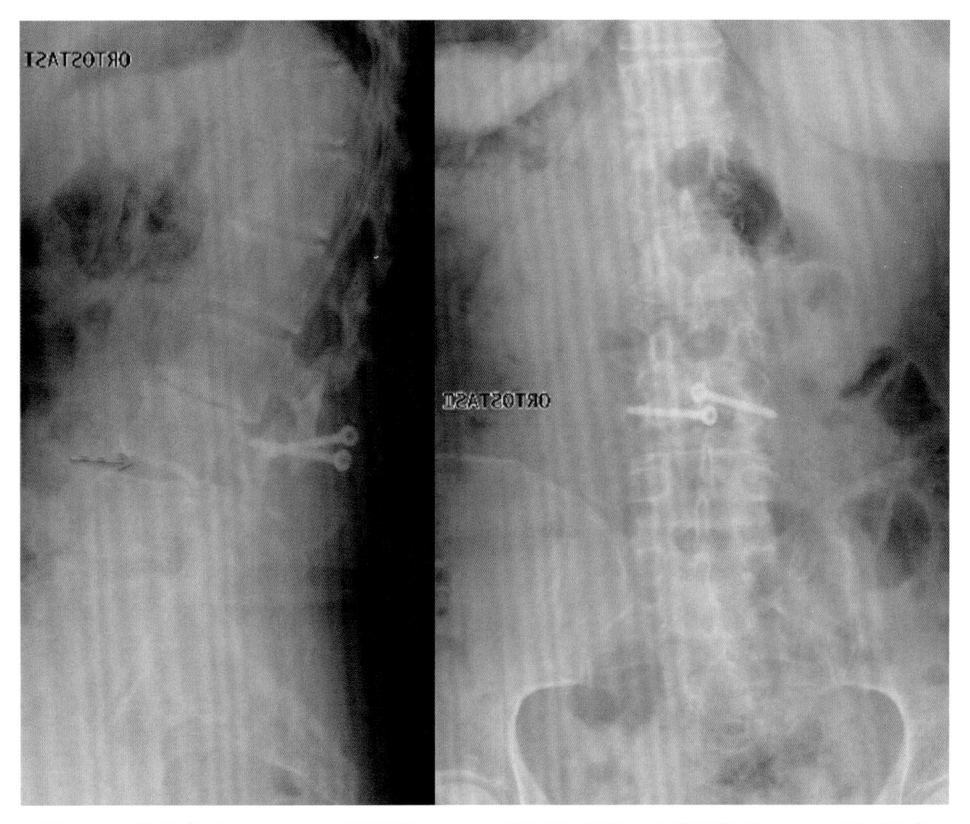

图 15.2 首次术后，L4–L5 出现滑脱，L3–L4 椎间隙扁平，应用经椎板 Magerl 螺钉固定

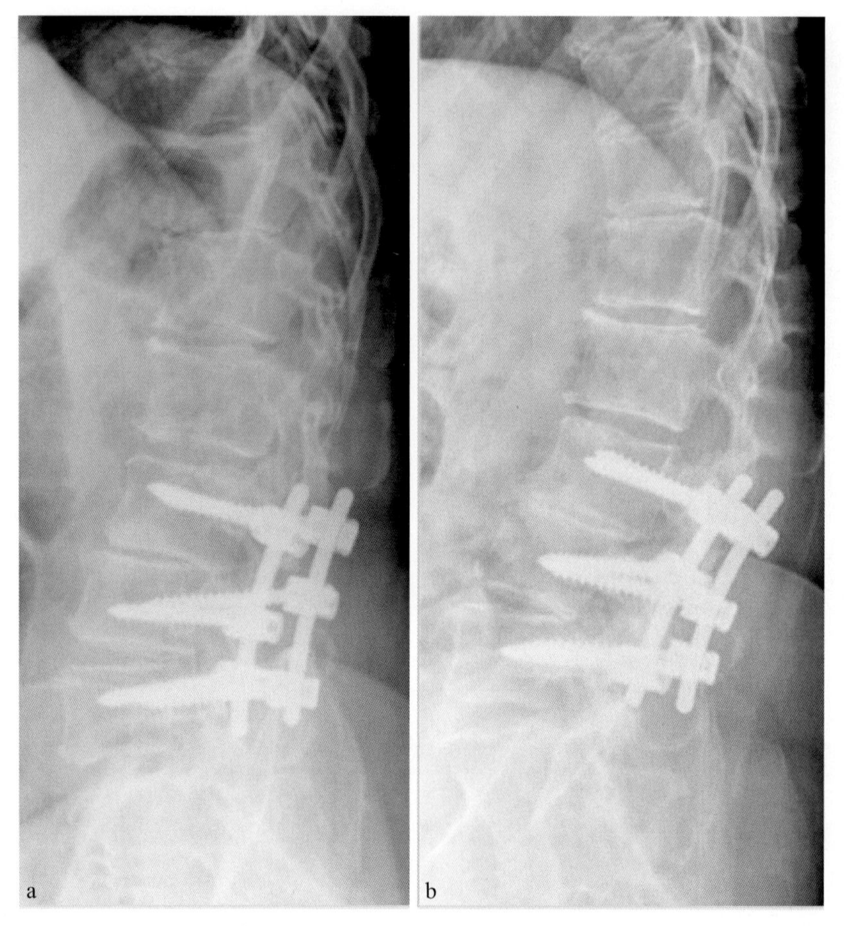

图 15.3 （a）第二次术后，扩大了减压范围，延长了融合节段，包括 L3–L5。L3–L4 在早期随访中前凸稍增大，但在 1 年随访时丢失。（b）L4–L5 固定于前凸位

于是推荐患者就诊于另一名医生。

第二名医生进行临床评估后发现患者存在矢状面平衡异常，双侧膝关节处于屈曲状态，骨盆后倾，而胸椎后凸几乎不存在。同时在冠状面上存在中度脊柱畸形。该医生为患者重新拍摄了站立位脊柱全长 X 线片以评估矢状面序列（图 15.4）。通过 X 线影像发现，腰椎前凸角（LL）消失，胸腰段近端交界性后凸（PJK），骨盆倾角（PT）增大，骶骨倾角（SS）减少，矢状面垂线（SVA）>5 cm；由于 SS 接近 0°，PI 几乎等于 PT。

该医师决定修正前次手术的失误，将融合节段从 T10 延长至髂骨。应用侧方入路与后方入路，在 L1–L2、L3–L4、L4–L5 节段置入多节段极外侧椎间融合器（XLIF）。在 L2–L3 水平，切除前纵韧带，并使用一个前凸较大的 30° 椎间融合器，使用前柱序列重建的技术（ACR）以重建腰椎前凸；同时，行后方 T10 至髂骨的内固定术。术后，患者的病情得到改善，她很快开始下地活动，并且可以站立而没有其他疼痛（除了伤口疼痛）。

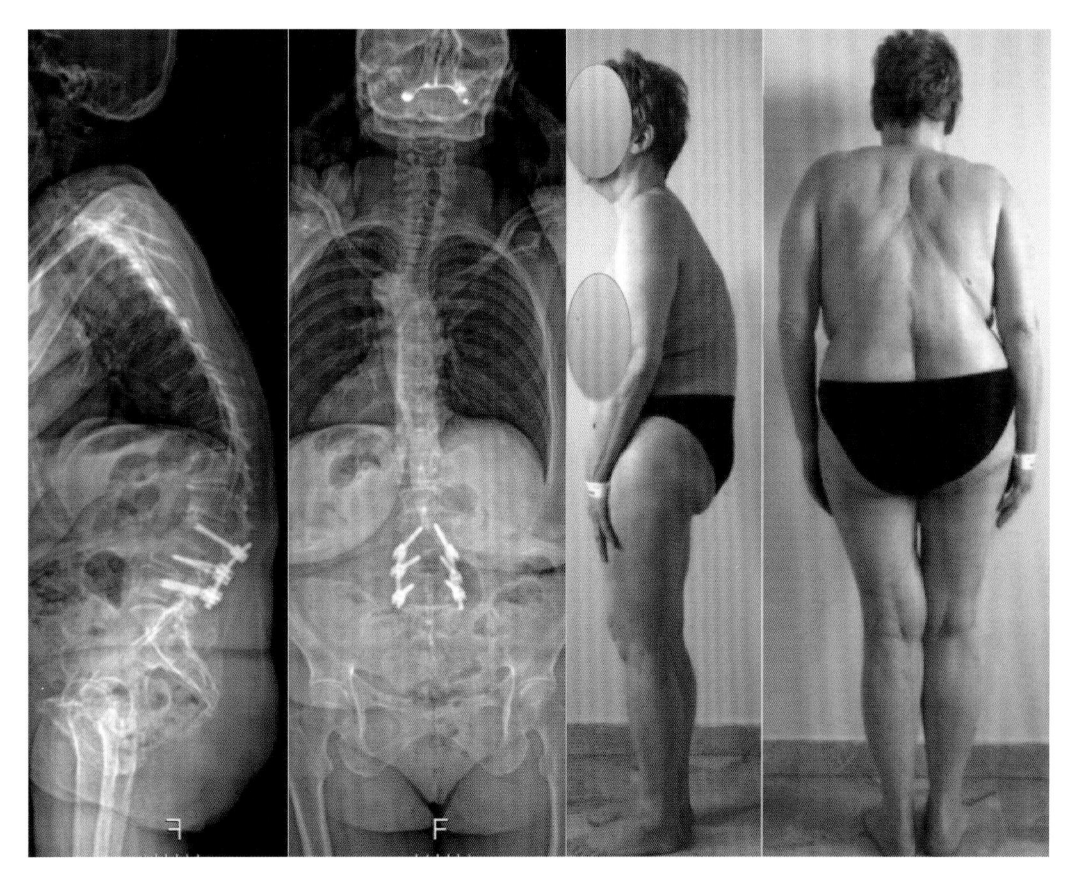

图 15.4 最后的翻修术前对患者的影像学与临床整体评估。胸腰段存在 PJK，同时 SS 接近 0°，PT 非常高（=PI）。临床照片上可见患者颈椎过伸，TK 扁平，骨盆后倾，膝关节屈曲

患者脊柱矢状面序列得到改善，膝关节不需要进行屈曲代偿，胸椎后凸恢复正常，腰椎前凸也有所改善，头颅与颈部的位置也恢复正常。

影像学结果与临床大体像如图 15.5 所示。术后 3 年随访时患者情况良好。

病例讨论

临床检查

面对一名接受过多次腰椎手术的患者，明确患者的主诉非常重要；如果是腰背痛，那么就需要确定疼痛原因。临床检查后，应当进行腰椎 X 线、MRI 或 CT 检查，同时也应进行椎间盘造影与关节突封闭，以明确疼痛来源并获得相关信息，然后再确定选择保守治疗还是手术治疗。

仅有 15% 的腰背痛是由器质性因素引起的[1]，而在另外的 85% 则病因不明。同时应当仔细评估社会经济因素，确定是黄色、蓝色还是黑色旗帜（见第 2 章）。

除了腰背痛，很多患者，包括本例患者，还会存在不能长时间行走。将这种问题与神经源性间歇性跛行相鉴别，对于医师来说十分重要。本例患者即存在误诊。在最后一次翻修手术前门诊就

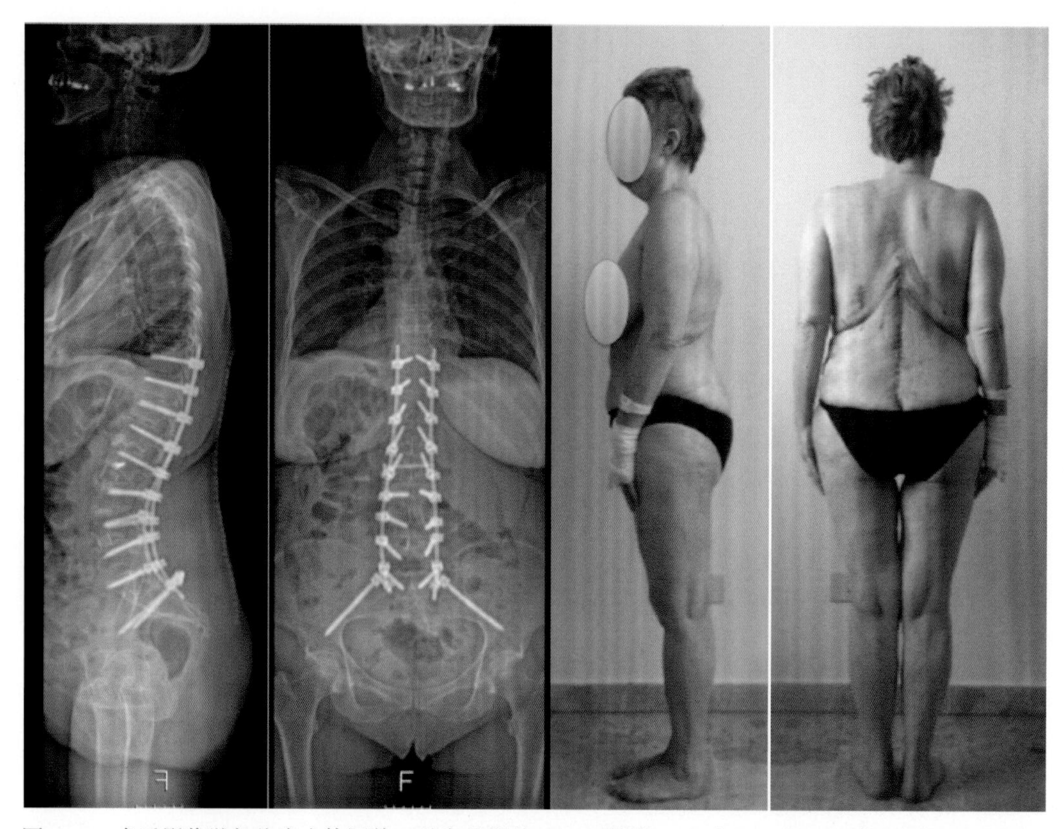

图 15.5　术后影像学与临床大体评估。融合节段从 T10 至髂骨。LL 与 TK 获得重建，恢复 Roussouly 2 型。X 线影像与临床照片上可见所有的代偿机制都消失了

诊期间，医生询问症状的时候，患者描述的症状提示的不是典型的神经源性间歇性跛行。她的疼痛是一种烧灼样触痛，从腰部向下放射至双腿，向上放射至背部，行走几分钟即可出现，而被动伸展躯干或卧床休息时可减轻。典型的神经源性间歇性跛行除了疼痛性质不同外，在躯干屈曲和坐位时能够减轻，与本例患者的描述不同。

我们相信神经性间歇性跛行应当作为第一诊断，但是第一次手术之后的持续性背痛就是另一回事了，我们将进一步说明。

影像学

循证医学研究已经证实[2~4]，脊柱骨盆序列的评估十分重要，最根本的就是如前所述的临床检查与适当的影像学检查。在 AOSpine 组织的一项双盲问卷调查，结果显示常规站立位脊柱全长 X 线片的使用正在改变手术指征[5]。

我们相信对于此病例首次治疗失败的一个可能的解释就隐藏在最初的影像学检查里（图 15.1）。如果我们仔细回顾腰椎序列，可以看到腰椎前凸并不呈生理性分布。文献表明，在无症状的健康人群中 LL 在腰椎呈恒定的分布：

L4~S1 之间前凸占 2/3，L1~L4 占 1/3。这种测量很简单，任何人都可以在如图 15.1 所示的站立位腰椎 X 线片上进行测量。

另外，在站立位 X 线片上，即使因看不到股骨头而无法测量 PI 和 PT（图 15.1，3），但也能够清楚看到 SS。这也是一个很有意义的参数，尤其是当 SS 非常小的时候，SS 接近 0°（垂直骶骨，如图 15.3b、图 15.4 所示）意味着 PT 很高（即骨盆后倾）。通过下面的基本公式可以理解这一推导：

PI（常量）=PT+SS

如果 SS 等于 0°，PI 等于 PT，但是理想的 PI=0.37PI−7（Vialle 公式[6]）。已证明较大的 PT 与骨盆失代偿和较差的临床疗效有关。在本例中，我们可以看到图 15.2 中的 SS 比图 15.1 要小。我们的解释是，在第一次手术后，患者通过骨盆后倾开始主动代偿，而代偿是通过减小融合节段的前凸与活动度来实现的，所以腰椎更加平直，无法对抗这种因为手术所致的矢状面改变[9]。

我们知道，正常、柔韧的脊柱可以对不同水平弯曲改变进行代偿[7，8]，这在腰椎和胸椎已经得到证实，但在颈椎还缺乏相应证据[9]。

脊柱代偿能力与偏离正常弯曲的大小成比例，而且会受到各种固定（不论是人工的还是自发的）的限制。当脊柱不能代偿时，人体可以通过以下几种机制来实现平衡[10]：第一种是骨盆后倾，接下来是下肢的关节屈伸。有时候上述代偿机制非常明显，当患者脱掉衣服即完全可以观察到，而无需影像学检查。但是并不是所有的患者的代偿都很明显。通常这些代偿都很隐蔽或在极早期，所以对于医师来说，认识代偿机制的发展十分重要[8]。

通过观察患者和简单的站立位腰椎 X 线片即可评估这些问题，在本例中也都是完全可以的。因此，站立位脊柱全长 X 线片是评估经历多次脊柱手术的患者的金标准。

正确测量可靠的脊柱骨盆参数有助于进行正确的 Roussouly 分型，设计手术方案，实现患者自身生理性脊柱序列的重建[10]。

进一步影像学检查发现 L3–L5 融合术后，出现近端交界性后凸（图 15.3b，图 15.4）。我们知道近端交界性后凸常继发于 LL 过度（或缺乏）矫正，从而导致 LL 分布范围失当，进而导致术后 PT 过度变化[11]。近端交界性问题的出现提示存在序列相关性问题，因此需要进一步仔细评估整体脊柱序列。

手　术

回顾本例，我们可以发现患者之前的手术也存在一些问题。新的接诊医生会依赖自己的个人经验与之前医师的报告进行诊治。因此，对于医师来说，分享知识、想法以及自己的失误也很重要。

对腰背痛的手术适应证也存在争议。通常由于第一次手术在指征不明确的情况下而进行手术治疗导致之后患者接受多次手术，这也造成如下的恶性循环：患者没有机会恢复，需要再次手术，常常造成病情进展而更严重。

手术指征应当作为与患者探讨的首要问题之一。向患者严格描述脊柱手术能够解决什么问题很重要。在很多病例中，手术仅能实现以下 3 个功能：①减压，②融合，③矫形。

成功的脊柱手术通常要发挥其中一个或上述所有作用。外科医师应当十分清楚手术目的。如果目的不明，疗效也难以预测。

在很多病例中，手术的目的是融合。内固定可以降低不融合的发生率。固定而不融合的指征很局限，如对于 Chance 骨折，只需要加压固定以促进骨融合。

目前的很多患者面对网上和媒体上的海量医疗信息而无所适从。外科医师应当回顾患者获得的所有信息，并纠正其中的所有误解，消除患者不切实际的幻想。

脊柱退变患者也存在这种想法，就是疼痛越重，越需要进行手术干预。应当告诉患者这是不对的，然后详细告知其理由。在退变性疾病中，术前疼痛程度越高，疗效越差[12]，这一点也需要告知患者。同时，也要告知患者通过手术来修正之前的失误的可能也很小。

另外，还需要向患者彻底描述手术风险和可能的并发症，为取得手术同意做好铺垫。同时，也有很多患者相信手术越大，疗效越好。需要纠正这种误解，应当告诉患者，手术越复杂，并发症发生率就越高。

此外，由于读了互联网上的报道，几乎所有的患者都会要求微创手术。这种要求也让很多外科医师降低手术目标，从而增加翻修手术的潜在风险。事实上，开放手术可以提供确切的治疗而无需进一步翻修。

成人脊柱畸形翻修手术并发症的发生率与手术团队的经验显著相关[13]。循证医学研究证据也证实医师的学识和经验十分重要。要获得很好的疗效很难，所以要进行高度专业的脊柱手术，医生要仔细选择患者。

本例几乎展示了所有可能出现的问题。每一例患者都有独特的病情，但对于医师来说，最重要的是观察患者，回顾影像学检查，仔细查体，明确解释手术目的。

病例解决方法

我们相信，本例中手术应当矫正矢状面畸形，这样可以消除因为失代偿而引起的症状。

患者不能站立超过数分钟或者仅能步行很短的距离，伴有腰背痛、背部和股部放射痛，这种疼痛继发于矢状面畸形。因矢状面畸形而启动了代偿机制以实现平衡。本例中的代偿机制包括胸后凸变小，骨盆后倾，膝关节屈曲和颈椎过伸（图 15.4）。所有的代偿机制都需要肌肉支持而且会产生疼痛。

一旦手术目标确定，就应根据解剖关系制订手术方案。在此过程中，从患者 PI 入手，本例中根据对第一次 X 线影像（图 15.4）的测量，发现 PI 为 30°。研究表明，预期 LL 可以通过如下公式算出[14~16]：

$$LL=PI \pm 10°$$

PI 较小时，应当增加 10°；PI 较大时，则应减去 10°。这是一个有用的公式，可以将目标量化，但是矫正患者的 LL 不仅仅是要得到公式的结果。年龄是另一个影响手术计划的变量[14~17]。

在本例中，PI 较小，为 30°，所以预期的 LL 应当至少为 40°。患者 Roussouly 分型为 2 型，表现为“匀称的平背”[10]，LL 很长，而 L1–2 与 L2–3 椎间隙位于前凸（图 15.1）。

本例患者随着时间延长而出现的脊柱骨盆参数的变化参见表 15.1。有趣的是，整体 LL 随着时间而持续下降，而每次手术都使其进一步减少，SS 也减小，其结果就是 PT 增大。

上方 LL 减少使我们主要的手术目标为下方代偿的 L4–L5 与 L5–S1 椎间盘（图 15.2）。手术计划尤其应当强调该区域，并且重建弯曲分布，包括胸腰段后凸，这点应当作为手术目标以获得更好的长期疗效[18]。

手术计划最终需要实现 LL 大于 40°，2/3 位于 L4–S1，1/3 位于 L1–L4。因此，我们在 L1–L4 要获得 15° 前凸，从 35° 的后凸开始，也就是说 L1–L4 的整体矫正需要超过 50°。有几种方法可以实现该目的。作者的选择是先从侧路在 L1–L4 椎间隙应用带有前凸角度的椎间融合器，在 L2–3 应用一个过度前凸的椎间融合器，并同时应用前柱重排列技术以获得单节段 30° 的恢复；随后采用后路固定；剩下的 20° 矫正分布于 L1–L2 与 L3–L4 两个节段，每个节段 10°。

由于主要的手术目标为上腰段与胸腰段脊柱，同时需要固定至髂骨以获得更强的稳定，融合区域（T10 至髂骨）包括胸腰段。因为胸段脊柱比较柔韧，而胸椎后凸减少是一种代偿机制而不是手术目标，因此没必要延长固定至上胸段。这种考虑限制了固定范围，有助于减少发生相关并发症的风险。

评估手术疗效的最佳方法是临床影像学的回顾对比（图 15.5）。本例中，代偿作用被消除了，恢复了胸椎后凸，骨盆与颈部恢复为生理性位置，膝关节恢复伸展位。如果我们在 X 线影像上测量 PT（图 15.5），其值为 5°，而在图 15.4 中为 28°。对于估定的 PI，可以依据 Vialle 公式计算出理论 PT：

预期 PT=0.37（PI）–7

根据公式，本例中患者的预期 PT 应当为 4°，但实际上，经过我们翻修后 PT 是 5°。重建后较低的 PT 有助于改善

表 15.1　脊柱骨盆参数如案例展示所见

	图 1	图 2	图 3	图 4	图 5	图 6
LL	–36°	–30°	–30°	–16°	0°	–49°
L1–L4	–6°	+7°	–2°	+16°	+35°	–19°
L4–S1	–30°	–38°	–28°	–32°	–35°	–30°
PT	未测	未测	未测	未测	未测	未测
SS	30°	16°	18°	12°	2°	25°

缩写：LL，腰椎前凸角；PT，骨盆倾斜角；SS，骶骨倾斜角

临床疗效。本例中，重建 PT 很重要而且结果也很好。在年轻患者中获得完美的重建要比年龄大的患者更重要[20]。严密的术前计划有助于实现最佳的矫形效果。

对于本例的回顾性分析如下：在第一次治疗中（图 15.1）经椎板螺钉的使用导致了 L3–L4 前凸的丢失，这也是 L4–L5 前凸增大进行代偿的始动因素；接着 L4–L5 椎间盘出现异常和滑脱（图 15.2）。如果我们仔细分析首次影像（图 15.1），L4–L5 已经退变而且有轻度滑脱。通过这个病例我们知道，对于有病变的邻近节段要进行固定。在第二次术后（图 15.3），L3–L4 节段前凸的重建也仅维持了很短一段时间，而 L4–S1 代偿性前凸又被固定了。所以再次手术后 1 年随访时，上腰椎前凸变平，这也是近端交界性后凸出现使病情恶化的原因。由于第二次手术所致 LL 分布不正确且固定，导致了胸腰连接处的问题。

本章小结

在本例中，多次手术有时会导致畸形发生。腰椎内固定融合的不正确使用，会导致邻近节段代偿能力的丢失。这既可能发生在正常的老龄人群，也可见于腰椎退变人群。在这种情况下，内在代偿机制的丢失会导致脊柱内部与外部代偿机制的启动，同时加速与此机制相关的临床症状的发展。

因此，第一步是正确评估患者的临床情况。腰背痛的鉴别诊断尤其重要。医师的经验与学识，对患者的仔细观察与详细询问有助于避免误诊。错误的诊断往往就是失败的恶性循环的源头。

临床评估后，应当进行连续的系统性临床影像学检查。需要拍摄站立位脊柱全长 X 线片，后者可提供很多静态情况下脊柱序列的信息。

手术前应当仔细进行规划。手术目标和策略是疗效的基础。接受过多次手术的患者通常是由于医师对临床症状与体征的错误理解而进行不当治疗的牺牲品。因此，有必要强制进行系统的术前规划。

要点

- 检查手术指征。手术是治疗患者的痛苦，而不是使脊柱在 X 线片上表现完全正常。
- 重新整理病史。翻修术者对之前的手术掌握得越详细，就越容易理解为什么要做翻修手术。
- 与患者与家属讨论手术风险，受益及并发症。
- 翻修手术是高风险的，做好处理术后问题的准备。
- 制订完善、严密的手术计划，确定手术目标，测量所有的参数，将所有的预期参数列入一个表格，这个表格就是实现最佳矫形的要求。最后的结果应该与目标尽可能接近。
- 与供应商技术支持人员联系，仔细检查材料包括置入物与取出物，尤其是当前一次手术比较久远，而且又不是由翻修术者自己做的时候。取出不同的置入物需要的工具不同。
- 与团队讨论手术计划。翻修手术对于术者的体能、手术时间、设备要求与麻醉处理要求都很高，团队合作非常重要。

- 患者越年轻，医师对参数的掌握应当越严格。对于多次术后的年轻患者来说，获得最佳疗效往往很重要。如果不能获得最佳的序列矫正，临床疗效往往就有问题。

难点

- 手术不能解决所有问题。
- 不要相信之前的诊断。因为之前的诊断可能是错误的，正是因为诊断错误才导致了重复的、失败的手术。
- 不要降低手术目标，尽管技术上难度较大。
- 对于老年患者，不要低估手术的效益。在处理序列异常问题中，他们是从手术矫形中获益最多的人群。

参考文献

5篇“必读”文献

1. Elfering A, Mannion AF. Epidemiology and risk factors of spinal disorders. In: Boos N, Aebi M, eds. Spinal Disorders: Fundamentals of Diagnosis and Treatment: Berlin: Springer; 2008:153-173
2. Diebo BG, Henry J, Lafage V, Berjano P. Sagittal deformities of the spine: factors influencing the outcomes and complications. Eur Spine J 2015;24(Suppl 1):S3-S15
3. Lamartina C, Berjano P. Spine alignment in adult trauma, degeneration and deformity. Eur Spine J 2014; 23(6, Suppl 6):585-586
4. Mehta VA, Amin A, Omeis I, Gokaslan ZL, Gottfried ON. Implications of spinopelvic alignment for the spine surgeon. Neurosurgery 2015;76(Suppl 1):S42-S56, discussion S56 discussion S.
5. Maggio D, Ailon TT, Smith JS, et al; AOSpine North America; International Spine Study Group. Assessment of impact of standing long-cassette radiographs on surgical planning for lumbar pathology: an international survey of spine surgeons. J Neurosurg Spine 2015 Jul 31:1-8. [Epub ahead of print]
6. Vialle R, Levassor N, Rillardon L, Templier A, Skalli W, Guigui P. Radiographic analysis of the sagittal alignment and balance of the spine in asymptomatic subjects. J Bone Joint Surg Am 2005;87:260-267
7. Barrey C, Roussouly P, Le Huec J-C, D'Acunzi G, Perrin G. Compensatory mechanisms contributing to keep the sagittal balance of the spine. Eur Spine J 2013;22(Suppl 6):S834-S841
8. Lamartina C, Berjano P. Classification of sagittal imbalance based on spinal alignment and compensatory mechanisms. Eur Spine J 2014;23:1177-1189
9. Lee S-H, Son E-S, Seo E-M, Suk K-S, Kim K-T. Factors determining cervical spine sagittal balance in asymptomatic adults: correlation with spinopelvic balance and thoracic inlet alignment. Spine J 2015;15:705-712
10. Roussouly P, Pinheiro-Franco JL. Biomechanical analysis of the spino-pelvic organization and adaptation in pathology. Eur Spine J 2011; 20(Suppl 5):609-618
11. Nicholls F, Eksi MS, Ames CP, et al. Radiographic parameters associated with revision surgery for proximal junctional kyphosis. Spine J 2014;14:S38-S39
12. Katz JN, Stucki G, Lipson SJ, Fossel AH, Grobler LJ, Weinstein JN. Predictors of surgical outcome in degenerative lumbar spinal stenosis. Spine 1999;24:2229-2233
13. Paul JC, Lonner BS, Goz V, et al. Complication rates are reduced for revision adult spine deformity surgery among high-volume hospitals and surgeons. Spine J 2015;15:1963-

1972
14. Berjano P, Langella F, Ismael M-F, Damilano M, Scopetta S, Lamartina C. Successful correction of sagittal imbalance can be calculated on the basis of pelvic incidence and age. Eur Spine J 2014;23(Suppl 6):587-596
15. Roussouly P, Gollogly S, Berthonnaud E, Dimnet J. Classification of the normal variation in the sagittal alignment of the human lumbar spine and pelvis in the standing position. Spine 2005;30:346-353
16. Boulay C, Tardieu C, Hecquet J, et al. Sagittal alignment of spine and pelvis regulated by pelvic incidence: standard values and prediction of lordosis. Eur Spine J 2006; 15:415-422
17. Neal CJ, McClendon J, Halpin R, Acosta FL, Koski T, Ondra SL. Predicting ideal spinopelvic balance in adult spinal deformity. J Neurosurg Spine 2011 ;15: 82-91
18. Schwab F, Patel A, Ungar B, Farcy J-P, Lafage V. Adult spinal deformity-postoperative standing imbalance: how much can you tolerate? An overview of key parameters in assessing alignment and planning corrective surgery. Spine 2010;35:2224-2231
19. Berjano P, Damilano M, Ismael M, Longo A, Bruno A, Lamartina C. Anterior column realignment (ACR) technique for correction of sagittal imbalance. Eur Spine J 2015;24(Suppl 3):451-453
20. Lafage R, Schwab F, Challier V, et al; International Spine Study Group. Defining spino-pelvic alignment thresholds: should operative goals in adult spinal deformity surgery account for age? Spine 2016;41:62-68

16

慢性腰背痛、手术失败，当所有措施都无效后该怎么办

原著　Lawrence G. Lenke
译者　叶福标　审校　郑召民　王华锋

引言

尽管脊柱外科手术是公认的骨科和神经外科结合最好的手术方式，但还是有一大部分接受手术治疗的患者无法获得很好的疗效。虽然脊柱手术翻修率不明确，但在一些患者数量较多的脊柱手术中心，通常接受翻修手术的患者数量比初次手术的患者还要多。对于所有脊柱外科同行，即使手术再成功，在术后的某个时间，与手术无关的某个特定邻近节段也可能发生退变，甚至可能需要再次手术干预。由此提出了腰椎术后失败综合征（FBSS）这一概念，用于描述那些未能从脊柱手术治疗中获得改善，或因为术后出现并发症而导致手术效果不满意的情况[1~3]。本章节旨在讨论治疗这部分患有长期腰背痛或手术失败患者的难点；对于这些患者，应该如何进行评估，可采取什么措施，以及再行手术的时机。对于FBSS患者进行深入分析，不但对如何指导后续脊柱手术患者的治疗很重要，对如何避免这种情况的发生也同样重要。同样，也不能忽略这类患者因长期护理所产生的经济负担和由此对脊柱外科同行的不良影响[4]。

患者管理

对于有长期慢性腰背痛的患者，最关键是明确疼痛的来源。对于大部分接受过脊柱外科医师恰当治疗的患者来说，其疼痛的原因不能明确。而对于已经明确疼痛来源的患者，如患有巨大椎间盘突出、骶髂关节炎或者重度关节突关节炎，非手术治疗往往可以使疼痛获得部分缓解。疼痛原因无法明确时，绝对不推荐手术治疗，这是毋庸置疑的。另一个更棘手的问题是，尽管存在可能引起疼痛的原因，如退变性椎间盘突出，但如何证实这一病变与疼痛之间的联系是非常困难的。众所周知，对于老龄患者，脊柱普遍存在退变，影像学上表现出来的退变与相关症状不一致，外科医生对这些常见的退变和慢性腰背痛患者进行手术治疗时要非常谨慎[5, 6]。

评估慢性腰背痛患者是否需要手术的检查包括标准的站立位腰椎 X 线片，腰椎 MRI 和 CT。Te 骨扫描可以显示骨代谢吸收加快的部位，并明确其与疼痛来源的潜在关系，以及通过手术能否得到改善。椎间盘造影由于其操作过程中的纤维环穿刺和髓核干扰会对椎间盘产生不良影响，目前临床应用越来越少。最后，评估手术治疗是否具有优势和能否获得良好的预后，是脊柱外科医师的责任。如果评估的结果不理想，多数情况下外科医师需要为患者提供其他非手术治疗方案，以改善各种症状。多数脊柱诊疗中心需要包括疼痛管理、康复治疗、物理治疗、推拿以及针灸等其他非手术治疗学科的专家合作，为患者提供咨询、进一步诊断和其他治疗选择[7]。

对于之前接受过手术治疗的患者，可能导致腰背痛的原因会更多。因此，探究这部分患者的疼痛来源，需要从初次手术的原因入手，详细了解病史。对于那些接受多次脊柱手术的患者，有关每次手术的指征都要详细了解，如果可能，最好也能够了解每次手术的具体过程。随后，应该明确现阶段的主诉和主要问题发生的时间顺序。不幸的是，如果多次手术没能解决患者的症状，往往是因为在评估是否存在需要再次手术处理结构性或机械性病变时，低估了患者心理和情感因素的干扰。同样，尽管有的患者已经存在非常明显的、需要手术处理的影像学异常，但这些患者也多数经历了不同疼痛管理团队的治疗，往往存在镇痛剂依赖，这使得脊柱外科医师在评判再次手术的利弊时受到很大的干扰。因此，脊柱外科医师在评估病情时，需要了解生理、心理和情感因素与患者目前症状的关系。

尽管对已经接受多次手术的患者考虑再次手术时受到诸多不利因素的影响，但再次手术与否取决于是否存在能从手术获益的明确诊断，包括明显的假关节形成，特别是已经确认合并内固定移位和松动，或存在明显的节段、局部或整体上的脊柱序列改变时。对这些问题的最佳评估方式是对相应脊柱节段摄取站立位正侧位 X 线片。有时通过比较仰 / 俯卧位与站立位的 X 线片可发现，去除重力后，假关节部位由于脊柱序列改变而变得明显。当然，一旦存在内固定物断裂，与之前相比，脊柱序列就会有所改变，因此可证实脊柱存在不稳定；那么，通过再次手术恢复脊柱的稳定性和正常序列就能获得良好的效果。上述分析对于那些接受长节段固定延长至骶骨或骨盆的患者尤其重要，因为这种长节段固定融合特别容易引发相关问题，尤其是承受巨大的应力和张力的脊柱基底部骨性结构。该区域的 CT 扫描可以很好地评估骶骨和骨盆的倾斜度，而矢状面 CT 重建有利于显示螺钉松动、L5–S1 假关节、椎间盘病变，甚至骶骨的应力性骨折（图 16.1）。

有关残留的神经根性症状，最常见的可能是漏诊腰椎椎间孔狭窄。神经影像学诊断很有挑战性，因为金属伪影的干扰使得椎间孔区域的显示模糊不清。不管是初次手术还是翻修手术，通过选择性神经根阻滞暂时缓解根性痛既是一种诊断手段，又可以起到治疗作用，对

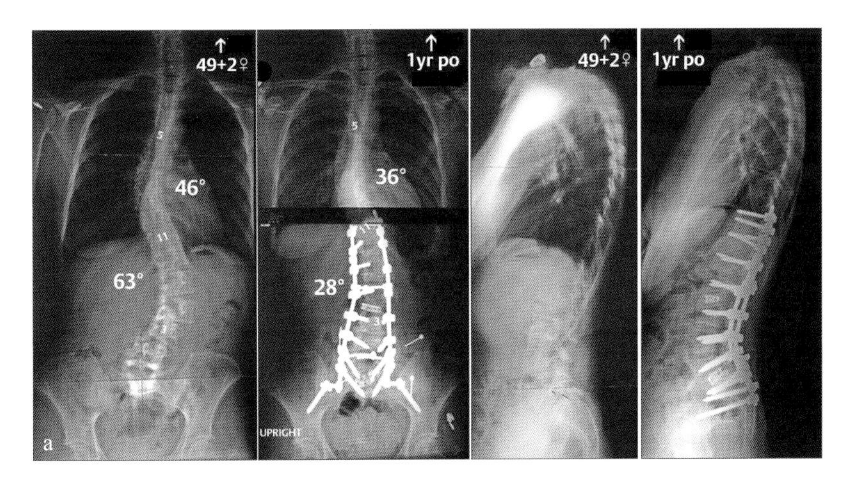

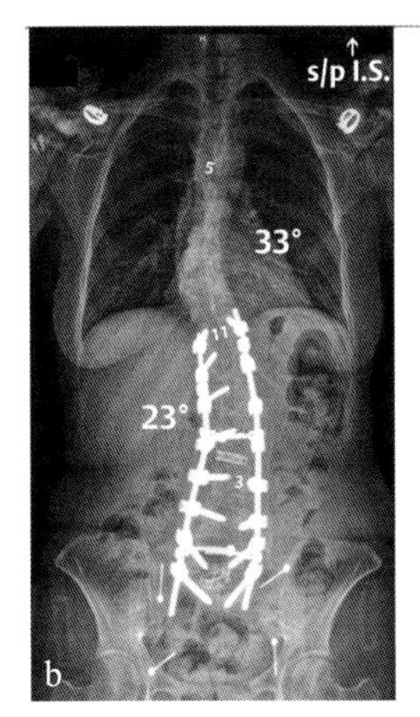

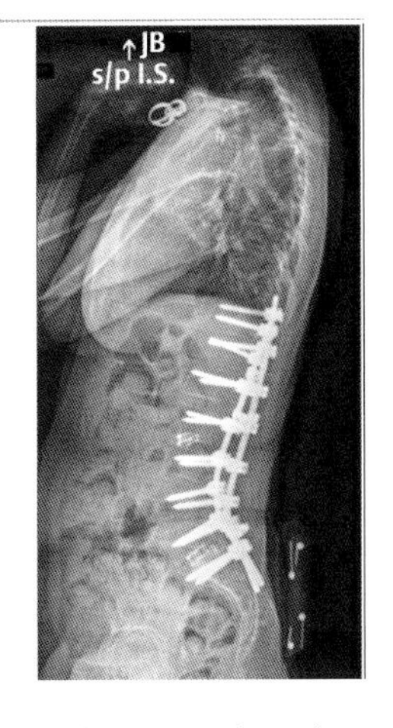

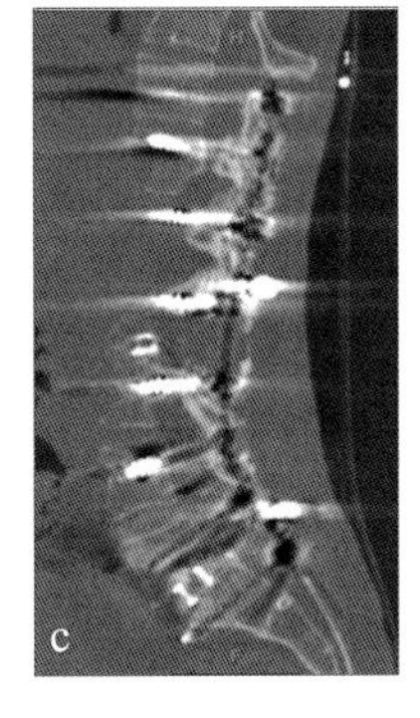

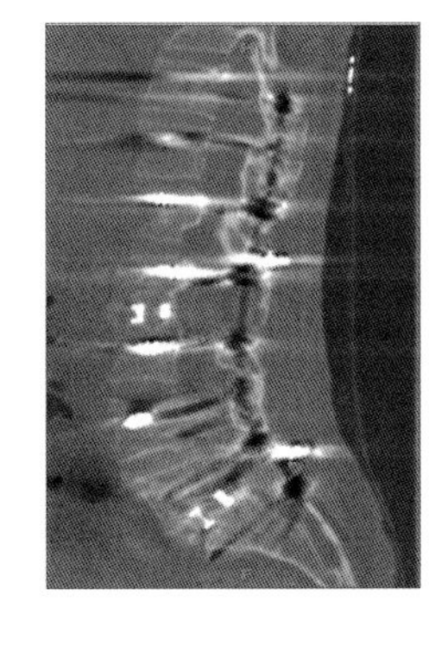

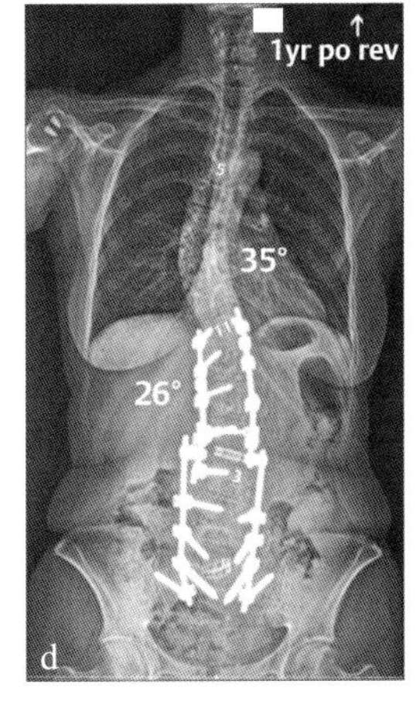

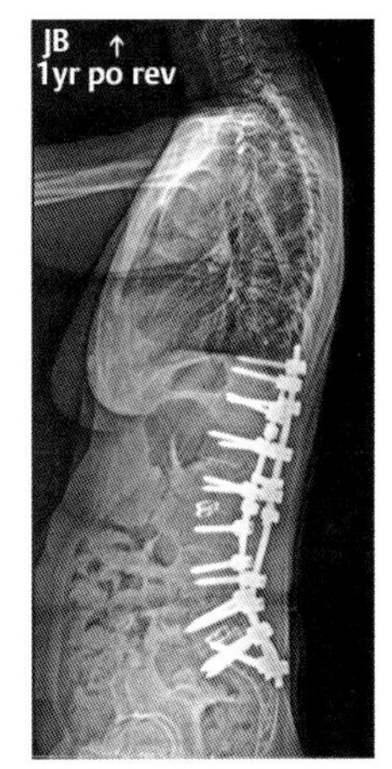

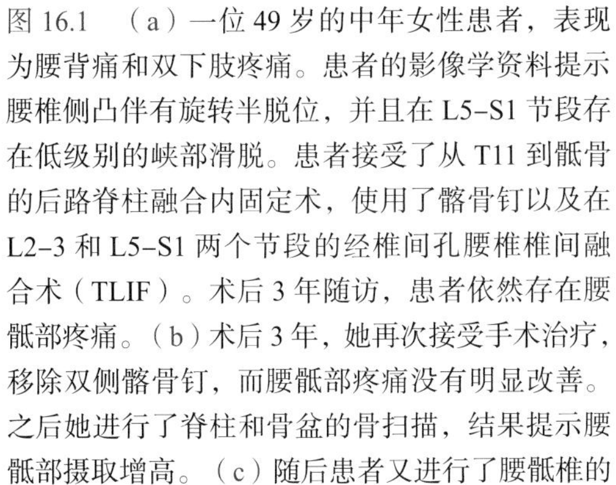

图 16.1 （a）一位 49 岁的中年女性患者，表现为腰背痛和双下肢疼痛。患者的影像学资料提示腰椎侧凸伴有旋转半脱位，并且在 L5–S1 节段存在低级别的峡部滑脱。患者接受了从 T11 到骶骨的后路脊柱融合内固定术，使用了髂骨钉以及在 L2–3 和 L5–S1 两个节段的经椎间孔腰椎椎间融合术（TLIF）。术后 3 年随访，患者依然存在腰骶部疼痛。（b）术后 3 年，她再次接受手术治疗，移除双侧髂骨钉，而腰骶部疼痛没有明显改善。之后她进行了脊柱和骨盆的骨扫描，结果提示腰骶部摄取增高。（c）随后患者又进行了腰骶椎的 CT 检查，显示 L5–S1 前方出现骨性融合。然而患者的临床症状持续存在，并且由于腰骶连接处的摄取增加，依然高度怀疑腰骶部假关节形成造成了其持续性疼痛。（d）因为怀疑 L5–S1 节段存在假关节，之后患者接受了后路腰椎融合（PSF）翻修手术。术者为其更换了新的内置物，包括放置双侧骶翼螺钉来支持新的双侧 S1 螺钉。术后 2 个月随访，患者术前的疼痛症状完全缓解，并且在随后的两年内也没有再出现

椎间孔性放射痛的诊断还能提供非常有用的信息。CT脊髓造影也有助于诊断间歇性或持续性腰椎管狭窄。另外，可再一次利用选择性神经根或经椎间孔硬膜内注射激素封闭以明确根性痛的诊断。对复发/残留的狭窄区域行再次减压手术可以获得良好的效果，应适当加以考虑。

对于主诉轴性痛但内固定物看起来没有明显问题的患者，我们经常会对脊柱和骨盆行骨扫描，以明确是否有局部椎体Te吸收增加；如果有，往往意味着可能存在内固定物微松动、骶髂关节异常和骶骨应力性骨折等病理改变。在骨扫描定位骨代谢增加的部位后再进行局部的CT扫描。随后，术者需要评估这些异常是否可以通过额外的手术加以纠正并取得良好的预后。

如果通过上述的评估分析没有发现可以治疗的病理改变，这种情况下最好避免再次手术。关于这一问题的讨论非常艰难，因为此类患者往往很痛苦，并且经常对再次手术期望过高。因此，公开、坦白地和患者解释没有再次手术的指征，非手术治疗是最好的选择。在这种情况下，我通常会尝试让脊柱理疗师来辅助后续的病情评估和患者管理，疼痛管理和物理治疗也可能得到意外的效果。由于抑郁和情绪失常在这类患者中并不少见，因此要求患者进行心理疏导和心理咨询有时也有帮助。

■ 本章小结

对脊柱术后效果不理想的患者进行病情评估和治疗是一个艰难和复杂的问题。如果存在与患者主诉或总体病情明确相关的结构性病变，则是再次手术的指征。如果不存在任何可以通过手术干预的结构性病变，那么应该推荐非手术治疗。对于这部分极具挑战性的患者，脊柱外科医师应该与非手术治疗专业的医师密切合作，为患者后续的治疗提供最佳方案。

要点

- 对于之前接受过脊柱手术而仍持续存在轴性痛或四肢痛的患者，必须进行彻底的检查以明确潜在相关的疼痛来源。
- 对存在结构性病变导致神经压迫或脊柱节段、局部或整体力线异常的患者，以及融合失败者，翻修手术可能获得良好效果。
- 对于大部分腰椎手术失败综合征的患者，如通过彻底检查未能发现有明显的结构性病变或脊柱序列异常，最好采用非手术治疗。
- 脊柱和骨盆骨扫描可以作为发现局部骨吸收/张力增加的有用初筛工具，随后可根据结果进行后续检查，如CT或MRI。

难点

- 腰椎手术失败综合征（FBSS）一词含义比较广泛，用于描述任何脊柱手术后效果不满意的患者。
- 对没有发现任何客观病变的脊柱术后患者再次进行手术注定会失败。

参考文献

5篇“必读”文献

1. Arts MP, Kols NI, Onderwater SM, Peul WC. Clinical outcome of instrumented fusion for the treatment of failed back surgery syndrome: a case series of 100 patients. Acta Neurochir (Wien) 2012; 154:1213-1217
2. Schofferman J, Reynolds J, Herzog R, Covington E, Dreyfuss P, O'Neill C. Failed back surgery: etiology and diagnostic evaluation. Spine J 2003; 3:400-403
3. Lucas AJ. Failed back surgery syndrome: whose failure? Time to discard a redundant term. Br J Pain 2012;6:162-165
4. Taylor RS, Taylor RJ. The economic impact of failed back surgery syndrome. BrJ Pain 2012;6:174-181
5. Skaf G, Bouclaous C, Alaraj A, Chamoun R. Clinical outcome of surgical treatment of failed back surgery syndrome. Surg Neurol 2005;64:483-488, discussion 488-489
6. El-Sissy MH, Abdin MM, Abdel-Meguid A. Failed back surgery syndrome: evaluation of 100 cases. Med J Cairo Univ 2010;78:137-144
7. Anderson SR. A rationale for the treatment algorithm of failed back surgery syndrome. Curr Rev Pain 2000;4:395-406

索 引

页码后面的字母 f 和 t 分别代表该页上的图和表格。

X

Z